精神科地域ケアの新展開
―OTP の理論と実際―

編集

水野雅文　村上雅昭　佐久間啓

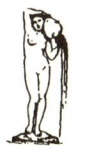

星和書店

Seiwa Shoten Publishers

2-5 Kamitakaido 1-Chome
Suginamiku Tokyo 168-0074, Japan

The Implementation of Innovative Community Psychiatric Care

Edited by
Masafumi Mizuno, M.D., Ph.D.
Masaaki Murakami, M.D., Ph.D.
Kei Sakuma, M.D., Ph.D., M.P.H.

© *2004 by Seiwa Shoten Publishers*

推薦のことば

　精神科リハビリテーションは，臨床家であれば誰もが大いに関心を払っている領域でありながら，今日まで本来的な意味での科学的接近は図られてこなかった。このことは，よく言われるような精神病床の多さや入院中心医療にだけ責めを負わせて済む問題ではないように思う。精神疾患の治療研究は，何分にも複雑を極める脳のプロセスに心理社会的な複合的要因が交錯する領域を対象としている。研究者の視線も，対象の困難さの前に，とかく物質に還元しやすい領域にばかり注がれていて，肝心の治療や社会復帰への戦略的方法論の研究を避けてきたのではないかという反省もあろう。その意味で，エビデンスに基づいた精神科リハビリテーションの展開はまさに黎明期にあり，認知科学的成果や心理社会的効果を求めて世界的にも多数の研究が開始されている。

　近年わが国でも地域中心型の精神科サービスの重要性が認識されるようになってきている。新しい地域精神科医療が展開していくなかで，これまでの入院中心型精神科医療の旧習を乗り越え，先進諸国の経験から良いものを吸収しつつ，わが国独自の医療福祉制度の中で新たな治療戦略を臨床の現場に還元していくことが求められている。しかし残念なことに，これに正面から取り組んだモデルは少なく，また具体的なノウハウを開示したテキストもこれまで寡聞にして知ることがなかった。

　Optimal Treatment Project (OTP) を主宰するイアン・R・H・ファルーン教授には，2000年5月の慶應義塾大学医学・生命科学国際シンポジウムの際に多大なご協力をいただき，私どもの教室とはますます親交を深めている。たびたび来日され当教室の社会精神医学研究室やみなとネット 21，ささがわプロジェクトなどの新たな試みに対しても，指導的なご示唆をいただいている。そうした交流を経て，今日 OTP は単なる翻訳や輸入文化ではなく，もはやれっきとした日本版の地域精神科リハビリテーション技法として洗練されてきている。

　本書の編者である3人は，およそ25年前より私が主宰してきている神経心理学研究室で共に学んだ仲間である。現在，水野雅文講師は当教室の社会精神医学研究室を主宰し数々の研究業績を挙げながら，多くの後輩を優れた臨床家や研究者として育てている。村上雅昭教授は，明治学院大学で精神科医の立場から精神保健福祉士の養成に携わり，NPO法人みなとネット21の理事長として実証的な研究を重ねている。佐久間啓院長は，教室の講師を兼ねつつ，あさかホスピタルでわが国の精神科病院の最先端を行く地域中心型の精神医療・保健福祉サービスモデルを示して活躍中である。そろってバ

ランス感覚に優れた実直な臨床家である彼らが，多数の仲間とともに長年共通用語として温めてきた OTP について，明日からでも誰もが応用できる実践マニュアルとして上梓したのが本書である。ひとりでも多くの精神科サービス従事者の方が手にとってくださり，日々の臨床にお役立てくださることを切に望む次第である。

2004 年 3 月吉日

慶應義塾大学医学部精神神経科教授
鹿島　晴雄

はじめに

　本書は，特に欧米において地域精神科サービスの具体的な方法論として注目されているOTP（Optimal Treatment Project）の，その理論と実際の実施方法を紹介するものである。筆者らの10年近くに及ぶ実践経験をもとに，今日のわが国における精神科サービスの中で実施可能なものへと工夫し改良した成果であり，いわば日本版のOTPマニュアルである。OTPは，イアン・R・H・ファルーン教授が主宰・提唱する精神保健福祉の統合的システムモデルであり，現在世界各国の地域精神保健の中で取り組まれ，その成果についてもエビデンスが解析・報告されている実証研究でもある。字句どおりに訳せば「最適な治療実施計画」であるが，編者らはその意味を捉えて，「統合型地域精神科治療プログラム」と名づけた。

　OTPでは，統合失調症をはじめとする精神障害を固定した障害として捉えるのではなく，できるだけ早期に適切な働きかけをすることで，機能障害のレベルから根本的に治療し，発症前の精神機能，社会機能の完全なる回復を得ることを目指している。精神障害者に対する生活支援の必要性はどんなに強調されてもされすぎることはなかろうが，一方で精神障害は，常に治療による病態の改善を目指すべきものであることも忘れてはならないと編者らは考えている。その意味では，長期入院によりいわゆる施設症を負っている当事者に対する働きかけにも，同様の発想が求められてしかるべきであろう。長期間にわたる入院生活により社会機能の低下は逃れるものではないかもしれない。しかしながらヒトの脳機能の可塑性は実に高く，少なくとも一昔前の生理学の知見よりも遥かに柔軟である。このことは，もちろん近年の神経科学の進歩により極めてミクロにも証明されてきているが，筆者らは手間隙を厭わないエビデンスに基づいた関わりを継続する中で，その確実な回復力を実感し確信している。脳機能の可塑性は好適な環境とのインタラクションの中でこそ，いっそう高められるのであろう。

　本書の内容は，4年前に出版した『精神科リハビリテーション・ワークブック』[1]を礎に，精神科医をはじめ多職種チームにおけるどんな立場の人が読んでも臨床現場で役立つように全く新たに書き下ろしたものである。OTPの講習会などで聞かれる，「総論も各論もわかったが，具体的に臨床場面でどのように生かせるかが思いつかない」，「チームの中でどんな動きをしたらいいのかわからない」といった声に応えるように心がけたつもりである。私たちは「みなとネット21」と「ささがわプロジェクト」を，それぞれ「地域発展型」と「病院転換型」の新しい精神科サービスのあり方として位置づけ

ている.本書は,両者におけるOTPの展開と実際を具体的に示し,読者の誰もが自分たちの施設や地域において統合的な精神科サービスを実施していくことを可能にする参考図書を目指している.

そこで第Ⅰ部では,OTPの基本戦略と各職種の役割について解説する.わが国ではまだ例の少ない多職種チームのあり方と,チームの一員としての動きについての理解が得られることと思う.第Ⅱ部では,実際のOTPの運用について理解していただくために,みなとネット21における地域生活者を対象としたOTPの実例,ささがわプロジェクトにおける精神科病院退院者を対象としたOTPの実例を示している.また地域におけるネットワーキングの展開のノウハウを紹介するとともに,これからの精神科地域ケアの新たな課題について検討する.第Ⅲ部では,OTPによる介入や援助を実際に行う際のポイントを整理し,認知行動療法の諸技法を紹介するとともに当事者への個別的援助方法について概説している.

ここで紹介するOTPの内容には,いまだ保険点数には収載されていない技法も多数紹介されている.従って,いささか理想主義に過ぎるという現場からのご批判もあるかもしれない.しかし,最新の知見を理想的な精神科サービスに盛り込んで提供すれば,我々が考えていた以上に精神障害からの著明な機能回復と社会参加を可能にできるという事実が,多数のエビデンスをもって眼前に示されている.今日,その実行・実現をためらっていて,専門職としての社会的責任を果たせるであろうか.ささやかな試みに過ぎないことは承知の上で,ソフトウエアならぬノウハウを公開して大いにご批判をいただきつつ,些かでもわが国における地域精神科サービスの構築に貢献できればとの願いから本書の出版に思い至った.この本を手にしてくださる読者と共に,夢と希望を持てる精神科サービスを築きたいと願っている.

◆文献

1) 慶應義塾大学医学部精神神経科総合社会復帰研究班(イアン・R・H・ファルーン,鹿島晴雄監修,水野雅文,村上雅昭編著):精神科リハビリテーション・ワークブック.中央法規出版,東京,2000.

2004年3月吉日

編者ら

目　次

推薦のことば　iii

はじめに　v

第Ⅰ部　統合型地域精神科治療プログラム（OTP）とは

第1章　統合型地域精神科治療プログラム（OTP）の基本戦略 …………………… 3

第2章　統合型地域精神科治療プログラム（OTP）における多職種の役割 ……… 11
1．精神科医の役割　11
2．看護師・保健師の役割　17
3．精神保健福祉士（PSW）の役割　22
4．薬剤師の役割　26
5．栄養士の役割　30
6．作業療法士の役割　34
7．心理臨床家の役割　40
8．さまざまな立場の人たちの関わり　43

第Ⅱ部　統合型地域精神科治療プログラム（OTP）の実際

第1章　地域生活者を対象とした統合型地域精神科治療プログラム（OTP）の実例 ………………………………………………………………………… 49
1．今，なぜ統合型地域精神科ケアか―みなとネット21の成立　49
2．都心部におけるOTPの取り組み―みなとネット21の立ち上げ　57
3．みなとネット21におけるOTPの展開　60
4．みなとネット21の援助システムとモニタリング　65

第2章　精神科病院退院者を対象とした統合型地域精神科治療プログラム（OTP）の実例 ……………………………………………………………………… 75
1．ささがわプロジェクト―あさかホスピタルにおける脱施設化の試みから今日まで　75

2．脱施設化し生活施設で暮らす人々を対象とした取り組み―ささがわ方式の実際　85
　　2−1．医療的背景　85
　　2−2．生活者としての日々　93
　　2−3．チームの構築―ワークブックを使ったささがわ方式　98

第3章　地域におけるネットワーキング …………………………………… 105
　1．みなとネット21におけるサポートグループ活動への発展　105
　2．地域生活支援センター　アイ・キャンの展開―地域交流行事，事業　109
　3．作業所，生活施設，かかりつけ医との連携　117
　4．退院支援室（地域生活支援室）の設置とD-プロジェクト　122
　5．守秘義務とネットワーク　130

第4章　精神科地域ケアの新たな課題 …………………………………… 141
　1．家族の力を発揮させるために―当事者の最も身近な存在としての家族　141
　2．慢性化を防ぐ―急性期入院病棟での試み　145
　3．危機介入の重要性と自殺予防　150
　4．QOLの視点　157
　5．就労をめざして　161
　6．退院に向けての心理教育　166

第III部　統合型地域精神科治療プログラム（OTP）における介入と援助

第1章　介入の実際にあたって …………………………………………… 177

第2章　認知行動療法の諸技法 …………………………………………… 185
　1．積極的傾聴（アクティブリスニング）　185
　2．問題解決と目標設定　193
　3．自分の気持ちを上手に伝えるための援助　198
　4．正しく服薬するための援助　206
　5．早期警告サインを見つける援助　211
　6．幻聴への対処方法について　215
　7．不安への対処について　223

8．活動性を高めるための援助　227

第3章　当事者への個別的援助 ……………………………………… 235
　　1．個別的な薬物療法とは　235
　　2．目標を持つための援助　241
　　3．スケジュール管理の援助　245
　　4．金銭自己管理の援助　249
　　5．食生活の自己管理　254
　　6．生活習慣病予防について　261
　　7．たばこやアルコールに頼らない援助　273
　　8．女性性への援助　280

付録

　　みなとネット21における援助依頼の受託から契約まで　291
　　CHR短縮版（BRIEF COMMUNITY HEALTH RECORD）　297

あとがき　309
執筆者一覧　312

第Ⅰ部

統合型地域精神科治療プログラム（OTP）とは

第1章 統合型地域精神科治療プログラム（OTP）の基本戦略

(1) はじめに

統合型地域精神科治療プログラム（Optimal Treatment Project：OTP）は，地域において発生したあらゆる精神障害・精神疾患に対して，エビデンスに基づいた専門的医療・保健・福祉サービスを，各地域の特性に合った形で速やかに効率よく提供するプログラムである。

したがってその基本戦略を説明するには，サービスモデルとしての展開のあり方と，治療プログラムとしての技術論や技法論の，大きく2つの領野から解説する必要がある。

どのような優れた科学的発見や発明も，それを必要とする当事者のもとに届かなくては本来の意義が発揮されない。サービスモデルはそれを可能にする手段として，常に吟味される必要があろう。医療や保健，福祉のサービスの配置は，各国，各地域により大きく異なるものであるから，他国で実践され成果を挙げているサービスをモデルとしてそのまま活用しようとしても，必ずしも成果は保証されない。特に精神科サービスのようにスティグマとの闘いも余儀なくされる領域では状況はいっそう複雑になる。各地域の障壁を乗り越え，最も優れたサービスを展開する工夫が求められる。わが国の精神科サービスは，今日大きく変わろうとしている。より重度の精神障害に対するサービスのあり方として，本書でも取り上げられる脱施設化の問題は緊急の課題である。一方外来精神科サービスは，例えば精神科を標榜するクリニックのおびただしい増加に象徴されるように，実に急速な広がりをみせている。わが国における精神科サービスの供給量は確実に伸びているが，ニーズの広がりとサービスの配置は必ずしもバランスがとれているわけではない。

一方，近年の生物科学，なかでも分子遺伝学や精神薬理学，精神科画像診断学などの進歩により，精神医学や精神科医療の領域でも，多くの新たなエビデンスが得られ，その成果の一部は確実に臨床場面で生かされている。特に非定型抗精神病薬の登場は，統合失調症をはじめとするより深刻な精神障害に対する治療論を大幅に修正しつつある。さらに，感情表出（expressed emotion：EE）研究や心理教育に代表されるような心

表1 メンタルヘルスケア―エビデンスに基づく統合的治療方針

サービスモデル	治療プログラム
・早期発見	・生物医学的治療
・チームワークモデル…患者・家族・専門家	・集団内（家族）でのストレスマネジメント
・継続的な目標設定アセスメント	・さまざまな認知行動療法
・効果的なケースマネジメント	・支持的な雇用
・障害と治療に関する教育	

理社会的治療の効果に対して，これまでになく強い関心が寄せられてきている。これらにより統合失調症の社会機能の回復や，さらには長期予後の改善までも期待する声は多く，それを支持するさまざまなエビデンスが示されてきている。

OTPは科学的エビデンスに基づいた多面的なアプローチであるから，随時変化を遂げ進展を続ける可塑性の高い概念である。本書で示す各論的内容も数年のうちには書き改められる運命にあることは言うまでもないことである。硬直したサービスシステムは旧弊に閉ざされており，とても至適なサービスの提供をすることはできず，見直しは常に必要なものである。

ここでは表1に示した9項目の基本骨格に沿ってOTPの骨子を解説する。表1に示すように，サービスモデルと治療プログラムに分けて説明したい。

(2) サービスモデル
a．早期発見・早期介入

近年諸外国の精神科サービスが力を入れ始めていることのひとつは，広い意味での精神障害の早期発見・早期介入である。ここでひとつのデータを示したい。1999年から2001年にかけて筆者らが東京都内の大学病院精神科外来と都区内の精神科病院外来で行った，精神病の未治療期間に関する調査結果である。精神病の未治療期間（duration of untreated psychosis：DUP）とは，統合失調症の幻聴や妄想などの1級症状が生じてから生涯初めて抗精神病薬による治療を受けるまでの未治療期間のことである。それによれば大学病院では平均13.4月（中央値は3.8月），精神科病院でも平均14.3月（中央値5.0月）であった。読者はこの数値を見て，精神科サービス専門家としてどのように感じられただろうか？ 正体不明の中傷する声，考えたくもないつらい思いがおよそ1年も続いて，ようやく専門家の治療を受け始めるということになる。この間未治療の状態が続き，次第に社会機能が低下し，学校や職場でも適応しづらくなっていく。最近の研究によれば，この間にも脳実質の萎縮が一段と進んでいくという。

この期間が短縮されれば少なくとも数年単位の短期予後は改善されるし，何よりも早期に受診することで本人ひとりで悩んだり苦しんでいる期間が短くなるのである。しかしこの目標は精神科サービス専門家の努力だけでは達成されない。もちろん精神科医が初期症状に対する診断能力を研ぎ澄ますことは重要であるが，市民の理解・知識の獲得を促すことも重要である。学校保健のメンタルヘルス関連の充実を図る必要があるだろう。さらに大事なのは，医療のゲートキーパーである，家庭医（一般開業医）や保健所の保健師などが精神病の初期症状の診断と治療に習熟し，必要な場合には24時間いつでも専門医と連携がとれるというサービスシステムをつくる必要があるだろう。この領域に関心のある方は，筆者らが翻訳したイアン・R・H・ファルーンやパトリック・D・マクゴーリ（Patrick D. McGorry）の著作を読んでいただきたい。社会的入院を解消するには，その予防が大事である。

b．多職種チーム

　治療チームは，医師，保健師・看護師，精神保健福祉士（PSW），心理臨床家など多職種から構成される。大切なことは，この多職種チームは単なる専門職の集まりではなく，基本的には全員が認知行動療法的家族介入などに関して一定水準の技能を持っていることである。すなわち各自の専門技能に加えて，自分の専門以外のさまざまな技能や知識に関しても各スタッフは十分な訓練を受けて，治療チームの一員として必要な技能を常に一定水準に保つことが求められる。それによって，例えば薬の説明をするときに薬剤師がいなくても他の職種の者であっても基本的な内容は言及することができるようにしておくことで，毎回のセッションの内容と質が担保されることになる。複数の専門職が関わることで，ケースのより客観的・多面的なアセスメントが可能となり，各スタッフの負担感の軽減も可能となる。もちろん，より専門的な内容に関してはチーム内の専門家を頼ることになる。各職種の個別の役割や動きに関しては第Ⅰ部第2章「統合型地域精神科治療プログラム（OTP）における多職種の役割」をお読みいただきたい。

　OTPの家族セッションでは原則的に家族員全員の参加を求めている。全員参加の原則は日本人特有の家族心性にとって心理的侵襲となったり，家族機能の自然修復力をかえって損ねることが危惧されるが，筆者らの経験ではこれまでのところ問題とはなっていない。むしろ参加する家族を，いわばその症例についての極めて専門的な治療者に育て上げていくことを大きな狙いとしている統合型プログラムでは，家族内に治療上のコアとなり他の家族員をリードできるような家族員が次第に育ち，家族としてのエンパワメントにつながっているようにも思われる。

c．継続的なアセスメント

統合的な介入に当たっては，当事者・家族双方についての生物医学的・心理社会的両面からの持続的アセスメントが重要である。BPRSを一部改変したBPRS拡大版のほか，OTPで独自に開発したCommunity Health Record（CHR，付録参照），精神症状評価尺度であるCPS-50（Current Psychiatric Status-50）などを用いている。CHRはイギリスのバッキンガム州における地域介入プログラムで実際に使用されている記録用紙を改変したものである。3カ月ごとにこれらの評価を繰り返して，その結果を介入プログラムにフィードバックして，各症例の特性に応じたプログラムの維持に役立てる。薬物の副作用に関しても半構造面接を用いてアセスメントすることにより，第Ⅲ部第3章の1「個別的な薬物療法とは」の節で示すような理想的用量の向精神薬の処方へとつなげることができる。

OTPでは他にも本書の各章で紹介されているようにさまざまなワークシートを用意している。これらのシートを自在に使いこなすことで，後にはそれが記録そのものとなり，獲得されたスキルなどを以前と比較することも可能になる。

d．訪問サービス

最近わが国でもACT（assertive community treatment）の名前は広く知られるようになってきている。ここで「assertive」とは「積極的な」という意味であるが，これは当事者側からの来訪を待つのではなくサービス側が積極的に出向いていく，すなわち訪問型のサービスによる治療という意味である。ACTはさまざまな地域で行われており，地域により実施内容は異なっている。訪問により治療コンプライアンスが向上するという立場に立てば，精神障害のようにとかく再燃が多く病識の乏しさなどからコンプライアンスの不良に陥りがちな疾患を対象とするのであるから，必ずしも困難な症例だけでなく広く多数の症例に対して実施すべきであろう。

実際に家庭訪問をしてセッションを行うと，さまざまなメリットがあることに気がつく。詳細は他章に譲るが，家族間や職場におけるいろいろなストレスに対して，直接にその当事者間の調整が可能となる。いわば「いま，ここで」の「in vivo」の介入が可能になるわけである。認知行動療法的介入ひとつでも，その場で行い，その場で行動修正を図ることは，認知機能障害を持つ当事者にとっては極めて体得しやすく効果的である。

しかし定期的な複数のスタッフによる訪問については，「ご近所の目もあるから」というようなスティグマに関連した理由や，「病院のほうが広くて落ち着いて話ができる」と言われ，時には家族が訪問には応じない場合がある。特に前者は本邦に限った問題で

はないが，いずれも医療機関の面接室や診察室等を家族の居室に見立ててセッションを行うなどの柔軟な工夫が必要となる。訪問は本人と家族の「生活の場」に直接立ち入ることでもあり，それがもたらすさまざまな影響に常に十分な配慮を要する。

e．心理教育

当事者や家族に対しての心理教育は，原則的にはOTP導入の冒頭に数セッションかけて行われるが，必要に応じて適宜繰り返されることが重要である。知識というものは，次第に忘れてしまうものなのである。この際一方的な知識の提供ではなく，十分に精神療法的配慮を添えることは言うまでもない。テキストやビデオなどを用いて参加者の注意を引く工夫が大切である。個別の家族で行うことのメリットとして，一般論にとどまらず各当事者の症状の特性などに合わせて具体的な話をすることができる点が挙げられよう。

（3）治療プログラム

OTPの基本原理のひとつは，統合失調症の再発モデルとして広く受け入れられている脆弱性―ストレスモデルに則っており，統合失調症に対する治療的あるいは医学的リハビリテーションの視点から，生物学的脆弱性を補い心理環境面のストレスに対処するための適切なアプローチを統合的に実施することを目指している。

1980年代以降，統合失調症に対する心理教育や家族教育をはじめとする心理社会的介入の有効性については，さまざまな類似の検討がなされ，欧米を中心に継続的な認知行動療法的家族介入が再発防止に有効であるとの報告が多数なされている。多数の二重盲験法による比較研究で，当事者中心よりも援助者中心のストレスマネジメントが統合失調症の再発防止により有効であることが示され，当事者を含めた家族単位での統合的な認知行動療法的家族介入が提案されている。認知行動療法の諸技能に関しては，本書の各章を参照していただきたい。ここではOTPで用いる治療技法の枠組みについて概説する。

a．生物医学的治療

リスペリドン，オランザピン，クエチアピンなどの非定型抗精神病薬の処方が奨励されることは言うまでもない。しかしながら従来型の定型抗精神病薬が処方されている場合でも，十分に少量であれば，非定型抗精神病薬への処方変更に伴うデメリットにまさる場合もあろう。錐体外路症状をはじめとする副作用を定期的にきちんと評価することが大事である。また処方する側と服用する立場では，関心を払う副作用も異なる。そうした意味でも個別のニーズに十分応えられるような処方を工夫することが求められる。

詳細は第Ⅲ部第3章の1を参照していただきたい。

   b．家族内でのストレスマネジメント

　本人および家族の対処技能を強化する目的で「問題解決技能」の訓練がある。ここで家族とは，必ずしも同居する親族という狭義の家族を意味しているのではない。生活施設に入所していれば同室などの仲間や，職場の同僚もこれにあたる。

　「問題解決技能」の習得はOTPで最も重視される技法のひとつである。問題解決技能の訓練は，話し合いの過程と方法を本人と家族に訓練することにより，家族内で日常的に問題となるような緊張や葛藤を処理していく方法を習得させるものである。詳細は第Ⅲ部第2章の2「問題解決と目標設定」を参照していただきたい。

   c．認知行動療法

　同じ診断であっても精神症状がさまざまに異なるように，コミュニケーション技能を個別に評価すると，各当事者や各家族により訓練を要する課題が異なる。そこで個別の課題に対しては，「積極的傾聴（アクティブリスニング）ふりかえりシート」（第Ⅲ部第2章の1）「上手に頼み事をするワークシート」（第Ⅲ部第2章の3）「週間行動記録表」（第Ⅱ部第1章の4，第Ⅲ部第2章の8）などの種々のモジュールを用いて行動面の修正を図り，家族全体の対処技能の向上を目指す。実際の家族セッションでは，これらの統合的な介入を，個々のニーズに最適な形で支持的に展開する。

   d．支持的な雇用

　就労はだれもが望む社会参加の最も基本的な形であろう。独立した個人の尊厳を保つうえで，就労能力の再獲得は精神科治療における最も重要な課題のひとつである。OTPは精神障害の治癒を目指すものであり，完全な社会復帰を目指している。その過程において，さまざまな支持的雇用の経験を積むことも有意義であろう。日本の精神科医療の中では，作業療法は入院生活の暇つぶしかレクリエーションくらいにしか捉えられてこなかった。しかしながら就労を目指すうえでは，作業療法的な視点から当事者のスキルを評価し，科学的な方法論に基づいたリハビリテーションを行っていくことが求められる（第Ⅰ部第2章の6，第Ⅱ部第2章の2－2参照）。

(4) 統合型地域精神科治療プログラムの地域における展開

　本書でOTPを用いた具体的な活動例として紹介するみなとネット21は，東京都港区という大都市の中心部における精神科サービス資源の不足を，OTPによる機動的な多職種チームにより解消しようという「アドボカシー」であり，「地域発展型」モデルである。またささがわプロジェクトは，慢性期精神科病棟がそのまま病院機能をなくし

表2　地域で展開する精神医療・保健福祉サービスに求められる4つのA

> 1．Accessibility：利便性
>   利用者にとってアクセスしやすく，短時間で最大の効果をもたらす方法を持ち合わせ，最適のサービスを提供できること
> 2．Acceptability：受容性
>   利用者が，スティグマを感じずに利用可能であり，出費に見合うかそれ以上の便益があると評価されるサービスであること
> 3．Accountability：説明責任性
>   そのサービスの提供する内容が，科学的エビデンスに基づいており，スタッフの技量も質的に常に保障されているサービスであること
> 4．Adaptability：適応性
>   各障害のさまざまな時期やニーズに応じることができ，時代の変化や地域のニーズの変化にも適応していけるサービスであること

た生活施設に転換し，そうした生活の場にいる当事者をサポートしようという「病院転換型」モデルである。いずれもOTPの提供に加えて，メンタルヘルスに対する知識の普及・啓発活動を目的とした市民公開講座の開催，ボランティアや当事者グループの育成（volunteers action group）を行うなど地域に根づくための活動も展開している。

では地域に根ざした望ましい精神科サービスとはどのようなものであろうか。みなとネット21はスタートに先立ち，自分たちの地域活動の理想像を『インテグレイテッド・メンタルヘルスケア』[1]の中から探して，表2に挙げる「4つのA」とした。もともとみなとネット21の設立の発想は，地元に根づいた精神医療・保健福祉サービスの不足によるものである。したがって4つのAのまず第1は，Accessibility（利便性）に関するものである。地域の中で精神保健活動を展開する以上，徒歩圏内とは言わないまでも，せめて区内に，すべての利用者にとってアクセスしやすい機関があってほしいものである。第2は，Acceptability（受容性）である。利用者が，スティグマを感じずに利用可能であり，費用負担に見合うかそれ以上のメリットがあると感じられるサービスであることが必要となる。守秘義務はもちろんのこと，スティグマに対する配慮も怠らないことが大事であろう。第3はAccountability（説明責任性）である。そのサービスの提供する内容が，経験主義ではなく，きちんとした科学的エビデンスに基づいていることが求められる。科学的根拠のない治療をさも効果的であるかのように行うことは，専門家の提供するサービスとして許されないことである。したがって介入に関わるスタッフの技量も質的に保障されていることが重要である。みなとネット21では医療職の資格（医師免許や看護師免許など）を持っていてどんなに長い臨床経験があっても，認知行動療法を中心とするOTPの理論や技能に関する講習会を一定時間以上修了

した者しか参加を認めていないし，いったんトレーニングを終えても定期的に復習を続けている。第4のAはAdaptability（適応性）である。特定の障害のある時期にはとても専門性を発揮するが，ほかの障害には役立たないような機関が地域にあって精神保健サービスの専門機関だと言われても多くの利用者は困ってしまう。各障害のさまざまな時期やニーズに応じることができること，さらに時代の変化や地域のニーズの変化にも適応していけるサービスであることが大事である。新しい治療方法，例えば新薬などに対してはいち早く検討し知識を有するべきであるし，長い間には地域住民の年齢層の変化で疾患やニーズも変わってくるからそれに応える適応性が求められる。つまり箱物を作っただけでは事足りないわけで，専門家は自分たちが提供するサービス内容に対する厳しい吟味と刷新が常に求められていることを自覚する必要がある。

(5) まとめ

以上，OTPの基本的な概念を紹介した。わが国においても，脱施設化の流れは急を告げている。しかしながら後発であるからこそ拙速は許されない。エビデンスに基づいた科学的な技法を用いて，しっかりした地域中心型の精神医療・保健福祉サービスを築き上げていきたいものである。

◆文献
1) イアン・R・H・ファルーン，グレイン・ファッデン（水野雅文，丸山晋，村上雅昭ほか監訳）：インテグレイテッドメンタルヘルスケア．中央法規出版，東京，1997．

（水野　雅文）

第2章 統合型地域精神科治療プログラム（OTP）における多職種の役割

1．精神科医の役割

(1) はじめに

OTPを実践するにあたっては，主治医がプログラムの趣旨と提供されるサービスの内容を十分に理解し，チーム医療をリードする立場にあることを認識することが必要不可欠である。

(2) 主治医としての役割

a．精神科医のジレンマとチーム医療

多くの場合，主治医が当事者を診察する時間は，初診の場合や特にじっくりと話を聞く必然がある場合を除けば，10分前後かあるいはもっと短時間であろう。1日の外来で何十人も診察しなければならないという今日の精神科医療の現状を考えると，不本意なことではあるが，1人当たりの診察時間は自ずと限られてくる。「もう少し時間をかければ，もっとよくなるかもしれないのに」「もしかしたら，自分には見えない問題を抱えているのではないか」等と思いつつ，診察室の外で待っている人たちのことも気にかかり，もう一歩踏み込んだ質問ができないといった経験は誰にでもあるのではないだろうか。特に，病状がある程度落ち着き処方もほぼ固定したころになると，極端に言えば「調子はどうですか」「特に変わりありません」「では，いつも通りのお薬でいいですね」といった調子の診察になってしまう場合もあり，主治医とは「薬を処方してくれる人」にすぎないといったことにもなりかねない。

もちろん，最適な薬物療法を提供することは，主治医の最も重要な役割のひとつであることは言うまでもない。適切な薬物療法のみで，問題なく生活できる人も確かに存在する。また，薬物療法やその他の身体的な問題に対処する以外の治療（認知行動療法や生活技能訓練〔social skills training：SST〕，心理教育など）は，精神科医以外でも可能な場合も多く，医師以上の技能を有するコメディカルスタッフも少なくない。それでもなお，「主治医の存在そのもの」「主治医の一言」が当事者に与える影響は主治医自

身が思っている以上に大きく，主治医の治療姿勢は当事者の病状を大きく左右する可能性がある。「薬を処方する」という行為は，他の治療と比較して非常に侵襲性が高い行為である。その役割を担う主治医が，いくら「当事者の立場に立って」「十分な説明をして」治療を進めたとしても，治療場面において主治医が当事者に対して圧倒的優位な立場であることは否めない。このことを十分に認識したうえで，たとえ診察時間が短くてもその間にできる限りの情報を収集して治療の方向性を示し，当事者やその家族との信頼関係を維持することは，治療を進めていくうえで非常に重要である。

しかし，限られた診察時間の中で当事者やその家族が置かれている状況を詳しく知ろうとすると，かなり困難であることが多い。また，たとえ主治医が時間をかけて診察するゆとりがあったとしても，医師1人が診察室の中でできることには限界がある。精神障害を抱えて生活していく人々をよりよく支援するためには，さまざまな場面で，さまざまな角度からのサポートが必要となってくるものである。主治医は，自分自身の影響力を自覚すると同時に自分ひとりでできることの限界を認識し，場合によっては他職種の協力のもとに治療を展開していく「チーム医療」を導入することを検討すべきである。OTPはチーム医療のひとつの形態であり，OTPの導入や，その後の治療の進め方に関しては，主治医の治療方針が大きく関与することになる。

b．OTPの導入

OTP導入時には，まず主治医から当事者に関するできる限り詳細な情報をチームに提供する。診療情報提供書のような文書による情報提供でもよいが，OTPの導入時には担当者と直接会って情報を伝えるほうが望ましい。可能であれば，当事者，家族，チームの担当者，主治医が全員顔を合わせて，主治医の主導により今後の治療についての意見交換および治療の進め方に関する合意ができれば理想的である。この際には，以下のような事柄について話し合うとよい。

①現在の問題点

　何が問題かについて，主治医と当事者，家族の間で意見の相違が認められることは珍しくない。話し合いによって，当面どの問題をターゲットとするかをある程度明らかにしておく。

②当事者，家族がOTPに期待すること

　問題点を確認したうえで，当事者と家族がどのような援助を期待しているかを確認する。OTPでは，1）利用者とその家族（援助者）の定期的面接による相談，支援，教育的介入，2）利用者のニーズに合った地域の社会資源の情報を伝えること，3）利用者に必要な地域の社会資源とのコーディネーション，4）24時間の

危機介入サービス，5）多職種チームによる利用者の生物医学的・心理社会的アセスメント，といったサービスが提供されるが，当事者や家族の期待が大きすぎるような場合は，OTPで可能な援助について，チームの担当者から再度説明する必要があるかもしれない。

③主治医がOTPに期待すること

OTPで提供される援助によって，どのような治療的効果が期待できるかについて主治医の考えを伝える。

④チームと主治医の連携要領

OTP開始後，チームと主治医がどのような形で情報を共有していくかについて，その連携要領を話し合う。

⑤緊急時の対応

OTPでは，緊急時には24時間いつでも連絡がとれるような体制がとられている。もしチームが緊急事態と判断した場合，どのような対応をとるべきかということについて主治医の意見を伝え，対処方法を話し合う。

このような話し合いは，OTPの初回アセスメント時にもなされるが，主治医と共に再度確認しておくことにより，その後の援助がよりスムーズに進むことが期待できる。

c．緊急時の対応

OTPでは，24時間体制の危機管理サービスが提供されているが，状況によっては主治医の判断を求めなくてはならないような場合もある。夜間や休日の対応方法（チームの担当者に自分の緊急連絡先を伝えておく，病院当直に対応してもらう，など）をあらかじめ話し合っておく。また自分の勤務先に入院設備がない場合は，入院の必要性が生じた場合の紹介先についても検討しておく必要があるかもしれない。

d．チームとの連携

OTP開始後は，介入の状況についてチームから適宜情報を得るように心がける必要がある。定期的に連絡表を利用するという方法もある（図1）が，定期的にチームの担当者と直接話をする機会を持つことができれば理想的である。精神症状や心理社会的アセスメントの結果についても随時情報交換することが望ましい。

時には，チームの担当者と当事者との関わりがうまくいかなくなったり，OTPにより提供される援助が当事者や家族の期待に応えられなかったりする事態が生じる可能性もある。そのような場合には，主治医がチームと当事者やその家族との間に立って調整をする必要があるかもしれない。

多職種チームによって援助されているということは，しっかりとサポートしてもらっ

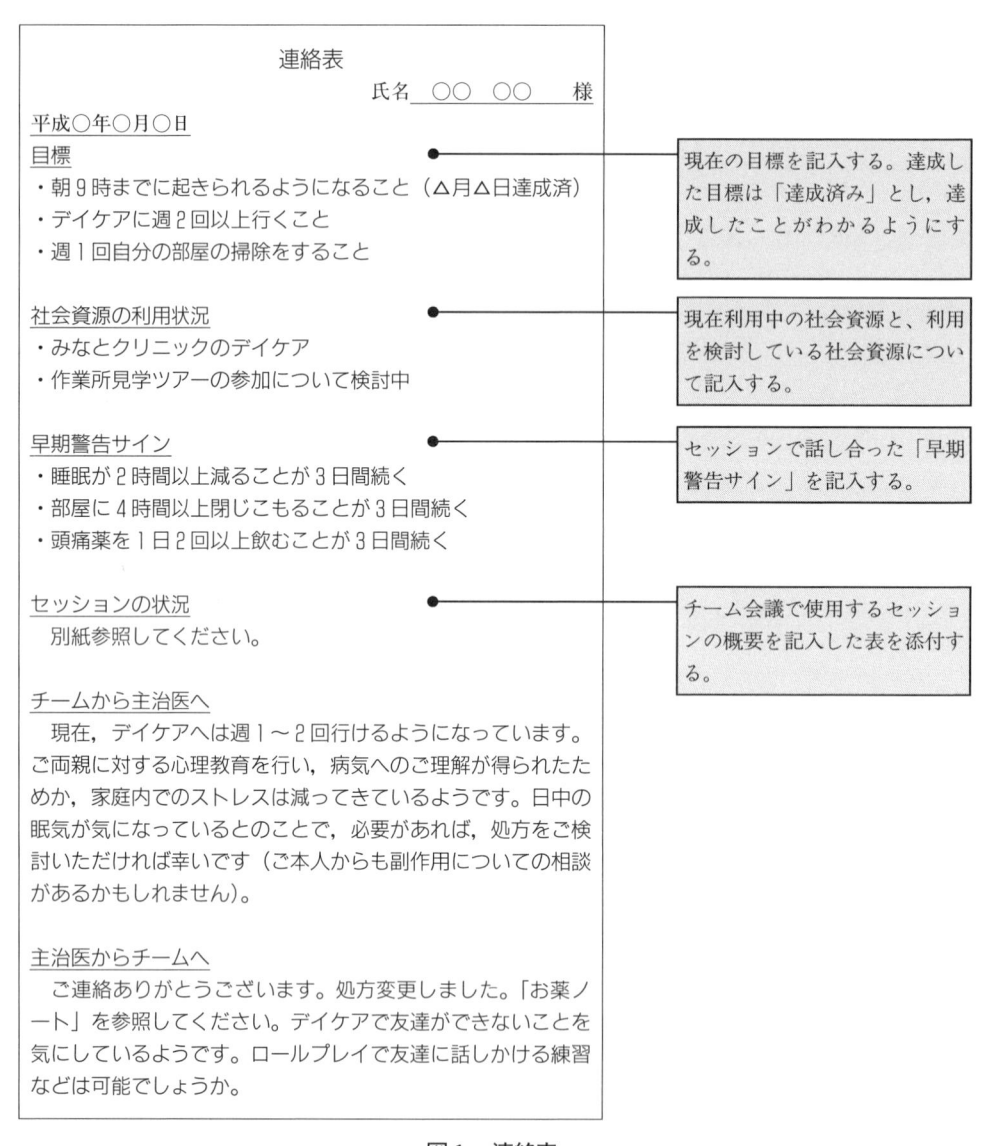

```
                        連絡表
                    氏名  ○○  ○○    様
平成○年○月○日
目標
・朝9時までに起きられるようになること（△月△日達成済）      ● ── 現在の目標を記入する。達成した目標は「達成済み」とし，達成したことがわかるようにする。
・デイケアに週2回以上行くこと
・週1回自分の部屋の掃除をすること

社会資源の利用状況                                          ● ── 現在利用中の社会資源と，利用を検討している社会資源について記入する。
・みなとクリニックのデイケア
・作業所見学ツアーの参加について検討中

早期警告サイン                                              ● ── セッションで話し合った「早期警告サイン」を記入する。
・睡眠が2時間以上減ることが3日間続く
・部屋に4時間以上閉じこもることが3日間続く
・頭痛薬を1日2回以上飲むことが3日間続く

セッションの状況                                            ● ── チーム会議で使用するセッションの概要を記入した表を添付する。
  別紙参照してください。

チームから主治医へ
  現在，デイケアへは週1〜2回行けるようになっています。
ご両親に対する心理教育を行い，病気へのご理解が得られたためか，家庭内でのストレスは減ってきているようです。日中の眠気が気になっているとのことで，必要があれば，処方をご検討いただければ幸いです（ご本人からも副作用についての相談があるかもしれません）。

主治医からチームへ
  ご連絡ありがとうございます。処方変更しました。「お薬ノート」を参照してください。デイケアで友達ができないことを気にしているようです。ロールプレイで友達に話しかける練習などは可能でしょうか。
```

図1　連絡表

ているという安心感につながる一方で，場合によっては「管理されている」「監視されている」という息苦しさを感じてしまう危険性がないわけではない。主治医は，当事者がチームの担当者に相談しにくいようなこと（OTPに対する疑問や不満など）を話せる唯一の相手であるかもしれない，ということは意識しておく必要がある。主治医とチームが緊密に連携することは重要なことではあるが，一方で，少し離れたところからOTPを客観的に見ることのできる，ある程度の独立性も確保するべきであろう。このような「バランス感覚」は，主治医が備えておくべき重要な資質のひとつではないだろ

うか。

(3) チームメンバーとしての役割

OTPにおける精神科医の役割としては，主治医としての役割以外に，チームメンバーとして当事者と直接または間接的に関わる場合が考えられる。

a．導入段階

主治医からOTP導入の依頼があった場合にも，当事者や家族から直接依頼された場合にも，初回アセスメントの後プログラムの導入が適しているかどうかの判断をするのであるが，その最終的な判断についてはチームの精神科医が責任を持つべきである。そのためには，できる限り初回アセスメントには同席することが望ましい。現在の服薬量や副作用の程度，これまでの経過，年齢や家族の状況などを総合的に判断して導入の是非を判断する。当事者や家族から直接依頼を受けた場合には，必ず主治医の意見を求めるようにする。

b．生物医学的側面からの評価とバックアップ

チームの担当者と協力して，当事者の精神症状と行動をアセスメントし，適切な薬物療法が行われているかどうかのモニター，副作用のチェックおよび治療に対する反応の観察を行う。チーム会議では，各職種のスタッフの意見を十分に検討しつつ，生物医学的な側面からの判断を加えて，OTPの進め方について最終的な判断を示す。

OTPの進め方，治療方針に関しては，随時主治医と連携をとることにより，主治医の治療方針とのずれが生じないように留意する必要があり，できる限り主治医の意見を尊重するようにする。

対処が困難な状況のひとつは，薬物療法を含む治療のあり方について，主治医とチームメンバーの精神科医との間に意見の食い違いが生じた場合である。主治医がチームと積極的に関わっている場合には，チームメンバーの精神科医と直接話し合いの機会を持つことが可能なことも多く，話し合いの中で意見のずれを修正し，よりよい治療を提供していくためのよい機会となるかもしれない。問題は，主治医がOTPの導入を承認はしたものの，その後は無関心であったり，チームの担当者の意見や提案を聞こうとしなかったりする場合である。あえて個人的な意見を述べれば，医療の現場でセカンドオピニオンに意見を求めることが当事者の当然の権利として認められつつある時代において，他の医療従事者の意見に耳を傾けることのできないような医師は，主治医としてふさわしくないのではないか，と考える。しかし主治医を替えるということは，当事者にとってかなりのストレスを伴う危険性があるということにも注意する必要がある。主治

医を替えるという提案をすることが，当事者や家族の医療不信につながる場合もある。それでもあえて主治医を替えたほうがよいと提案せざるを得ないような状況もある。それは，適切な薬物療法が行われていないことが複数の精神科医の判断から明らかであり，チームの精神科医との話し合いにも応じないような場合である。このような場合には，当事者に対して，信頼できる精神科医をチームから紹介するという形をとることもある。

チームメンバーに対して，生物医学的な事柄についての教育を行うことも精神科医の役割のひとつである。それと同時に精神科医自身も，他職種のメンバーからできるだけ多くのことを学び取ろうという姿勢を持つべきであろう。

c．精神科医に対する教育効果

「精神科医の役割」というテーマからは逸れるが，ここでぜひ強調しておきたいことは，精神科医がOTPに参加することは，精神科医自身が成長するうえで非常に大きな教育効果があるということである。

通常，精神科の研修は病院の中で行われる。もちろん病院の中でもチーム医療は実施されており，看護師や精神保健福祉士（PSW），心理士，薬剤師など多職種のスタッフとの連携を学ぶ機会もある。デイケアやSST等を通じて精神科リハビリテーションに関する研修をすることもできる。しかし残念ながら，病院の外で当事者と関わる機会はなかなか持つことができないのが現状である。チームメンバーとして家庭や地域の中で当事者と接すると，主治医として病院で診察していたときには気づかなかったさまざまな側面に触れることができる。筆者は，当初主治医として治療に携わっていた当事者に対して，転勤をきっかけとして主治医を交代し，後にチームメンバーとして関わるようになった経験がある。当然のことかもしれないが，当事者が診察室の中で見せる「よそ行きの顔」と家の中で見せる「普段着の顔」は明らかに違っていた。主治医であったときには話してくれなかった（話す時間がなかった？）ようなことが話題に出ることもしばしばあり，新鮮な驚きがあったとともに，病院でいかにきちんと診察をしているつもりでも，それはその人の一部を見ているにすぎないという当たり前のことに気づかされもした。精神障害を抱えながら地域で生活していくことの難しさ，それを支える家族の悩みは，病院の外で医療活動をすることによって，初めて実感として伝わってくる。

地域の中での医療活動は，病院という規制の場や権威をかくれみのにすることができない。ある意味，治療者として最も力量を要求される場であるとも言える。若い精神科医には，病院で精神医学の基礎を学んだ後に，経験ある指導者のもと，ぜひ一度地域での精神科医療を経験してもらいたい。多職種スタッフによるさまざまな角度からのアプ

ローチ，それをコーディネートして治療に生かすことの重要性，生活の場で治療をすることの難しさと緊張感を経験することにより，たとえその後病院の中での診療が中心になったとしても，精神科治療全体の中での自分の果たすべき役割を認識したうえでの医療活動ができるのではないだろうか。

（山下　千代）

2．看護師・保健師の役割

(1) はじめに

　看護師と保健師は看護職としては同様であるが，人数や主に働く場所，期待される役割が少々異なる。看護師はどちらかというと病院や訪問看護ステーションなど，治療的な場で活動することが多いこともあり，医療的な視点に立ちやすい。一方，保健師の多くが公務員として働いており，活動の場も地域であることが断然多く，予防的な関わりも行うことが特徴のひとつである。また看護師の対象が主に病者であることに比べると，保健師の場合は赤ちゃんからお年寄りまで，健康である人もそうでない人も，地域に住んでいる全ての人を対象としている。

　このように看護師と保健師にはそれぞれ特徴があるが，基本的には看護職として当事者のセルフケア能力をアセスメントし，当事者の自己決定・自己選択を促しながら本人の力を最大限に伸ばすことを目指している。多職種でチームを組んで援助を行う場合を考えたとき，特に保健師の仕事の特徴として日頃から地域の社会資源の利用や開発などは，精神保健福祉士（PSW）など他の職種と役割が重なる部分も多い。本稿では各職種の役割で重なる部分はできるだけ避け，多職種で援助を行う場合の看護師・保健師の特徴的な視点を述べたいと思う。

(2) 当事者の身体的側面を観察する

　精神障害者は感情の平板化や思考の貧困化，意欲の低下などを示し，また表面的に喜怒哀楽などの感情が乏しくなってきているため，言動や表情などから彼らが抱えている思いを知ることが難しい。また例えば便秘でお腹が張っているとしても「お腹の中に蛇がいる」と言ったり，がんで痛みがあるにもかかわらず「背中に赤ちゃんがのっている」など他者にとってはわかりづらい表現をすることも少なくない。一般的には自分の身体に痛みや違和感がある場合は，他者に相談したり，自ら病院に行って受診するなどの対処をとるが，精神障害者の場合は上記のような特徴から，重篤な疾患や症状があっ

たとしても発見が遅れることが考えられる。命に別状はなくても，高血圧や高脂血症・糖尿病などの生活習慣病など自覚症状があらわれにくく，症状が出た時にはかなり進行している疾患など，日々の健康管理についてもできづらいと思われる。そのためセッション時のはじめには，前回のセッションから今回までの体調や当日の体調などを聞くのと同時に観察することが必要である。

　ある年齢に達した精神障害者であれば，地区で行う無料の健康診断などの通知もされるが，気がつかずに放置したり，面倒もしくは利用の仕方がわからないなどの理由で受診できにくい状況にある。また対人関係でこれまでにあまり良い体験をしていない精神障害者が多く，そのため人と接することを苦手としている場合には，あえて人との関わりを持つことを避けてしまうこともある。また上記の理由に加えて単身の高齢精神障害者の場合には，加齢に伴う身体的な老化も加わるため，衣食住など日常生活のひとつひとつの詳細な観察が必要である。セッションは基本的に自宅に訪問して行うため，訪問時には当事者の生活状況をよく観察し，表現できにくい部分を援助することも大切な役割である。

　また薬物療法を行っている精神障害者については，副作用の観察が非常に重要になってくる。検査で採血などを行ったとしても数値であらわれるものが少なく，日々の観察の中で発見されることがほとんどだからである。精神障害者の中には副作用について話をしたら薬の量を増やされるかもしれないと心配して言わない場合や，具合が悪いことを話したら入院させられるかもしれないと黙っている場合もある。抗精神病薬の副作用にはさまざまなものがみられ，本人にとっても非常に苦痛なものであり，拒薬をする場合も多い。看護師・保健師が再発を恐れるあまりに，本人に対して服薬確認を過剰に行ったりすることはマイナスに働くこともある。本人が再発したときの辛さを自覚し，自分自身で服薬の必要性を認識できるように，日頃から自分の体調について感じたり表現すること，またそのような症状がみられたときには早期に他者に相談するという対処法を自ら学ぶことができるよう援助することが必要である。またそのように自ら対処したことで，症状が悪化する前に予防できたり，楽になることができたという実感を大切にし，本人の自信につながるようなプラスのフィードバックをすることも大切である。

　一方では，最近では副作用が少なく，陰性症状にも効果のある薬が日本でも認可されてきたが，それでも未だ症状がとれず，自分に合った薬に出合うことができていない精神障害者も多い。そのような本人の辛さを受容しつつ，薬物療法がスムーズに行われているかどうかモニタリングすることも重要な役割である。

(3) 家族の身体的・精神的側面を観察する

セッション時，(2) の項で述べたように本人の体調を観察することはもとより，家族成員の健康状態を把握することも看護師・保健師の重要な役割である。家族は本人のことで頭がいっぱいで，自分の健康を省みる時間的・精神的余裕もない場合が多い。特に急性期の場合は，家族も緊張しているため自分の変調や過重なストレスに気づきにくく，急に具合を悪くすることも少なくない。また家族の一員が精神障害者であることを受け止めるまでに時間がかかったり，特に母親などは自分の育て方が悪かったのではないかという悩みからうつ状態になるなど，さまざまな変化がみられる場合もある。看護師・保健師は家族全体の身体状況を把握し，できるだけ早期に適切な医療機関につなげられるよう常に観察することが必要である。セッションに家族が参加する場合には，参加の仕方，例えば座る位置，視線，顔色，語気，体重等外見の著しい変化がないか，など注意して観察し，気になることがあれば声をかけることも必要である。場合によっては当事者を除いた，家族だけのセッションを持つことも必要な場合もある。

しかし一方で，家族自身が自分たちの症状や病気についてスタッフに話さない場合もみられる。訪問時にはできるだけ本人だけではなく，家族のそれぞれの人にセッションに入ってもらうことが望まれるが，できにくい場合には体調面から看護師・保健師がそれとなく他の家族構成員に声をかけることも必要である。スタッフは常に訪問しているわけではないため，住んでいる地区の保健所を紹介し，何かあったら保健師に連絡するように電話番号や地図を渡しておくだけでも効果的であろう。地区の保健師は高齢者，母子，難病，成人などさまざまな領域を担当しているため，特に精神障害者本人の相談事ではなくても窓口があることを伝えておくことで，相談しやすい印象を受ける可能性もある。家族の了解が得られれば地域の保健師と情報を共有しておき，いざというときに訪問を依頼するなど連携をとることも可能である。

また本人のみならず，家族を家族会などの社会資源に結びつけることも役割のひとつである。地区に家族会があったとしても，近所に知られたくないために遠くの地区を希望したり，家族会構成メンバーが比較的高齢な場合が多いため，思春期に発症した子どもの若い親などはあまり話題も合わず参加しない場合もみられる。そのような時は他の地区の保健師と連絡を取り合い，情報を共有してできるだけ家族が希望するような所が選べるよう配慮する必要がある。きょうだいに関しては，まだ精神障害者のきょうだいの会が発足されて間がないのが実情であり，当事者のきょうだい以外は入ることができない会がほとんどである。親亡き後は年齢も近いきょうだいが本人の世話の支えとなることが少なくないが，親と同様きょうだいも障害の受容ができにくく悩んでいることが

多い。できるだけきょうだい自身が本人のさまざまな障害について理解できるようなセッションを進めるとともに，きょうだいの具体的な心配事を共に考えることも重要な役割のひとつである。

(4) 当事者をライフサイクル上で捉える

　セッションの対象となるのは，多くの場合は統合失調症である。統合失調症は発症の好発年齢が10代後半から30代前半といわれ，その多くが学業を途中で断念して入院生活を送るか，もしくは何となく学校に行かなくなったり，仕事が続かなくなるなどして気づくことが多い。人生で最も交友関係が広がる時期に人との接触を避けたり，できづらくなることも多く，家族以外との交流が絶たれてしまうことも少なくない。また学校に途中から行けなくなった場合など，近所に住んでいる友人との関係を本人が気にするため，ますます家から出づらくなることも考えられる。閉じこもっているからといって，他者との関わりを全く拒絶しているわけではないため，状態に応じて同年代の多いデイケアやピアサポートグループなどの情報を提供することも必要である。

　学業の面では基礎的な勉学の機会を失ったり，自分の興味関心がどこにあるのか気づく前に，家庭や病院に入ってしまうこともあるため，退院後の自分の目標を設定することができにくい。その際今後の実現可能な生活目標について，時間をかけて本人が考えられるような働きかけが必要であるが，本人と親の希望や目標が異なることが多々みられる。本人はあまり難しい勉強をするよりは，発病する前から好きだった音楽に興味があったとしても，親は本人の将来を心配するあまり何か手に職をつけられるような作業を希望するかもしれない。しかしあくまでも本人の希望を優先し，ライフサイクル上どの程度のことをどの時期にどこまで進めればよいのか，常に先を予測しながら共に考えていくことが大切な役割である。一方，本人の症状が落ち着いたところで，以前目指していた免許を取りたい，大学受験したいなどを希望してくる場合もある。あまり本人の状態とそぐわない場合には，経済的もしくは身体的な現状に目を向けられるよう，家族と共に話し合いを進めることも必要であろう。また看護師・保健師は地区のさまざまな社会資源の情報を持ち合わせているため，学業面をサポートしてくれるボランティアやフリースクールなど，本人の希望にできるだけ即して考えていけるよう，情報提供が必要になる。

　また発症が若い場合には，異性に関する興味などがでてくる時期である。病気のあるなしにかかわらず，異性に関する関心や悩みは誰にでもみられることであり健康的な側面とも考えられる。女性の場合は薬物治療を続けることによって，将来妊娠することが

できなくなるのではないかという不安を抱いたり，男性においては副作用でさまざまな影響がみられる。しかし主治医に自分の悩みを打ち明けると薬を増やされたり，入院させられたりする場合があると考えて報告を拒んだり，勝手に服薬を中止して再発してしまうことも考えられる。また異性に関することはデリケートな話題であるため，当事者は親にも主治医にも話すことができず，ひとりで悩むこともある。セッションのチームメンバーを男女で組んでいる場合には比較的話しやすい可能性が考えられるが，そうでない場合には上記のような場合も考慮し，時折異性に関する話題を提供したり，セッション内でも観察を行うことが必要である。

一方，発症する前に仕事を持っていたという人も少なくない。症状が出てしまったために仕事が続かなく，転々としていたにもかかわらず「自分は仕事をしていた」という経験があるために，以前と同様の難しい仕事を希望してくる人もいる。また仕事を探している時期や，仕事を始めてしばらくすると生活のバランスを崩したり，無理をしてしまい再発することも少なくない。自分で無理をしていることに気づきにくい状況であることを考慮し，日々の労いの言葉をかけた上で本人の具合と仕事の兼ね合いについて話し合い見守ることが望まれる。

仕事の種類については，家族と同居しているのかまたは単身で生活保護等を受けているのか，単身でも親の遺産でこの先も暮らしていけるなど，様々な経済状況によっても希望する作業や仕事は異なるであろう。就職するには，一般と同様に面接をして試験を受けて審査される所，福祉的な仕事として位置づけられている所，作業所のように工賃というよりは生活リズムを整えたり，生活技能を学ぶための施設などに分けられる。近年作業所の数が年々増えつづけ，地区によってはいくつか作業所を自分で選ぶことができる地区もあり，その場合には一緒に見学に行くことや情報提供が必要になる。また就職に関しても，自治体が用意した面接を受ける練習プログラムを利用したり，生活技能訓練（social skills training：SST）など入院している時からトレーニングを受けられるよう調整しておくこともできる。地域に戻ってくる前の入院時から退院後の生活を考慮して退院指導を行うことができるよう，病院の看護師やPSWと連携することも可能である。また入院時から本人との関係を構築するために入院している病棟を訪問し事前に顔をつないでおくことも，退院後の生活をスムーズに送るためには効果的である。

(5) 家族全体をライフサイクル上で捉える

上記では本人のライフサイクルを中心に観察点を述べたが，家族全体のライフサイクルを考慮してセッションを進めることも重要である。本人が思春期で発症したばかりで

あれば，きょうだいも若く受験を控えていたり，近所の友人から事情を聞かれたりするなど，精神的な負担が大きい。しかも親は本人にばかり目がいっているので，きょうだいはあまり親に無理を言えず，自分ひとりで抱え込んでしまうことも少なくない。きょうだいについては（3）の項でも述べたが，本人と共にきょうだいも同じ時期に成績が落ち始めたり，親への不信感や葛藤から反抗的になる場合もあるため，できるだけセッションに参加するよう促し，自分の思いが語れるような場を設定することも大切な役割である。

　本人が発症したばかりで親も若く，障害自体の理解が困難である上に障害そのものの受容ができずに日々悩む家族も多い。しかし例えば父親は家族の生活費，親の介護に伴う費用，きょうだいの授業料，本人の医療費などすべて働いて支払わなければならない場合も考えられる。そのような状況では家に残って本人の面倒と親の介護をしている母親の辛さを省みる余裕もなく，すれ違うこともある。きょうだいも家に居ることを嫌がり遠くの大学を受験して家を出るなど，家族がバラバラになってしまい，残った母親に大きな負担がかかり病気を患ったり，うつ状態になる可能性も否めない。

　本人を取り巻く家族の状態は，本人のみをみていては見えない。家族全体が今どのようなライフサイクル上におり，どのような世代別の特徴を持ち，今後どのような危機が予測されるのかを常に把握してセッションを進めなければならない。本人の症状や痛みは，家族のそれぞれの痛みであり，誰かひとりを支えるのではなく，家族全体を眺めて全体に働きかけるよう注意する必要がある。

（松本　弘子）

3．精神保健福祉士（PSW）の役割

(1) はじめに

　精神疾患は，長期にわたって当事者とその家族の生活に大きな影響を及ぼすことがある。また，精神障害者は「疾病」と「障害」とを併せ持ちながら地域生活を送っているため，医療サービスは彼らの地域生活を支えるうえで，基本的かつ重要な地域ケアサービスのひとつである。精神保健福祉領域の専門職は，当事者の精神症状を改善する医療的ケアの努力だけでなく，医療・保健・福祉のさまざまな場面を統合したサービスによって地域生活をサポートし，可能な限り当事者とその家族が地域生活を維持し，満足した生活を送ることができるように支援していくことが必要となる。すなわち，「生活者」としての彼らの多様かつ複合的な社会的・心理的なニーズに対して適切に応じるために

は多職種チームでの支援体制と職種間の連携や協働が必須と言える。

　OTP は，地域で生活する精神障害者に対する継続的かつ統合的で，より個別性の高いニーズに沿ったリハビリテーションプログラムを立てることができる柔軟性を兼ね備えた統合的地域ケアサービスモデルのひとつであり，一貫性のあるケアを多職種チームで提供する。OTP における精神保健福祉士（PSW）の役割は，精神障害者を「生活者」として捉え，当事者に関わる OTP 多職種チーム間，医療機関や保健所，社会復帰施設などの関係機関との中間的存在としてコーディネートの役割を担い，当事者およびその家族に対する生活支援を行う。したがって，他職種との連携がなくては成立し得ない分野であると言える。

(2) OTP プログラムへのアクセスを支援する

　OTP プログラムへ当事者が参加するためのアクセスの方法としては，地域の医療機関や保健所，地域生活支援センターなどの精神保健福祉関係機関からの紹介や，家族会などの支援団体からの紹介，ホームページ（HP）やメール，電話などによる直接的な問い合わせなどの手段がある。多くの場合，当事者以外のアクセスが主である。例えば，医療機関で急性期の治療を終え，退院後の医療的ケアのみならずリハビリテーションも含めた総合的な支援を医療機関から紹介されるケースでは，本人のみならず家族自身もまだ病気の理解や知識に乏しく，リハビリテーションへの動機づけなどが明確でない場合が多い。こうした場合には，プログラムを無理に推し進めるのではなく，当事者の現在の生活状況と問題意識を確認するとともに「疾病と共に生活していくこと」について共に考えたり，当事者の主体的に取り組める目標について話し合いながら，活用できそうなプログラム内容を検討し合意形成をしていく。入院中から一緒に外出したり，退院後スムーズに地域生活を送るための具体的課題について外泊の際に自宅で話し合いを行うなど信頼関係を形成するために「一緒に行動する」ことも重要である。また，OTP プログラムを開始する際には当事者本人の参加が原則的に求められるが，主に陰性症状を中心に引きこもり状態が続いていたり，被害妄想が強く家族以外の他者との関係をとることが困難なケースなど，当事者が登場することなく援助者（家族）が悩んだ末にアクセスする場合には，援助者のみでの利用相談から開始していく。こうした場合には，当事者が信頼している人からスタッフを紹介してもらい顔合わせをするところから始めると効果的である。OTP の利用支援やアクセスの容易さを可能にする機動力のある柔軟な取り組みを行うことも PSW の担う役割のひとつである。

(3) 多職種支援チームへの当事者・家族の参加を支援する

　家族構成員が病気にかかったとき，家族は少なからず何らかの影響を受けるが，特に精神疾患や障害を負った場合には疾患の知識や情報が少ないため，その打撃は身体疾患より大きい。かつては精神障害者と家族の捉え方は，家族が患者の精神疾患の発症や経過にどういう影響を及ぼすのか，といった因果関係を求めるものであった。しかし近年では積極的に家族が当事者の主要な「協力者」として支援チームに参加することの有効性が明らかになっている。OTPにおいては，当事者本人や家族を対象としてのみ捉えるのではなく，当事者を支援する精神科医・看護師ら各種専門職とともに支援チームの構成員と捉え，当事者に近い関係にある人に対してもできるだけ支援チームへの参加を求めている。旧来の援助では，問題を持つ当事者本人が支援の中心に位置づけられ，すべて受身的に他からの援助やサービスを受けていたが，OTPでは，当事者本人を周囲の支援チームの一員と位置づけ，家族と共にこの支援チームに参加し，自ら問題状況に参画することが求められるのである。これは，家族に対して過大な期待や責任を押し付けているのではなく，むしろ当事者の一番の理解者として活用し，家族の持つ力を評価するものである。単身生活者で身近に家族等がいない場合には，パートナーや利用している作業所のスタッフ，民生委員など当事者に一番近い関係にある人と一緒に支援チームを形成していく。PSWは当事者や家族，その関係者と十分に話し合いを重ね，信頼関係をつくることにより当事者本人および家族が参加する治療・支援チームの形成に貢献することが求められる。

(4) OTP多職種チーム内，他機関とのコーディネート（連絡調整）を行う

　OTPでのリハビリテーションを開始する際には，まず最初に当事者と話し合いを行いリハビリテーションにおける具体的な目標について協議し，より現実的な行動計画を立てていく。この支援方針の前提を成すのは，当事者自身の主体性であり，本人の自己決定を促すことにある。反面，精神症状や身体機能の治療を中心とする医療従事者は当事者の自己決定よりも服薬のコンプライアンスが重視され，問題解決の優先順位も異なる場合がある。こうした場合，多職種チーム内で互いの対応方法を確認し，理解し合うスタッフミーティングの開催が必須となる。OTPにおいては，すべてのケースについてチーム全体として関わることが原則となっており，定期的なチーム全体会議と綿密な情報交換の機会のセッティングを行うなど支援チーム内での協力体制づくりが必要である。もちろん当事者の主治医をはじめとする関係機関とはプログラムの導入開始時に必ず連絡を取り合い，支援チームに協力ないしは参加してもらえる体制をつくることが大

事である．当事者の受診時に同行訪問ないし，電話による連絡を取ることが望ましい．医療・保健・福祉にまたがる精神障害者の支援においては，地域に存在する多くの機関を活用して支援計画を立てることが必要であり，時に専門性の違いから意見の調整が必要な場合など，他機関とのコーディネート（連絡調整）やパイプ役を務めることも PSW の重要な役割のひとつである．

(5) チームメンバーの一員として個々の当事者支援を行う

　PSW は，地域をベースにした統合的チーム支援体制づくりに貢献するほか，支援チームメンバーの一員として個々の当事者の生活支援を行う．頻度は個々のケースによって異なるが，急性症状を呈するエピソードや危機介入の必要性のある場合を除いて，通常週に1回から2週に1回の頻度で当事者とその家族の自宅へ訪問を行う．より自然な形に近い日常生活場面での問題解決を図るためには自宅訪問が有効である．自宅訪問によりスタッフが「来客」の立場になってはじめて，当事者の来客者を出迎える対応や気配り，自宅での家族との自然な会話を見ることも可能であり，面接室の中では見せなかった当事者の様子を知ることができるからである．また，精神障害者の中には「引きこもり」や「外出恐怖」などの問題を抱えている場合もあり，こうした場合，本人不在の相談になりがちな面接室での相談に比べ，機動力のある訪問のメリットは大きい．ただし，当事者との信頼関係ができる前の初期における訪問活動は，十分な情報把握と慎重な態度が必要であり，複数人数で行うことが原則となる．妄想などの精神症状の影響により自宅で会うことを拒む場合には，無理に自宅で会うことはせず，当事者が会いやすい環境，例えば近くの喫茶店や公園で会うことなど積極的に出向いて行うという工夫も有効である．訪問による地域ケアサービスの習慣はあまり日本では前例がないが，事前の説明とチームスタッフとの信頼関係の形成によって戸惑いや抵抗は減少する．内容は1回60分以内の面接あるいは家族ミーティング形式で行われるが，初期の面接では，総合的なアセスメントや個人目標についての話し合いに多くの時間が費やされる．当事者と地域のさまざまな社会資源・サービスの利用に関する調整を行う中で，PSW の役割には当事者の主体性を引き出し，自己決定が尊重されるようにすることが求められる．

(6) 既存の地域サービスとの統合，必要な資源を開発する

　地域の中には，「家族会」や「当事者団体」「ソーシャルクラブ」「作業所」など精神障害を持つ当事者や主としてその家族が中心となって構築されてきたネットワークがあ

る。また地域にはさまざまな利用施設，例えば図書館やスポーツセンター，サークル，ボランティアグループなど精神障害の有無にかかわらず市民として利用できる多様なサービスも存在している。当事者と立てた目標や行動計画を実行するにあたり，どのような地域資源を活用していくのか具体的な実行計画を立てていくうえでは，こうした既存の地域資源を積極的に利用することが望ましく，地域社会と当事者との連携をより発展させやすい。PSWは，当事者の家族や友人など，より自然な支援ネットワークと地域社会でのネットワークをリンクさせ，必要があれば新たな資源の開拓や開発を行っていく，当事者支援の輪を拡大させていくソーシャルアクションも重要な活動と言える。

（稲井　友理子）

4．薬剤師の役割

(1) はじめに

　一般に薬は，医師から処方される「医療用医薬品」と薬局で購入することができる「一般用医薬品」（市販薬，大衆薬，OTC〔over the counter〕薬）に大別することができる。近年，医薬分業により当事者が医師の処方箋を持っていけば街の薬局での調剤が可能となった。また薬局でのスイッチOTC（これまで医療機関を受診しなければ入手できなかった薬剤が大衆薬として薬局で購入できるもの）販売，さらに，コンビニでの一部医薬品を「医薬部外品」として販売，量販店のテレビ電話での医師や薬剤師による薬の調達も検討されており，薬を取り巻く環境は大きく変化したと言える。このような市販薬事情に伴い，薬のテレビコマーシャルでは「使用上の注意をよくお読みください」のアナウンスが流され，薬を安全かつ効果的に用いるための確認を促している。他方，医療における情報公開が推進され，薬に関する専門職から利用者へのいっそうの説明と承諾が必要となる。

　OTPは，当事者が地域の中でさまざまな現実問題に直面し，その問題をひとつひとつ解決しながら日常を取り戻し，生活の質（quality of life：QOL）の向上を支援することを目的としている。地域で生活すると，口コミ，雑誌，テレビ，パソコン，携帯電話等によって，さまざまな薬の知識や情報が入ってくることとなる。OTPはあくまでも地域生活をベースに支援していることから，スタッフの一員としての薬剤師は，処方された薬に関して単に正しい知識や情報を提供するだけでなく，薬を取り巻く社会環境を十分に把握し，医師以外の情報提供者として，また薬物治療の協働作業（コラボレーション）の一員としての役割が重視されることとなる。

一般に精神障害は，脳における認知機能をはじめとする機能障害が原因であると考えられている。統合失調症の治療にはさまざまな治療的立場があるが，薬物療法が主体となっている。統合失調症の治療薬としては抗精神病薬が中心となるが，症状に応じてベンゾジアゼピン系の抗不安薬，感情調整薬，睡眠薬が併用されることが多い。薬剤師として当事者への服薬指導を考えるとき，このような脳における機能障害に対しての薬物療法について，具体的に，正確に，積極的に，説明を行う必要がある。
　以下にOTPにおける薬剤師の役割を，概要と具体例で示すこととする。

(2) OTPにおける薬剤師の役割

　地域における精神科サービスの利用者は，統合失調症の当事者であり若年で発症することから，学業が中断されたり，就職に制限が加わり，その結果一時的に社会的孤立状態となり家にひきこもるケースが多い。まずセッションに入る段階では，①病識や病感がないことが多く服薬することの根拠が曖昧で，そのため服薬に対するモチベーションが形成されにくいことがある，②コンプライアンスの低下により再発することがある，③病状が回復した後も再発予防のために服薬の継続が必要であること等，心理教育的な視点から，病気についての正しい知識と理解のための説明を十分に行うことから始める。薬物療法による「疾患の治療」は，先に述べた脳の機能障害や情報処理の適正化に作用することが期待される。しかし薬物だけでは発症の誘因となるストレスに対する脆弱性の調整や発症した結果として社会にうまく適応できない状態を回復することは困難である。セッションが進むなかでは，精神障害においては，心理社会的治療あるいは精神科リハビリテーションと呼ばれるものが重要であることを繰り返し説明する。特にOTPでは，地域での現実場面での生活向上に向けたリハビリテーションに力点を置くことから，利用者の日々の薬に関する疑問や不安に答える一方で，すべてを服薬のみで解決することができないことを理解してもらうために，支持的に接する姿勢が求められる。例えば糖尿病患者であれば，糖尿病の薬を正確に服薬するうえに，食餌療法や適度な運動を実施するといった自己管理によって効果的に改善される。精神障害も同様に，正しい服薬と自らが抱える健康上の問題を解決するための自己管理が大切となる。当事者はその精神症状のために，自己管理能力が獲得されていなかったり，能力が低下し，日常生活をスムーズに送ることが困難になっている場合があるということである。さらに長期入院，長期入所，長期ひきこもりにより当事者が病院，施設，家族に頼りすぎて自己管理能力を失いやすく，新たに学習することも困難になることもある。このような場合OTPでは，利用者のニーズを明確にするとともに，利用者との話し合いの中で目

標を設定する。そしてその目標を達成するために自己管理という言葉ではなく，ちょっとした日々の「生活の工夫」という言葉でアドバイスをしたり，かつこれまで利用者自身が行ってきた「生活の工夫」を再確認しながら実行に移していく。こうしたプロセスを繰り返すことによって当事者が日常生活の中で具体的な自己管理の方法を獲得し，生活面でのバリアをコントロールする実感を得ることができるようになる。薬剤師も主治医が処方した薬を正しく服用する大切さとあわせて深呼吸やストレッチ，リラックスする時間をつくることを指導する。

OTPでは定期時，緊急時にチーム会議を開き，その際各利用者の担当者からの報告を通して，多職種がアセスメントを行っている。主治医がOTPのスタッフである場合，なぜこの薬が使われているか，また症状の変化に伴い薬を増減したといった情報を共有できるシステムになっている。そのためすべてのスタッフが同じ情報をリアルタイムで持つこととなる。またスタッフ同士の意見交換によって，担当者が気づかなかった点の発見や多職種からの知識や情報を次回面接時にフィードバックすることができる。主治医がスタッフ以外の場合，OTPに関するパンフレット，冊子，ニュースレター等を送付し，ご理解をいただくようお願いしている次第である。

(3) 具体例

OTPにおける薬に関する薬剤師へのよくある質問や要望の内容は，以下のとおりである。

a．服用している薬について

▶例…もう少し薬のことを詳しく教えてほしい。

▶例…薬を服用し続けると副作用はないのか。

▶例…第三者の意見を参考として聞きたい，セカンドオピニオンを得たい。

▶例…朝起きられないのは，薬のせいではないか。

▶例…眠れない，深夜2時頃目が覚める(不眠，中途覚醒)のは，薬のせいではないか。

▶例…今服用している眠剤が強い眠剤なのか，弱い眠剤なのか。

▶例…不快な症状も治まったが，いつまで薬を飲まなければならないのか。

【対応】

薬に関する正しい知識，情報を提供することは当然であるが，まず当事者の意図することを正確に聞くことから始める。利用者の訴えがよくわからないときには「積極的傾聴」ツールを使い，当事者が「何を訴えたいのか」「何を知りたいか」をよく聞き出す。質問の内容がわかった後は一方的に薬の情報を提供し，「言われたとおり服薬すればよ

い」という態度ではなく，自分の考えを正確に伝え，その後主治医に相談することをすすめる。なかには「こんなこと先生に聞いてよいのか」と考える人もいるがそうではなく，先生からきちんと説明があることを伝える。第三者としての意見を求められたときは，薬物治療の身近な協力者として薬に関する不安や心配に関して親切，丁寧な説明を行う。同時にこれからも薬に関することは，どんなことでも相談するように促す。

b．服薬方法に関して

①服薬方法が生活状況にそぐわない
- ▶例…薬は1日3回，毎食後に服用と処方されているが，朝が起きられず1日2回しか食事をとっていないため，服薬も2回となる。
- ▶例…薬は1日3回，毎食後に服用と処方されているが，朝が起きられない。そのため家族が朝の薬を飲ますために，当事者を起こしている。この場合，寝ている当事者をワザワザ起こしてまで服薬させなければならないのか，また服薬後当事者は再度寝てしまうが，これは薬のせいではないのか。

②服薬方法を説明しても，当事者の思い込みが強く，正しい服用ができない
- ▶例…頭痛で頭が割れそうだというとき，少しでも多くの薬を服用すれば早く治ると思い鎮痛剤を飲みすぎる。

③家族から服薬を中断させられる
- ▶例…家族が「薬を飲み続けると体に悪い」「眠剤は飲まないほうがよい」「薬を飲み続けると将来ボケてしまう」との理由で当事者の服薬をストップさせてしまう。

④副作用が出る
- ▶例…家族から舌が動いていると指摘される。
- ▶例…アカシジアが現れじっとしていられない。
- ▶例…便秘になる。
- ▶例…体重が増える。

【対応】

薬の飲み方については，当事者自身の考えに基づき飲んだり飲まなかったりといった中途半端な服薬方法はかえって症状を悪化させたり長引かせたりするがあることを十分に説明する。また症状が改善され，不快な体験もなくなったとき，薬の中止については主治医と相談するように促す。

①の朝が起きられない場合，時間をずらして服用する等して薬の1日量は守るように指導する。同時に主治医にこのことを報告するように伝える。症状について短時間の中

表1 市販されている催眠鎮静剤[1]

成　分	商　品　名
ブロムワレリル尿素	ウット，リスロンS
生薬	アロパノール，イヤスミン，御料カイスイ，JPS桂枝加竜骨牡蛎湯エキス錠N，シンテリカS，静思奏，爽明仙，ツムラ漢方桂枝加竜骨牡蛎湯エキス顆粒，ツムラ漢方柴胡加竜骨牡蛎湯エキス顆粒，ノイ・ホスロール，ハイスレプトホルテ，ハイヤスミン，パンセダン，ピレオ，ブネッテン，ホスロール，メンテック，ヤスミン錠，抑肝散エキス顆粒，リラックイン，レスティス，柏子養心丸
塩酸ジフェンヒドラミン	ドリエル（睡眠改善薬）

一部改変。

で「要領よく順序立てて話ができない」「自分の気持ちをうまく言えない」当事者もいるので，その場合は「積極的傾聴」「自分の気持ちを伝えよう」ツールを用いて，上手に話を聞き出す。そのうえで面接時に医師や看護師に適切に自分の症状や気持ちを伝えるためのリハーサルを行う。必要であれば要件はメモしておき，次回診察時には忘れずに主治医に報告するように促す。

②③のような誤った情報に対しては，正しい知識を提供する。④については，副作用が出たといってあわてず，主治医によく相談するように促す。

c．市販薬との併用に関して

▶例…健康増進のために市販薬を常用している。
▶例…最近，薬局の店頭で睡眠改善薬を見かけた。

【対応】

市販薬との併用について薬の効果が減弱したり，反対に効果が増強されたりしやすいことがあるため，市販薬を服用する場合は，必ず主治医に相談するように話をしておく。店頭で見かける催眠鎮静剤に関しては，勝手に服用しないように注意をしておく。

現在催眠鎮静剤として市販されている薬の主成分は，ブロムワレリル尿素である。他の鎮静成分としては，カノコソウ等の生薬成分である。

（高橋　佳代）

5．栄養士の役割

(1) はじめに

精神疾患による長期入院者が地域生活を始めるにあたって，まず教育を受けるべき事柄のひとつとして栄養管理が挙げられよう。退院者の食生活習慣はきわめて多くの問題

を含んでいる。「成人病」と呼ばれる疾患群は広く認知されており，中高年ではその予防の必要性も語られて久しい。「生活習慣病」という言葉は次第に使用されなくなっているらしいが，精神障害者が地域生活を始めるに際して直面する「成人病」の多くは，まさしく文字通りの生活習慣に根ざすところが多いのである。

本節では，長期入院患者が退院し社会生活を送る上で「食」とどのような関係性を築くべきであるかを，ささがわプロジェクトでの経験から論じてみたい。

(2) 脱施設化以前の役割
ささがわホスピタル時代の管理栄養士の仕事内容を簡単に紹介する。

①給食の献立を決める

栄養のバランスはもとより，作業療法の農作業で収穫された作物なども使用することで低コストと患者の作業自体に対する達成感に配慮したメニュー作りを心掛けていた。

②栄養出納表をつける

1日の栄養所要量を算出し栄養管理を行った。

③給食関係の在庫管理

④栄養教室，栄養指導の実施

医師からの依頼で不定期にささがわホスピタルに入院中の患者全員を対象として栄養教室を行った（年間3回程度）。同じく個人を対象とした栄養指導を行い，作業療法士と連携して調理実習なども行っていた（年間6回程度）。

一般的に栄養士の仕事は，医療チームに参加して個々の患者の「食餌療養管理」や「栄養食指導を通しての栄養管理」を行うことと定められている。ささがわホスピタルでは，入院患者がいかに楽しく充実した食生活を送れるか，また，栄養士として与えられた経済的な制約の中で，いかにこれらの目的をはたせるかに注意を払っていたつもりである。

(3) 脱施設化に伴い求められた役割

ささがわプロジェクトでは，脱施設化に際して，環境変化に伴うストレスをいかに軽減するかということに重点を置いてきた。メンバーは，長期入院に伴う弊害として，食生活に関して前記の調理実習以外ほとんど自らの食事に注意を払う経験をしてこなかった。すなわち，食生活に関しては1日3回の給食に示されるように，全くの受身的な姿勢しか持っていなかった。そこで当初はデイナイトケア参加時の3食提供とデイナイト

ケアに参加しない日の民間給食配食センターからの弁当配達で食生活をまかなうというシステムを提案した。これにより入院中と同様の栄養管理が行うことができ，食事の支度をはじめとする食生活に伴うストレスは軽減されるはずであった。

しかし上記システムが稼動してその結果起こったことは我々の想像と反するものとなった。メンバーたちは脱施設化に伴い食生活においても急激に自由を手に入れたのである。食生活の変化も，それまでの生活で強制的に管理されていたことへの反発となったと言っても過言ではないような様態であった。多くのメンバーは入院中には間食を控えるよう指導されたり，買い物を制限されていた。その制限が一度になくなることで，インスタントラーメン，スナック菓子，甘味清涼飲料水の摂取頻度が著しく増加し，結果的に健康上のトラブルが続発したのである。例えば体重増加をきたしたメンバーが退院2カ月時点で75％にのぼり，糖尿病が悪化したメンバーが9人おり，その他高血圧や高脂血症を指摘されるメンバーも多発した。

この結果を受けて，プロジェクト会議の場で，栄養士だけでなくプロジェクト全体でこの傾向に対処することが求められた。これらの問題の本質は健康管理と食生活に対する知識が不十分であることと考察し，医師，看護師，作業療法士，管理栄養士により以下の3つの対応がなされることとなった。ただし入院中の管理的食生活に戻らないよう，生活者となったメンバーたちの行動を「制限する」のではなく，自主的な活動が結果的に間食の減少につながる働きかけの方法を探った。

その対策として行われたのは以下の諸点である。

①食生活教育プログラムの実施

　栄養教室の実施により「自立した生活と自らの健康管理に食生活が持つ役割」について栄養士が講義を行った。

②軽スポーツを中心としたプログラムの実施

　メンバーの多くが利用しているデイナイトケアでの活動内容を再検討してもらった。作業療法士の工夫により散歩やゲートボールのような軽スポーツやソフトバレーボールなどのややハードなスポーツが効果的に盛り込まれた。同時に，日々の活動内容をメンバー自らが記録（図2）し，必要のあるメンバーには個別の栄養指導にも利用した。

③身体測定のフィードバック

　訪問担当の看護師と協力し定期的にメンバーたちの体重，身長を測定。それをメンバーへフィードバックしながら体調管理に対する意識の向上を図った。

その結果対処前との比較において80％以上のメンバーで食生活の意識が変わり，生

	月曜日	火曜日	水曜日	木曜日	金曜日	土曜日	名前
日付	/	/	/	/	/	/	
	D訪問	D訪問	D訪問	D訪問	D訪問	D訪問	体重
AM							
PM							_____ kg (/)
ラジオ体操							
間食							
合計							点

【ポイント表】

ソフトボール	8点	ボウリング	3点	室内ゲーム	1点
バレーボール	6点	キャッチボール	3点	カラオケ	1点
散歩	6点	ゲートボール	3点	テレビ／ビデオ	1点
農作業	8点	スカットボール	3点	個別活動	1点
園芸	6点	ラジオ体操	2点	就労支援	6点
ストレッチ体操	4点	軽作業	2点	間食なし	1点
卓球	4点	合唱	2点	調理	3点

ポイントはデイナイトケアでのプログラムに限定します。
間食はカロリーのないものはポイント加算になります。
スポーツの見学のみは1点引いた点です。

図2 週間活動表

活の中での食に対する配慮がみられるようになった。また，運動を重視したプログラム運営を作業療法士と連携して行った結果，スポーツのプログラムへの参加率は21％改善した。BMIも減少するに至った。

(4) 多職種チームにおける栄養士

　管理栄養士の仕事は本来当事者と病棟で関わるというよりもむしろ栄養管理を行って入院中の食生活を支えていくものであった。しかし，入院から地域へ当事者の生活の場が移ったとき，個々の食生活の傾向を捉え，それに配慮した関わりが求められている。特にささがわプロジェクトの対象となっているような慢性長期入院の当事者たちにとっては，自らの栄養管理を行うということそのものが未知の経験である。この毎日必ず行う「食事をする」というスキルには他の専門職はなかなか目が行き届かないことが予想される。栄養士がこの多職種から成る援助チームに参加することの意味はここにあるとも言えよう。栄養のバランスをどのように考えていくか，そして生活習慣病のうちでも

特に糖尿病や高脂血症の予防のためにどのような配慮が必要なのか，その知識と技術を持ち，メンバーと共に考え解決していくために管理栄養士が担う役割は予想以上に大きいのである。

(伊藤　貞子)

6．作業療法士の役割

(1) はじめに

　作業療法には心や体に病気や障害を持つ人々の生活のしづらさを評価し援助することで，生活の質を向上させることが求められている。作業療法の領域でも他職種との協働の重要性を指摘する著述は増えているものの，実際の臨床場面で作業療法士が多職種チームの一員として活動し，どのような特異的な役割が発揮されるかを論じたものはいまだに極めて少ないのが実情であろう。

　OTPでは作業療法士も多職種チームの一員として当事者や家族と関わる。そうした場面では，当事者からみればスタッフの本来業務の職種が何であるかということはほとんどの場合問題とされないことが多い。すなわち，作業療法士であっても，薬剤に関する質問も受けるし，ストレスマネジメントのトレーニングもできることが求められる。日頃の作業療法場面での役割とは著しく異なるものではあるが，服薬コンプライアンスの向上を例にとっても，作業療法の視点を生かして貢献できることは実際にチームの一員として関わってみると随所にみられるものである。

　本節では，ささがわプロジェクトに関わっている筆者の立場から，精神科病院から施設へ移行する際と脱施設化後における生活支援における，多職種チームの中での作業療法士の役割について論じていく。

(2) 病院から施設へ

　かつてのささがわホスピタルの作業療法は25名を1単位とし2時間を標準として，作業療法室で集団を対象として行われていた。したがって病棟の生活部分に介入することはほとんどなかった。また，患者の平均入院期間は23.1年で長期間の社会的入院により人生の目標や目的が曖昧であり，社会復帰とリハビリテーションを目的に設立されたささがわホスピタルにおいてさえ，作業療法はいつしか入院生活をより充実したものとするという位置づけに近づいていた。このような現実の中で作業療法課ではささがわホスピタルから退院する患者があれば，調理実習や地域生活への意識づけを行うために

社会見学なども行っていたものの、園芸・農作業や手工芸、レクリエーションなどの作業活動を通して、ものを作り上げる喜びや楽しみを促すことに重点が置かれていた。

しかし病院から施設へ移行することが決定すると、患者には「退院」という目標が発生し個々が退院後の社会生活に向けて課題を持つことになった。心身の自己管理ができるよう多職種のスタッフが介入し、疾病や服薬に関する勉強会を開き、栄養士の協力を得て栄養指導を行いはじめた。作業療法も、それまでのレクリエーション的な内容から、より実生活で役立つ技能の獲得を目指すものへと変えることが迫られた。さらに脱施設化後には生活リズムを維持するための援助を必要とすることが予想されたため、脱施設化後にはデイナイトケアがその役目を担うこととなった。そこで入院中からあさかホスピタルのデイケアを見学し、参加メンバーから社会生活の楽しさや苦労話を聞き退院への心構えを整えた。退院生活への移行に際して、作業療法は日常生活に直接結びつく実際的な活動を取り入れ退院へ向けて準備を進めていった。

(3) 脱施設化後の支援

作業療法は日常生活に直接結びつく実際的な活動支援を治療手段とし、主に生活スキルの向上やストレスマネジメントを目指している。すなわち日常生活場面で必要な事柄について、より具体的に手順や段取りを訓練し、実際に必要なスキルを獲得できるように援助する必要がある。そうした意味では、退院したメンバーの生活場面の中でこそ作業療法はより生かされるのである。

生活スキルに困難がある場合には、本人の行動や活動を分析し、どの工程でつまずきやすいのかを評価し、本人が獲得できそうなスキルであれば段階づけて練習を促す。また外的補助により改善されるようであれば、社会資源の利用なども視野に入れ本人と相談していく。

ストレスマネジメントはストレスを感じたときにタイミングよくスタッフが入り解決法を一緒に考え学習できるような介入ができるとよい。「今ここで」の即座の対応こそが、生活技能の学習に困難を持つ脳機能障害を補完するうえで、最も有効な介入のタイミングである。実生活場面でのリアルな体験を伴った学習は、より効果的であるに違いない。

幻聴や妄想などの精神症状により生活に支障が出る場合は、より現実的な活動や会話を媒介することによりこれらが減少することもある。また、幻聴や妄想がありながらも特に生活に影響がない場合は、幻聴や妄想にはあえて触れずに、他の生活援助をしていく必要があろう。

▶例
　○問題点
　　デイナイトケアに参加しているAさんはストレスがたまると「死ね」など脅迫的な幻聴が出現し，そのつど周囲に不信感を持ちその場にいられなくなってしまうことがある。
　○対策
　　「積極的傾聴」（第Ⅲ部第2章の1参照）を心がけ十分に話を聞いたところ，本人が好きな散歩に出ると幻聴が軽くなるようだと話したため散歩に出ることをすすめている。風景など視覚的な外部刺激と併せて，日常的で現実的な会話をすることによって感情面も落ち着いてくるのである。

(4) デイナイトケアにおける役割

　地域で障害者を支援する場のひとつにデイナイトケアがある。デイナイトケアは精神障害者の社会生活機能の回復を目的として1日10時間を標準として多職種が関わり援助・支援していく場であるが，一般的には作業療法士が中心となって集団プログラムを進めることが多いようである。デイナイトケアの対象は，食事や身辺管理などの生活スキルに乏しく，生活リズムが不安定で生活意欲が薄い，など日常生活の援助を多く必要とする場合が挙げられる。

　入院中の生活は受身的なものだが，退院となればそのケアから外れ自由になる。しかし自由とともに今度は自分の生活において責任を負わなければならなくなる。デイナイトケアはこの自分の生活に責任を持ち自立するのに必要な技能を獲得していくことを援助する場である。実生活場面で必要な判断や選択をしながら行動するためのスキル（技術）だけでなく，対人関係のスキルや生活に楽しみを見出せるということも，自立を促すうえで大切な要素と言える。当デイナイトケアのプログラムでは自炊を希望しているメンバーへは栄養士の協力を得ての調理活動を提供したり，家財道具のメンテナンスを練習するなど社会生活上の必要性を重視している。他にも，一般的な社会常識やルール，交通機関を利用した外出訓練などの地域生活を意識したプログラムを用意している。作業療法士は当事者各自の日常生活に必要な生活スキルを獲得できるようデイナイトケアのプログラムを立案し，メンバーとスタッフ両者の動きを見ながら全体のマネジメントをしている。とかく集団プログラムが多くなってしまうデイナイトケアの中で，個人のニーズに対してどのように応えられるかは，利用者満足度の視点からも重要な課題である。

以下にささがわプロジェクトにおけるその治療・援助の過程を段階に分けて説明する。

a．初期（脱施設化～2カ月目）

当初のささがわヴィレッジのメンバーは長期入院により活動性が低く日常生活の援助を多く必要としており，社会性については交際範囲が狭く，生活範囲も限られている方が多かった。初期ではまずデイナイトケアへ通って，そこで時間を過ごせることが課題であった。よってプログラムとしては主に病院で行っていたなじみのある活動，手工芸や，軽いスポーツや散歩，レクリエーションを中心としたものを行った。退院後はスタッフや他のメンバーと接し，孤立しないということが大切であると思われたからである。

また，将来の生活に対する希望や目標を明らかにしておくことも大切である。このときのポイントとしては希望や目標はできるだけ「何キロ減量しておしゃれを楽しみたい」「短時間のパートやアルバイトで小遣いを稼ぎたい」など具体的で，かつ本人にとって楽しいものであることが求められよう。生活していくうえでの張り合いとなり，スタッフ側も支援しやすくなるからである。「問題解決・目標達成ワークシート」を活用して具体的に相談を積み重ねることが目標の明確化に有効である。

b．中期（3カ月～6カ月）

生活のリズムをつかむというのは簡単なようで難しい。特に精神障害者にとって日常生活のリズムは症状や副作用に影響を受けやすいため，自分の疾病や副作用を知りその対処法を身につけることが必要である。当デイナイトケアでは服薬への理解，再発のサインを見つける，対人関係のスキル，健康管理などを身につけるために，学習の機会を提供するプログラムを作った。

週2回勉強会を設け『精神科リハビリテーション・ワークブック』[2]を読み合わせたり，小グループに分かれて話し合いを持ったり，スタッフやメンバーによるロールプレイを通しながら学習できるように工夫した。参加者の興味を引きかつ飽きのこない課題や話題の選択が重要である。誰もが体験するような日常生活の中でネタを探すのがポイントである。

また，同時に怠薬するメンバーへ飲み忘れをなくす方法を一緒に考えたり，再発サインがあらわれたメンバーにその対処法を促したり，メンバーに合わせ個別的に臨機応変に対応している。メンバー間のトラブルが発生した場合もその場ですぐに介入し対応している。

▶例

　メンバーのAさんが「Bさんが話を聞いてくれない」と訴えてきた。Bさんにも話を聞いてみると，Aさんは自分の話を一方的にしていたため，Bさんはしびれを切らしその場から何も言わず立ち去ったようである。双方の気持ちが落ち着いたところで筆者が介入。「積極的傾聴」のスキルを思い起こすように両者を促した後で，AさんはBさんが何も言わずに立ち去ったことが悪いと話し，BさんはAさんがしつこく話し掛けてくるのでいやになったと話した。それぞれ自分の気持ちを話し，お互い相手がどんな気持ちだったかを理解できるよう促し，どんな対応をすればよいかを話し合った。ここでも「嫌な気分を軽くするために」（『精神科リハビリテーション・ワークブック』[2] 80-86ページ）を用いた。

　学習の機会を設けると同時に余暇を楽しめるような趣味など，興味や関心の幅を広げられるよう，さまざまな手工芸やレクリエーションなどを提供することも大切であると考える。はじめはスタッフが必要なものを揃えて手取り足取り教えるが，徐々にスタッフの手を離れ，自分で楽しめるように段階づけて促す。

　このように中期では自分の症状をうまくコントロールし生活のリズムをつくることを目標に置くことが大切である。

　c．展開期（7カ月以降）

　生活リズムが安定してくれば自然と自分の生活を見直し幅を広げようという気持ちが出てくる。それはより自立した生活であったり，就労であったり，趣味であったり，人によりさまざまな場面で発揮される。展開期ではより個人の生活に焦点を当て，関連施設との連携を図りながら自立への援助をしていった。

　またささがわプロジェクトでは，参加者を対象にさまざまな神経心理学的検査によるモニターが行われており，この頃には注意力検査の成績が著しく改善されてきていることが報告されていた。このことは，日頃のさまざまな刺激が，脳機能を活性化し，特に見落としが減るなど日常生活場面での改善と検査成績の改善の一致が得られ，作業療法士たちの励みとなった。

　作業療法の視点は，ともすると課題の達成に注がれてしまいがちであるが，そこにいたる内面の葛藤やストレスを的確に捉えて，心理的課題を乗り越える手段も一緒に提供できることが，精神科作業療法ならではの大事な点であろう。例えば就労に関するストレスは，当初は技術面よりも対人関係のつまずきのほうが大きいことがしばしば観察される。デイナイトケアでは職場における基本的なルールや規則，対人関係のとり方などを学習するために，ストレス場面のロールプレイや問題解決技法（第Ⅲ部第2章の2

「問題解決と目標設定」参照）を用いてそのストレスを回避できるよう練習していった。また介入のタイミングも重要であるが，スタッフ側から問題提起することもあれば，トラブルが発生したときに介入していくこともあった。就労に限らず生活の幅を広げるということは人と接する機会が多くなるということであり，より実践的なOTPを提供して生活スキルを上げていくことが必要であると思われる。

(5) 集団を治療に生かす

デイナイトケアは基本的には集団プログラムが主体となっているため集団で活動することが多い。個人的な関わりももちろん必要であるが，集団ならではの治療的な役割も果たしている。対人関係の学習はもちろん，病気への不安や悩みを他の人も同じように抱えているのだという安心感を得たり，行事などを通して達成感や自信を得たりすることは集団ならではである。作業療法士には集団の治療的な効果を個人に反映する技能が求められる。集団を治療的に生かすには，その活動の目的・人数・場所・頻度・開放度などそのプログラムを構成するさまざまな因子を把握して，プログラムの組み立て方に配慮する必要がある。実際にはスタッフの数や場所などの制限により限界があるが，どのような活動においてもその目的をはっきりさせることが大切である。調理活動を例にしても，それが楽しむことを目的としているのか，自炊のための技能訓練を目的としたものなのかで，調理内容まで変わってくる。目的に合わせた周到な準備が求められるのである。

(6) おわりに

精神科リハビリテーションにおける作業療法の位置づけは，特に治療技法の一環としてのそれが未だに曖昧であり，初心者にとっては治療的意義の見出しにくさが課題となる。多職種チームの中で，作業療法士ならではの役割をいかに発揮できるかは作業療法士としての自らのアイデンティティーを確立するうえでも重要である。そのための課題は多いが，生活上の困難を固定された障害の結果として傍観するのではなく，脳機能の可塑性をはじめとする高次脳機能のリハビリテーションとしての視点から生活障害を捉え直すことで，積極的な役割を見出していけると考えるこの頃である。

〈成田　恵津子〉

7．心理臨床家の役割

(1) はじめに

　筆者は心理臨床の基礎的な研修後，精神科リハビリテーションの分野に身を置き，その中でも訪問による心理相談を主たる活動としてきた。みなとネット21には約2年間心理職として関わったが，現在は他分野に籍を置いている。本節では筆者がみなとネット21の心理職として活動したなかで経験したり感じたりしたことを述べてみたい。これからみなとネット21のような多職種による統合的治療プログラムの中で活動される心理職の方にとって，ご自分がどう関わるべきかを考えるうえで，ご自身の経験と照らし合わせて考える一助としていただければ幸いである。

　みなとネット21のようなプログラムに限らず，系統的な認知行動療法が根づいていないわが国の精神科リハビリテーションの現場においては，心理職としてのアイデンティティーや独自性を持ちにくいと言われる。病院臨床と違い，投影法や質問紙法といった心理検査を施行する機会が少なく，さらに心理職だけが心理的な関わりをしているわけではないことがその一因かもしれない。特に精神保健福祉士（PSW）とは共通する領域が広く，両者の違いは何かと問われると返答に窮することもある。心理職がワーカー的な視点を持って話を進めなければならないときもあるし，PSWが心理的なサポートを行わなければならない場合も往々にしてある。筆者は他職種と心理職の違いをことさらに強調することはOTPの概念になじまないと考えており，ここでそれを述べるつもりはない。しかし，みなとネット21での関わりの中では，従来型の面接室での個人対個人の心理面接だけでなく，利用者の生活の場（多くは自宅）を訪問してセッションを持つことが多く，筆者は心理職が訪問面接をすることの面白さと難しさを強く感じた。そこで，みなとネット21での筆者の経験と，筆者が以前訪問による心理相談についてまとめたもの[4]とをもとに，心理職が当事者の生活の場に出ていくことの意味を考えてみたい。

(2) 心理職が「生活の場」に出て行くということ

　心理臨床分野においては従来から，治療者が面接室から出て訪問による面接を行うことは一般的でなく，むしろ危険であるとする考えが強かった。これには「週1回〇分，面接室という場で治療者と被治療者（クライアント）が出会う」という治療構造を持った面接を行うことが前提とされており，それを破ることは「クライアント」を守れないばかりか，治療者自身も守ることができないとされていた流れがある。心理治療におい

て心理職が治療空間である面接室を出ていくことは非常にまれ，もしくは考えられないことであった。しかし，近年，なんらかの理由で治療のルートに乗りにくかったり，従来の治療ではカバーできない要請を持った当事者を援助していこうとする方法が模索され始め，数は多くないが，訪問相談の実践報告や，心理職による訪問面接の意味についての研究が出てきた。こうした流れは日本にコミュニティー心理学が浸透し始めたのと期を同じくしている。以下に心理職が生活の場に出ていくことの利点と問題点について列挙し，それぞれについて簡単に述べる。まず以下に3つの利点を挙げる。

①面接室の中での姿でなく，当事者が生活する場の中で，その空間の文脈においてその人物を理解し，援助方法に生かすことができる

　これは訪問面接の特殊性とも言える利点である。これにより当事者が生活する場，つまり「生きている空間」がどのような立地条件にあるのか，また家の中の状況を含めどのような状況にあるのかなど，状況をより具体的に把握し，それを当事者の理解や援助に生かすことができる。以前筆者が担当したケースで，他者への不信感が強く何事にも他罰的で，面接室内でいかに自分の家族が自分をだめにしたかを主張し続けた男性がいた。筆者はA氏の抱えるくやしさのような想いを感じ取ってはいたが，何事につけ家族のせいにするA氏の姿に納得できない想いも抱いていた。しかし，A氏が交通事故を起こして骨折したために訪問面接をするようになり，筆者の捉え方も変化した。A氏の部屋は庭の離れにあり，食事をするのも風呂に入るのも一切家族とは会わないように工夫されていたのである。A氏が面接室で見せたあの激しさは，こうした状況下に置かれた寂しさから来ていたのか，と改めて納得することができ，その後の面接に大きな影響を与えた。

②家族力動に直接的な影響を与え，同時に当事者を取り巻く状況を調整できる

　当事者の生活の場に入り込めば，同時にその家族力動に影響を与えることができる。みなとネット21では利用者の家庭で家族との混合ミーティングをよく持つが，面接室でのよそ行きの姿と違い，セッション中に家族喧嘩が起きたりして，大きく家族力動が動くことも少なくなかった。その場に立ち会い，関係にゆがみがあればそれをフィードバックし，修正することができるのは大きな利点である。ただしこの家族への働きかけ，あるいはその中に取り込まれることが無自覚になされた場合，逆効果となる危険性もある。

③当事者の生活の場で現実的な問題に対処できる

　面接室での面接においても現実問題に対処しなければならない場合は多々ある。しかし，現実に起こっている問題なり課題に，当事者と一緒になって対処・行動していける

ところに訪問の強みがある。筆者が経験した一例を挙げる。長いこと引きこもっていたある男性が，筆者との何気ない会話の中で，「高校の担任の先生とささいなことで揉め事を起こしてしまい，それが今でも気にかかっている」と述べた。筆者は男性に一緒にその教師のもとを訪れることを提案したところ，最初は戸惑っていたものの，結局決意し，高校を訪問した。そこでの教師の温かい対応もあり，男性は一気にその行動範囲を広げていくことができた。気になってはいても，なかなか行動に移すことができなかったその男性に対し，直接行動を共にすることで，いい方向へと進み出したひとつの例である。

次に心理職が生活の場に出ていくことの限界ないし欠点を2つ挙げる。

①心理治療における「非日常」の空間を確保しづらい

これは訪問による相談を行う際の大きな課題である。通常当事者は面接室で自分の内面を語り，安心できる我が家へと帰れるし，話したくなければキャンセルすることもできる。しかし訪問相談の場合，訪問者は決まった時間に訪問してきてしまい，感情をはっきりと表現できない当事者の場合，半ば強制的に面接させられることになる。つまり家庭での面接の場合，「逃げ場」をなくしてしまうことになる。事実，筆者が経験した例でも，セッション中に本人の調子が悪くなり，自室へこもってしまうことが何度かあった。鶴田一郎[3]が「守り」と「縛り」という言葉で表現しているように，「非日常性」と「日常性」とのバランスの難しさがあり，しばしばそのアンビバレンスに直面する。

②時間的，空間的な「枠」を規定しにくい

これも訪問面接における利点の裏返しのような問題である。筆者が経験した事例の中でも，訪問中に家族内で問題が生じて帰るに帰れず，その事態の解決を見届けた頃には予定の倍の時間を経過していた，ということがあった。訪問においても「枠」を規定することは大事なことであり，当事者のみならず，スタッフも守ることとなる。援助即訪問と短絡すると，後にさまざまな支障をきたす可能性がある。また前にも述べたが，面接室と家庭での面接が並行することになり，二重構造化という大きな問題も生じてくる。リハビリテーションにおける心理的関わりというある種特殊な状況ではあっても，当事者の状態と要請に応じて，場合によっては面接室での面接のみにとどめる勇気も時には必要であろう。

(3) 心理職と訪問面接――結びにかえて

以上，心理職が当事者の生活の場に訪問し，共に行動を起こしていくことの意味やその利点・欠点について，思うまま述べた。従来の心理療法の原則を，ある意味破った訪

問相談であるが，当事者の抱える問題を共に考え，当事者のペースで物事を進めていくというスタンスは，従来の心理療法と相対するところはない。面接室を出ていくということは心理職としてのアイデンティティーや独自性を侵される感じがするかもしれないが，多職種の中にあってこそ，心理職としての独自性が発揮されると筆者は考えている。訪問面接は当事者が「生きている空間」という極めて「日常的」な場で，当事者とその周囲で起こっていることを理解し，同時に現実原則や自らの価値観から自由になって，当事者の内的世界に付き合うという「非日常的」なスタンスが要求される。そこには常に「日常」と「非日常」という大きな葛藤と矛盾が生じている。当事者との関係の中で「その時その時の状況」を判断しながら，「日常」と「非日常」との調整を図る，というバランス感覚が欠かせない。言わばこうしたバランス感覚が，訪問相談などを含むリハビリテーションの現場の心理職に必要とされていることであり，ここに心理職が関わる意味があるのではないかと考える。

（矢嶋 敬史郎）

8．さまざまな立場の人たちの関わり

(1) はじめに

　精神障害の場合，身体障害のように疾患に区切りがついて障害に移行するのではなく，相互に関わり共存しているという特徴がある。「疾病」と「障害」とを併せ持つ精神障害者の地域生活は「医療サービス」だけで支えることはできない。精神障害を持つ人が地域で生活するためには，もちろん障害の程度によるが，住まいの確保，日常生活の支援，服薬管理や医療的な支援，就労等の自己実現の支援，余暇活動の支援など生活全般にわたる支援が必要とされる。だが，これまで精神障害者のケアは入院治療を中心とした施設ケアを中心に行われてきたため，サービスとしての地域生活支援の整備は不十分であり，当事者が生活する家の中では長い間，一緒に生活する家族が24時間在宅での支援を強いられてきたと言っても過言ではない。OTPでは，多職種の専門職によるチーム支援に加え，ボランティアや訪問介護員（ホームヘルパー）など精神保健の専門職以外の人たちも当事者やその家族を支援するチームの一員として捉え，支援計画に組み入れている。疾病の治療やリハビリテーションの取り組みなどにとどまることなく，あくまでも当事者個々のニーズに応じた身体的・精神的な生活全般を支えていくためにさまざまな地域資源を活用していく。精神障害者の地域生活（在宅）支援の一端を担うものとして，ボランティアやホームヘルパーなど「近隣住民に近い」「普通の人」

の目を持つ人たちの果たす役割が非常に大きくなってきている。ここでは，当事者の生活支援サービスにおいて比較的ニーズの高いホームヘルプサービスを行うホームヘルパーと各種ニーズに対応する精神保健ボランティアを中心に非専門職の関わりについて述べていく。

(2) 基本的な日常生活支援のサービス提供者として

　ホームヘルパーの仕事は，障害のため在宅での生活に支援の手が必要な人が日常生活を送れるように手助けをすることである。主な仕事内容は，衣食住にわたる基本的な生活支援のほか，関係づくり支援（安心感を与える等）もみられている。個々の生活面でのパーソナルケアにおいては身辺介護，整理整頓，行為清潔支援，食生活への助言，受診・服薬・健康面への配慮などがみられる。精神障害者ホームヘルプサービスの特徴は，家事援助を中心としてそれを手がかりに関係づくり支援を行いながら，利用者の自宅で1対1で行われることが多く，当事者個々の状況に合わせたパーソナルケア（見守り，助言）を行っているところにある。ホームヘルパーが本人に代わって家事などを行う「代行援助」よりもむしろ，一緒に家事を行ったり，本人ができる部分を促したり，時には見守る働きかけも必要となってくる。ホームヘルプサービスを精神障害者に対して提供する場合，精神障害の特質に配慮することや，精神障害者にとって利用しやすい体制を整えることが求められる。例えば，人間関係が苦手で，新しい人に慣れるまで時間のかかる精神障害者に対しては，高齢者へのサービスで行われているようにローテーションでたくさんのホームヘルパーが次々と関わるというのは，非常に大きなストレスになる。精神障害への質の高いホームヘルプサービスを提供するためには，その障害特性に配慮できる体制をつくることが欠かせない。

　精神障害者の場合，その多くが医療（通院，服薬）を継続しているため，関わり合いの中で時に症状に対する対処など医療的な関わりが求められる場合もある。一方ホームヘルパーらが病気や療養に関する情報を得ることが難しく，服薬や病状に関する対応の仕方がわからないという声が聞かれることも少なくない。当事者や家族と一緒に支援チームの一員としてホームヘルパーの果たしている主な役割は同じ地域で暮らす住民意識を持ちながら，服薬や通院がうまくいくように利用者の生活環境を側面的に整えながら関わっていくことにある。また，微細なストレスで病状が変化する精神疾患であるからこそ，訪問先でキャッチした情報を誰にどのように伝え，他の専門職と連携していくか，といった適切な判断と行動力が非常に重要である。ホームヘルパーの適切な関わり方や関わる際の配慮，連携の仕方など，当事者を支援するチームの一員として求められ

ている。守秘義務の問題（第Ⅱ部第3章の5参照）などいろいろな課題はあるが，今後地域における精神科サービスの中で欠かせない存在である。

(3) 地域社会とつなぐ架け橋として

精神保健ボランティアとは精神障害のある人たちの支援をするボランティアである。障害者のお祭りやイベントの手伝い，地域の作業所等の活動への協力，デイケアでの各種プログラム指導，話し相手や一緒に外出したり，趣味の時間などにゲームの相手をするなど，利用者の趣味や余暇の時間を広げる役割を担うボランティアもいれば，直接利用者と関わるのではなく施設の運営に関わるボランティアなどさまざまである。人間関係を構築したり，新しい場所に出向くことが苦手な精神障害者は，病院から退院しても家に閉じこもりがちで社会から閉ざされがちである。特に思春期から青年期に発症することが多い統合失調症においては学業や就労の中断が余儀なくされる場合があるため，地域サービスの利用や彼らとの緩やかな交流を通じて地域社会とのつながりを持つきっかけとなる場合もあり，社会的な活動や交流の拡大に重要な役割を果たしている。精神障害者が地域で生活していくとき，施設や福祉サービスも大切であるが，地域の中で精神障害に関する情報を伝えることや，偏見を取り除き，当事者や家族が抱えている困難に共感し，それを代弁する人たち，つまり，同じ生活者であるボランティアの存在が当事者や家族にとって心強いものになる。OTPにおいても当事者の多様なニーズに対応することができるボランティアを個別的に活用することがある。例えば，20代前半で統合失調症を発症し入退院を繰り返しているCさんの場合，周囲の視線が気になって外出ができず，近所のコンビニエンスストアに出かける以外ほとんど家に閉じこもる生活を送っていた。同世代の学生ボランティアと何回か一緒に外出することを繰り返すうちに，「人に見られているという主観的な感覚は消えることはないが，1人ではなく誰かと一緒に外出することによって人に見られている『苦痛』が和らいだ」と感想を述べている。こうしたボランティアのごく当たり前の自然な付き合いは，精神障害者の閉ざされた生活に社会の風を送りこみ，社会的偏見という壁に風穴を開けることができる。

(4) 精神障害の相互理解を深める非専門職との関わり

ボランティアが新しい支援グループを組織したり，家族相談員として相談にのったり，話し相手になったり，通院に同伴するなどの当事者と家族を支援するチームの一員として役割を担ったり，地域全体の意識改革の一端を担うケースもある。精神保健ボランティアは比較的新しい分野のボランティア活動だが，ニーズは社会的にも高まりつつ

あり，広がりと発展が期待されている。精神保健ボランティアの活動では，活動そのものの意味合いよりもむしろ，ボランティアが当事者との関わりを通して抽象的なイメージとしての精神障害者としてではなく，当事者を個別の人間として改めて認識することが多くみられる。このことは，精神障害者の地域ケアを進めるうえで重要である偏見の軽減にボランティア活動が有効であることを示唆している。地域ケアを進めるうえで，奉仕としてのボランティア活動よりもむしろ共に理解し合う場としてのボランティア活動としての捉え方が今後ますます重要になると思われる。

　こころの病気は誰もがかかる可能性のある疾患であるが，まだまだ正しく理解されておらず，社会環境の整備も十分とは言えないのが現状である。また，精神障害は目に見える障害ではないため，身近なところで彼らと接する機会が少ないと「何となく怖い」「何をするかわからず怖い」といった印象を持たれている場合が多い。精神障害を持つ人の生活や就労を支援する精神保健ボランティアの活動や，直接的に生活場面での支援を行うホームヘルパーら非専門職の人たちの関わり合いは，当事者の心の支えになると同時に，障害者と共に暮らす，誰もが生きやすい「地域づくり」の推進役としての期待も大きい。

（稲井　友理子）

◆文献

1) 堀美智子監修：OTCハンドブック．学術情報流通センター，東京，2002．
2) 慶應義塾大学医学部精神神経科総合社会復帰研究班（イアン・R・H・ファルーン，鹿島晴雄監修，水野雅文，村上雅昭編著）：精神科リハビリテーション・ワークブック．中央法規出版，東京，2000．
3) 鶴田一郎：「引きこもり」の青年男性クライエントへの訪問相談．大正大学カウンセリング研究所紀要 21，27-36，1998．
4) 矢嶋敬史郎：治療面接室から生活の場へ―ある男子高校生への訪問相談の経験から―．平成10（1998）年度　東京大学大学院教育学研究科修士論文（未公刊）

◆参考文献

イアン・R・H・ファルーン，グレイン・ファッデン（水野雅文，丸山晋，村上雅昭ほか監訳）：インテグレイテッドメンタルヘルスケア．中央法規出版，東京，1997．
神田橋條治，八木剛平：精神科における養生と薬物．診療新社，大阪，2002．
中井久夫：精神科治療の覚書．日本評論社，東京，1982．

第 II 部

統合型地域精神科治療プログラム（OTP）の実際

第1章 地域生活者を対象とした統合型地域精神科治療プログラム（OTP）の実例

1．今，なぜ統合型地域精神科ケアか
　　—みなとネット21の成立

(1) はじめに—統合失調症の「障害」に対する考え

　障害に対する考え方に大きな変化をもたらしたのは「健康状態の諸帰結」について国際的な共通理解を得ようと世界保健機関（WHO）が1980年に発表した国際障害分類試案（International Classification of Impairments, Disabilities and Handicaps：ICIDH[注]）である。この背景には医学の進歩，特に救急医療とリハビリテーション医学の貢献が顕著にあった。一昔前では，致命的となった疾患や命を失うような事故にあっても，医学の格段の進歩により救命が可能となったのである。しかし，一命は取り留めたものの，完全に元の状態には戻らずに障害（後遺症）を残して生活に戻る例が多くみられるようになってきた。こうした障害（後遺症）の回復に対してはリハビリテーション医学が大きな役割を果たすことになる（例：脳血管障害による失語症状の回復，麻痺等の身体機能の回復）。また20世紀に入って疾病構造自体も，感染症に代表される急性疾患から糖尿病・高血圧症等の生活習慣病に代表される慢性疾患に移行したことにより，単純な診断と一時的なケアに重点が置かれていたのが，長期間にわたる生活の管理など，必然的に「疾病の諸帰結」に注目が集まるようになった。ICIDHの中では「障害」とは「疾病（disorder or disease）の諸帰結」と定義され，機能障害（impairment），能力障害（disability），社会的不利（handicap）と，疾病に引き続くさまざまな諸相があることが提示された。そして疾病は，社会や実生活で捉えられるような障害とは独立した現象であるから疾病と障害は共に併存すると考えられたのである。それは病気を抱え継続的に治療しながら，実生活上にも影響を及ぼしている障害とも一緒に暮らすということである。その障害が社会生活にも影響を及ぼし不利に働くことがあるとされた。

　　▶例…会社員の高血圧症の患者が脳出血を起こしたものの一命が救われたとする。自宅に戻り，降圧剤を服用しながら失語症と身体片麻痺のリハビリテーションに励む

が，結果として復職を果たせず失職を余儀なくされる場合。
▶例…慢性関節リューマチの若い女性がステロイドを服薬しながら日常生活に重大な支障をきたしながらも生活していたが，高度に変形した関節が原因で希望する就職ができないという社会的不利をこうむる場合。

蜂矢は身体疾患のみならず精神障害についても同様なことが指摘できるとして精神障害試論（1981 年）を著している。そして，5 年を経て，日本でも 1986 年の精神科医療に対して最も影響力があるとされる公衆衛生審議会意見書の中には「精神障害者は単なる病者というだけでなく社会生活遂行上の困難，不自由不利益を有する障害者である」という公式見解を示すに至っている。それからさらに 5 年後の 1991 年には東京都地方精神保健審議会答申では「精神障害者は治療を要する病者であると同時に社会生活を送る上で困難を有し，不利益を受けやすい障害者であることを理解し，疾病と障害が共存していることを充分に認識する」との表現がみられ，この頃より精神障害者には疾病と障害が共存することが公的にも認められていった。

(2)「障害」と統合的アプローチ

この 20 年間の統合失調症に関する蓄積は目覚ましく，多くの知見が蓄積されてきた。なかでも「脆弱性－ストレスモデル」（特に再発モデルの）に基づく統合失調症の理解やそれに呼応した「統合的アプローチ」（生物―心理―社会的アプローチ）による飛躍的な治療成績の向上である。しかし，残念ながら前述したように日本では主に精神科サービスの供給制度の壁や実施できる専門家の不在という現状により，必要な治療が必要な人々に届いていないのが実情である。

「統合的アプローチ」はチーム医療が基本となる。チーム医療の歴史が浅い日本では，今までは「生物学的アプローチ＝医者・看護職」，「心理的アプローチ＝心理職」，「社会的アプローチ＝福祉職」と別個に当事者に働きかけてきた感が強く，とりわけ生物学的アプローチを担っていた医療職は他の職種からも分断された傾向がある。これを従来のICIDH に重ね合わせてみる（図 1）。こうした，分断された構図の中でいち早く精神障害者の「障害」に着目し，医師・看護者等の直接的医療従事者の治療的ニヒリズムを乗り越え，人的・法的整備を待たずにいち早く地域生活の中での「福祉的援助」を実施しながら，「社会復帰」の先鞭をつけたのは地域生活支援センターの礎ともなった活動からもわかるように精神保健福祉士（PSW）等の福祉関係者であったのは間違いない。しかし，これはまた「医療モデル」対「生活モデル」といった医療職と福祉職の対立構造も生み，両者が有機的に機能するチーム医療の妨げにもなった面があることも否めな

図1 ICIDH 改変

（図の内容）
疾病または変調 → 機能障害 → 能力障害 → 社会的不利
生物学的アプローチ、心理的アプローチ、社会的アプローチ

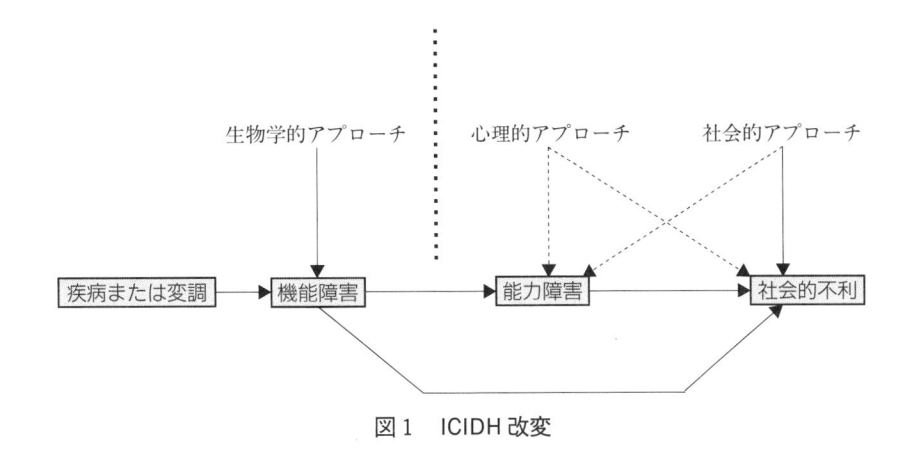

表1　医学モデル・生活モデル・統合的モデル

	医学モデル	生活モデル	統合的モデル
目的・目標	治療・社会復帰・再発防止	独自のライフスタイルの獲得	独自のライフスタイルの獲得
主体	医療スタッフ	生活者（利用者）	利用者＋援助者（＋チームスタッフ）
アセスメント	疾病・症状	人と状況の全体性	人と状況の全体性
関係性	治療・援助関係	対等	対等（＋エンパワメント）
意思決定	医療的判断	自己決定	自己決定
科学的論拠のある直接介入	する	しない	する

い。ここで，提起するのは，両者を統合した「統合的モデル」（表1）であり，そのコンセプトは表に示すとおりである。あくまでも当事者・家族を中心に，スタッフがエビデンスに基づいた戦略で援助してエンパワーを図るというモデルである。現在改定された国際生活機能分類（ICF）に従えば，統合的アプローチを前述のケアマネジメントの手法を用いて，生活援助も単なる「福祉的援助」ではなく，エビデンスに基づく対人援助技法を用いることで生活現場でのリハビリテーションが可能になることを目指している（図2）。

みなとネット21は認知行動療法を基本戦略の中心としている（第Ⅲ部第2章参照）。認知行動療法は，従来の医者－患者関係のような一方的なパターナリズム的な関係で実施される治療法ではなく，あくまでも当事者と同じ目線で実施され，協同関係に基づく治療である。当事者を「24時間闘える」ようにするために，あくまでも当事者が主体

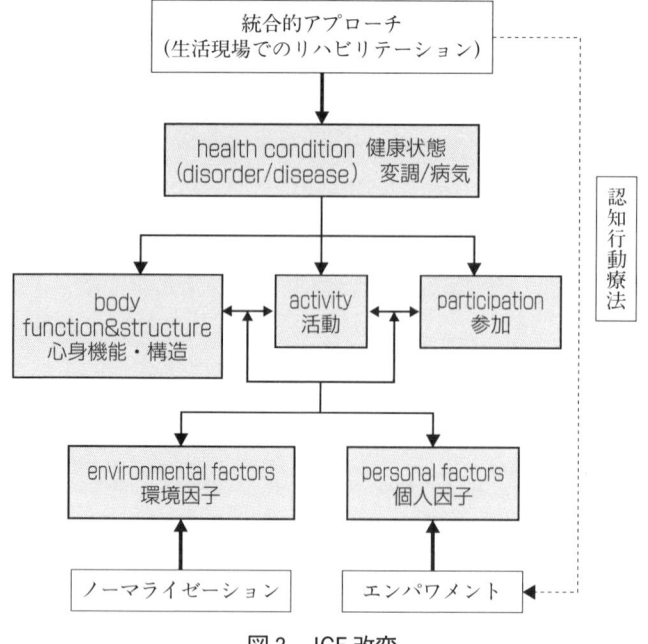

図2　ICF改変

でそのノウハウを同じレベルの目線で治療者がヒントを提出しながらお互いの役割を分担しながら実施する。また，自ら積極的に対処方法を模索するなど，セルフヘルプの発想もある。このようにして当事者自身が症状に対処し，その対処機能を強化することで症状に対するコントロールや目標達成を体験することでエンパワメントにもつながっている。エビデンスに基づき，セルフヘルプの発想もあり，なおかつ比較的容易に習得可能な対人援助技法を採用することのチームスタッフへの影響としては，技法の習得を通じて専門の異なるチームの中で一種の「共通言語」となることである。また，この「共通言語」の習得を目指した研修を通して，チーム医療の経験のないメンバーにも一体感が生まれ，チームの凝集力にも役に立つと考えている。前述したように，心理—社会的アプローチのような直接対人援助技法は，手技としての「技術」ではなく，また薬物療法に代表される生物学的アプローチとも違って，その質の担保は薬物のように，市場に出回る前に一定以上に必ず保証されているわけではないのが厄介なところである。絶えざる技術のブラッシュアップとそのスーパービジョンが必要となる。このような有効な対人援助技法を持った人材の系統的な育成が今後の地域精神科医療の成否の鍵を握っていると言っても過言ではないと筆者は考えている。

　地域に当事者を帰したことに満足して具体的なエビデンスに基づく援助を生活の場でリハビリテーションを実施せずに単なる「生活援助」にとどまるならば，それは，最近

の神経の可塑性説から鑑みても病態を固定化させることになり当事者のためには決してならない。統合失調症の残遺状態に対して積極的にリハビリテーションすることは単に残遺状態に基づく障害の代償機能を向上させるだけでなく，さらに残遺状態そのものを回復させる作用を持つ可能性を示唆している。こうした，対人援助技法を持った専門家を育てて地域に配置することこそが後れをとった地域精神科医療の起死回生の策となる。

　日本では既に生活技能訓練（social skills training：SST）のような認知行動療法の視点に立った「対人援助技法」は医師・PSWを中心として紹介されてきた。保険点数制度に掲載されることで大きな広がりをみせているが，実際には病棟の中で看護職が実施していることも多く，その質の担保にも努力が払われているとはいえ，個別の当事者の現実問題に沿った形で現実の暮らしの場面で応用されていることは少ないのが実情である。また，諸外国を見ると精神科医・心理職が中心となって統合失調症の症状そのものに認知行動療法的働きかけを行う実践が増加してきており，日本にも先駆的な試みがみられる。今後の地域精神科医療を考えるキーワードは統合的アプローチの他に，リハビリテーション，エンパワメント，ノーマライゼーションであるが，そのリハビリテーションとエンパワメントを橋渡しする具体的な援助技法としてみなとネット21の中心的基本戦略でもある認知行動療法が担えないかと期待している。前述のように，エンパワーにもつながり，科学的論拠もある技法なのでリハビリにも重要な役割を果たし，結局は社会参加にとつながる。今後はより多くの心理職の方々が統合失調症の治療の大きな一翼を担うことを期待したい。こうした，チーム医療のスタッフ全員がエビデンスを持った対人援助技法を身につけて地域で有効に働くことが重要である。

　最後のキーワードは「早期発見・早期介入」である。いち早く介入し，科学的論拠のある統合的アプローチを地域で働きかけることで，統合失調症の「障害」の克服も夢ではない[1]。

(3) 日本の現況

　厚生労働省が発表したように，向こう10年の間で7万2千人の当事者が計画通りであれば地域に戻って暮らすことになる。当事者を地域で支えるには，病院に既存する精神科の社会資源の再配置を実施することが必要となろう。そればかりではなく，当事者は入院の長短や病状の程度の差こそあれ，地域に戻ると保護された環境から一転して食事にはじまり服薬まで自助努力で生活することになるので彼らの自立を促しつつ援助することが必須となる。統合失調症の基本障害を考えると大きな困難に直面することは容

易に想像される。たとえこうした日常の身の回りは可能となっても，その当事者の動線が拡大して本来彼らが欲する自己実現に向けて自力で邁進するとは考えにくい。そこには，やはりテーラーメイドなリハビリテーション計画が必要となる。たとえ幻聴が消失して，妄想が疎遠化しても友達が自然とできるわけではないし，就労機会も自ずと生まれるわけではない。日常生活の，些細ではあるが当事者にとっては重要な対人関係の問題，学校・職場での問題，趣味や余暇の過ごし方の問題等にじっくり耳を傾けることは当事者の大きな支えとなり，ストレスを軽減させてストレス―脆弱性モデルに照らしても理に適うことになる。来るべき時に備えて社会復帰施設のハードウエアはもちろんのこと，それらの利用を可能にし，彼らの自己実現を可能にするエビデンスに基づいた対人援助技法を身につけた人材を育成することである。

　援助者（家族）を含めたストレスマネジメントは再発率も低下させることが知られている[2]。当事者だけに限らず一緒に暮らす援助者に対しても疾病管理・リハビリテーションに対して十分な情報を伝え，後述するような具体的な接し方（第Ⅲ部第2章参照）を伝えることにより彼らの「負荷」を軽減することは再発率の低下もさることながら，援助者自身もエンパワーさせる。こうしたソフトウエアの充実を図ることなく地域での生活を開始することは，当事者自身や，当事者の援助者（多くは家族）の負担をいたずらに増大させてしまうし，将来的に大きな禍根を招きかねないと筆者は危惧している。

(4) みなとネット21の成り立ち

　近年の実際に論文で散見する統合失調症に関する新たな治験や治療技術の進歩が日本の制度的背景をはじめとする日本特有の事情に阻まれて，当事者に届いていないというジレンマを感じていた。何らかの形で新たな実践モデルを提出したいと漠然と考えていたなかで，偶然にもイタリアで，ある地域精神科医療のモデルを見学する機会があった。日本の精神科医療の知識しかなかった筆者には新鮮な驚きだった。それは，当時イタリア留学中であったみなとネット21の副理事長でもある慶應義塾大学精神神経科水野雅文講師を1995年1月に訪ねたことに端を発する。北イタリアは1978年に法180号（通称バザーリア法）を制定したことにより，長期入院精神障害者の地域への移行，精神病院への新たな入院禁止，地域における精神科サービスの充実が次々と実現され，脱施設化が進んだ地域として知られている。特に，北イタリアのトリエステ市での試みは日本にも広く紹介されている。

　北部イタリアにあってもトリエステ市とはまた異なる，大変斬新な取り組みをしていると仄聞したサンダニエレ市の精神保健センター所長のピアニ先生を一緒に訪ねたとこ

ろ，精神病院のないこの地域で，地域精神科医療の方法論として，Optimal Treatment Project（OTP）というエビデンスに基づいた統合型精神科医療の国際研究に参加しているとのことであった。これは，この研究プロジェクトのリーダー，イアン・R・H・ファルーン先生がイギリスバッキンガム州での実践をモデルにして活動していることを聞き，その実践をまとめた本[2]を帰国後に翻訳することから始めた。大変刺激的な内容でこれに基づく国際プロジェクトも存在し，講習会もあると聞き，筆者と水野はその後，ドイツ・ボン市，ギリシャ・アテネ市と延べ2週間にわたる合宿に参加することで，その理論的枠組みと基本的戦略の中核である認知行動療法の実際を習得した。1週間の合宿の最後に決まって提示されるスライドが

「Although there will always be a discrepancy between ideals and clinical practice, difficulty in achieving ideals is no reason to abandon them.」（Jenny Bergen, 1995）「現実の臨床と理想には常に大きな開きがあるけれども，理想を実現するのが困難だからといってそれを諦める理由にはならない」

であった。帰国後に，これに基づく実践をまず大泉病院で三浦勇太先生らと始め，その成果を学会発表したところ，発表の後の質問でフロアから「とてもいい発想ですが，これから実際に地域の中でどのようにして展開していくつもりですか？」という質問をいただいた。確かに，地域で実践しないと意味のないモデルであったので，至極もっともな質問である。この一言が直接の契機となり，地域での展開の試みを始めた。筆者も病院を辞して，大学教員となったのを良い機会に慶応義塾大学精神神経科と明治学院大学社会学部付属研究所をOTPセンターとして，さまざまな人脈とネットワークを頼ってOTPのコンセプトに賛同してボランティアで活動してくれる仲間を探して成立に至ったのである。その後はNPO法人化し，事務所も港区六本木の旧三河台中学校にあるみなとNPOハウスに入居して着実に歩みを進めている。

みなとネット21の立場は地域における拠点としての社会復帰施設の大事さもさることながら，病院という保護された施設と比較すれば何ら具体的援助を期待できない丸裸同然とも言える当事者の自己実現を統合的でエビデンスに基づいた戦略で実現することである。また，それを可能にする援助者（家族を含む）・専門家を育成することである。それは，とりも直さず，社会復帰施設がハードウエアであるならば，統合的アプローチによる対人援助技法というソフトウエアの充実を教育研修という形でNPOの事業として普及・啓発し，新しい地域精神科医療のモデルを提出することにある。そこでは，各々の専門家は今までの臨床スタイルとは違ったスタイルが要求されている。これは日本が置かれている状況とも重なるが，時代とともに社会構造や産業構造が変化すると同

じように，精神科医療も変わらないといけない。外的変化を読み取って常に自己革新的（self innovative）である人材と組織とそれを保証する制度的な体制の必要性を感じる。医者は今までのスタイルを捨て，診察室にこもっていつまでも「wait and see」ではなく，地域に出て「go out and watch」することで，生活者としての実像が浮かび，よりよい地域精神科医療が可能になる。福祉職は地域の生活場面で当事者のみの姿を見ている限りでは統合失調症の全体像は見えてこないだろう。ある時は保護室も必要となるほどの病状に見舞われる重篤な状態に陥ることも念頭になくては適切な援助はできない。また何よりも本人が一番不利益になる「再発」の問題を「自己決定」を踏まえて十分に捉え直す必要がある。「自己決定」を最大限重んじる立場として，当事者の再発に介入せずに見守る傾向も未だ見受けられる。再発は「早期警告サイン・チェックシート」等を用いて防止し，再発してもいち早く回復させることが当事者にとって一番の利益となるのは自明である。「自己決定」を尊重するのであれば，万が一再発した場合にはすでにアメリカでもみられるように，あらかじめ治療の内容（薬物療法の内容，治験を受ける意思，電撃療法の有無）その他（入院の場合には誰に通知するか，面会を拒否する相手は誰か，子どもがいる場合は一時的に誰に保護してもらうか等）に対して当事者自身の選択を記した文書を用意しておくことも可能であろう。心理職は従来の「カウンセリング」や「癒し」に流れがちであるがこれから大きな戦略となると考えられる統合失調症の認知療法に多くの人が目を向けてほしいと思う。今までのスタイルにこだわらない相互の交流こそが真のチーム医療を築いていくと言える。こうした，チーム一丸となった目的意識がないままに，不十分な体制の中での地域精神科医療に移行すれば，逆に精神障害に対する偏見を助長させかねないからである。

　今後もこの統合的モデルの普及には多くの困難が予想されるが，1つは前述した人材の教育・育成の問題である。もう1つは生活支援が主に税収による「福祉」という形で提供され，医療は「健康保険」で賄われている制度上の問題である。しかし，繰り返し述べてきたように，対人援助にはエビデンスを持った技術が必要であり，それを身につけた人材の育成が欠かせない。そうした人たちの訓練を今後どの財源から拠出し，その報酬もどの財源から拠出するのか，制度上の改革が大きな問題となると考えられる。

注）ICIDH は「主観的な面をみていない」，「環境要因を考慮していない」等の批判があり，2001年5月に国際生活機能分類（International Classification of Functioning, Disability and Health：ICF）と改定された。

（村上　雅昭）

2. 都心部におけるOTPの取り組み
　　―みなとネット21の立ち上げ

(1) はじめに

　みなとネット21では1998年4月から精神医療・保健福祉の多職種チーム（精神科医，看護師，保健師，精神保健福祉士〔PSW〕，薬剤師など）を編成して，地域の中でOTPを実施する試みを始めている。「みなとネット21」の名称には，活動拠点となる東京都港区，その地域で有形無形のネットワーク化を目指していくこと，そして未来への挑戦を意味する21世紀という思いが込められていた。東京都港区は人口約15万人を有するが，区内の精神科入院病床は慈恵会医科大学病院の50床のみで地域住民の利用は極めて少ない。精神科を標榜する総合病院，クリニックは計25カ所ある。社会資源は小規模作業所が1カ所，デイケア（精神障害者社会復帰援助事業）を実施する保健所が1カ所と，精神保健福祉に関連する社会資源の量・内容ともに限定されている。2000年度に実施された港区精神保健福祉ニーズ調査によれば，40～50代の当事者が多く，そのほとんどが家族と同居しており，高齢の家族が彼らの大きな支えとなっているという。港区では社会資源が限られているのに加えて家族が当事者にとって必要以上に欠かせない支援者としての役割を背負ってきている。その家族は年々高年齢化し，家族基盤は弱体化することが目に見えており，そうした家族を支援する体制づくりが求められていると言える。地域に根ざしたサービスを展開するうえでは，こうした「地域特性」を知ることは非常に重要である。

(2) 当事者のアクセスを容易にする工夫
　　―パンフレットの作成・配布，ホームページの開設

　活動当初より，精神保健福祉のニーズを持つ誰もが問い合わせられ，「よりその人らしく」「より自由に」その人の個々のニーズを実現するために多職種の立場で統合的なサービス提供することをモットーに専門家それぞれがボランティアとして参加し，活動を行っている。みなとネット21へのアクセスは，地元の医療機関や保健所からの紹介や他の利用者からの紹介，他家族からの紹介，ホームページおよび電子メールによる問い合わせなどがみられ，当事者が直接問い合わせるよりもむしろ，ほとんどの場合第三者である家族，保健師，医療関係者，近隣住民などからのアクセスが多い。たとえ有効なプログラムであるとしてもそれが受益者となる当事者のもとに届かないのでは意味を成さない。我々が東京都港区でのOTPの実施にあたり最初に行ったのが，地域のさま

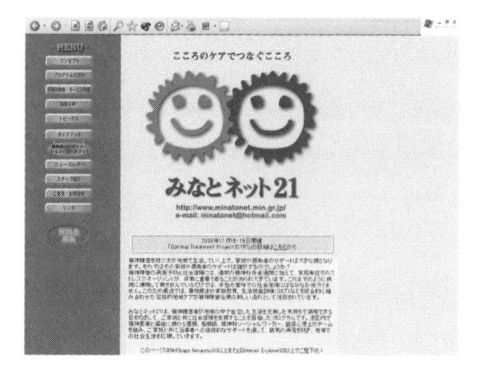

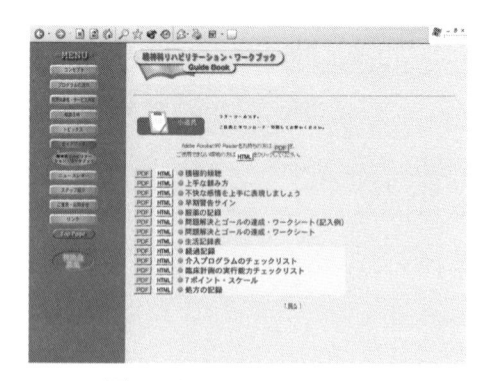

図3　ホームページ　　　　　　　　　　図4　ホームページ―ツール

ざまな機関同士をつなぐネットワークづくりの意味合いも含めた地元説明会とパンフレットの作成である。医療機関，保健所，訪問看護ステーション，ボランティアセンター，作業所，家族会などに声をかけて説明会を開催し，OTPの概要，みなとネット21の目的と設立の背景，サービス利用対象者，サービス内容，ネットワークコアメンバーの紹介，問い合わせ先などの紹介を行った。利用者からのアクセスを保障するために，サービス内容を紹介したパンフレットを作成し，同区内の保健所，病院，精神科クリニック，ボランティアセンター，社会福祉協議会などに配布して，できるだけ目につく所へ置いてもらうようにしたり，家族会での講演を通して宣伝活動も行っている。

　また，ウェブサイトを利用して公式ホームページ（http://www.minatonet.min.gr.jp/）（図3）を通して広く一般市民に向けても情報発信を行っている。外部機関にあまり相談に出向くことのない当事者や家族からの相談や，地方からの問い合わせ等はホームページを経由したものが多い。

　セッションの中で使用する「積極的傾聴（アクティブリスニング）ふりかえりシート」「早期警告サイン・チェックシート」「問題解決・目標達成ワークシート」「週間行動記録表」などもホームページ上で公開している（図4，図5）。誰でもいつでもこれらのOTP基本ツールを見ることができ，ダウンロードして簡単に週間行動記録をつけることができる。これらのツールの中には，個々のケースの内容を記載する「経過記録」やセッションプログラムの「介入チェックリスト」「処方の記録」などスタッフが主に記録するシートも含まれているが，こうしたOTPの各種ツールや記録シートはセッションに参加する利用者とその家族とスタッフとが共有していることが非常に大切であり，当事者にとって便利かつ活用しやすくなければ意味がないと考えているからである。

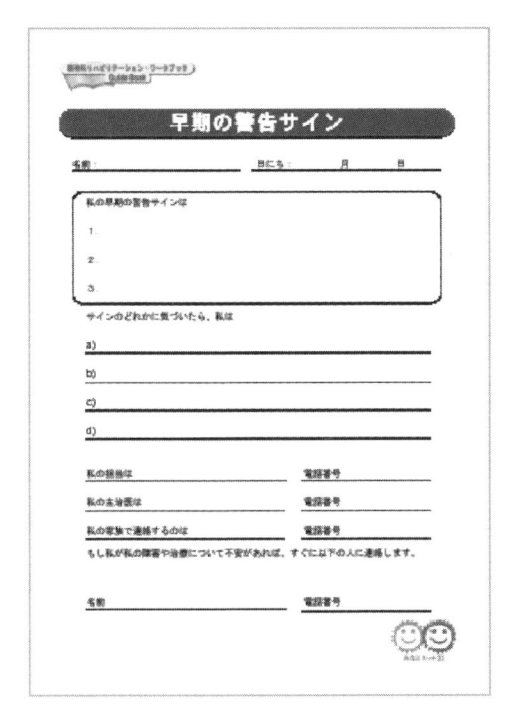

第1章 地域生活者を対象とした統合型地域精神科治療プログラム（OTP）の実例 59

図5 ホームページ―各種ワークシート

(3) メンタルヘルスの普及に向けて

　みなとネット21は地域で生活する当事者の再発を防止して外来で維持することに加えて，大事なことは本人自身や家族の生活の質や満足度の向上につながるよう当事者自身が本当に実現したいことを支援していくことであり，利用者の「ワンストップショッピング」ができるよう地域内のケアネットワークづくりを進めることも重要な活動のひとつであると考えている。2001年NPO法人の認可を得，また2002年には区の中学校の跡地を利用した施設に独立した活動拠点を構え，従来の統合的地域ケアプログラムの提供にとどまることなく，広くメンタルヘルスに対する知識の普及・啓蒙活動を目的とした市民公開講座の開催，ボランティアや当事者グループの育成を行うなど，より地域に根づいた活動を展開している。

　また，こうしたOTPをそれぞれの臨床現場で活用してもらうことを目的にOTP主宰のイアン・R・H・ファルーン教授を迎えOTPの実践トレーニングを目的としたワークショップを毎年開催している。年々，医師や保健師，PSWなどの精神保健従事者の参加のみならず，精神障害者と関わる福祉施設職員の参加など広がりをみせている。こうした定期的なワークショップに加え，コミュニティーにおけるメンタルヘルスの啓蒙・普及や精神障害者に対するインフォーマルな支援の拡大を目的に若年の当事者を支

援する学生精神保健ボランティア養成講座や一般市民を対象としたメンタルヘルス講座「こころの病の早期発見と早期治療」などの開催やニュースレター（図6）を発行している。前にも述べたが，有効なプログラムであるとしてもそれが受益者となる当事者のもとに届かないのでは意味がない。当事者自身がリハビリテーションのプログラムを自ら選択し活用していくためには，地域の精神保健福祉の専門家や地域住民によりいっそう我々の活動を知ってもらう必要があると考えている。また，NPO法人として地域に果たすアカウンタビリティーの意味でもこうした活動報告や情報発信が非常に大切である。

（稲井　友理子）

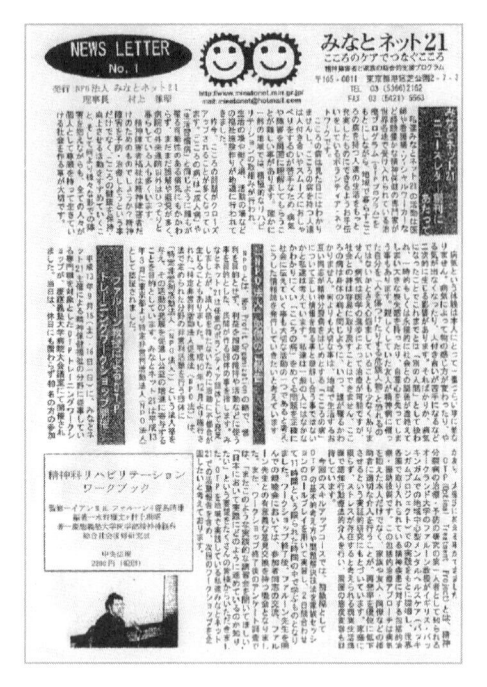

図6　ニュースレター

3．みなとネット21におけるOTPの展開

（1）はじめに

OTPは，精神保健分野における「最善の治療（optimal treatment）」の提供を目指すリハビリテーション・プロジェクトであって，けっして静態的あるいは画一的なアプローチではない。つまり，OTPとは，よりよい治療方法や介入方法が開発された場合には，それらを迅速かつ柔軟に取り入れ，常に「最善の治療」を提供するために改善を加え続けようとする動態的かつ自己発展的なプロジェクトである。したがって，OTPで用いられるさまざまな戦略やスキル自体はもちろん重要ではあるが，OTPの場合，それらの種類や組み合わせ方は，対象者・時代・地域・社会などによって常に変化することが言わば宿命づけられている。ゆえに，OTPの本質をより深く理解するためには，そうした変化する具体的な戦略よりも，むしろそれらを採用・展開するOTP独自の価値や姿勢といった基本的枠組みを学びとることこそが肝要と言えよう。

こうした点は，OTPを都心部の精神保健福祉の土壌に適した形に改良した「みなとネット21」という地域実践活動にもあてはまる。そこで，本節では，「みなとネット

21」の具体的な戦略よりも，むしろその実践活動における主たる特徴（基本的枠組み）を中心に紹介することにしたい。

(2) 当事者と家族を中心とした多職種チームによる協働

a．チームの構成員

みなとネット21は，当事者，その援助者（主に家族），医師，保健師，看護師，ソーシャルワーカー，心理士，薬剤師等から構成される多職種チームによる協働をその特徴のひとつとしている。つまり，リハビリテーションに向けて当事者の持つ多様なニーズを導き出す統合的なアセスメントやそれらのニーズを満たす戦略を実施するために，各専門職が持つ知識，技術，視点が広範囲において，当事者やその援助者に反映されるように多職種チームが構成されているのである。このチームにおけるチームリーダーは，その当事者と援助者を中心としたリハビリテーション・プログラムの調整役としての機能を果たすと同時に，具体的な戦略を実施する臨床家のひとりでもある。

b．情報共有のシステム

多職種チームによる協働においては，チームリーダーが情報をとりまとめ，それらを各メンバー間でいかに共有していくかが成功のひとつの鍵となる。みなとネット21では，そのために定期的なチーム会議と，頻繁な情報交換（電話，電子メール，ファックス等）が行われ，常にその介入の方向性が各メンバーに明確にされる。もちろん，この際，当事者やその援助者に関わる情報の守秘義務については，細心の注意が払われている。さらに，みなとネット21では，当事者やその援助者とのサービス内容に関わる情報の説明責任と契約も義務づけられている。

c．チームにおける当事者と家族の役割

みなとネット21では，当事者とその援助者をリハビリテーション・プログラムにおける主たる貢献者として捉えている。つまり当事者や家族は，単なるサービスの受給者といった受動的な役割ではなく，サービス内容を決定し，みなとネット21の備えているさまざまな戦略を積極的に学習しその技術を実践していくという，より主導的な役割を担うことになるのである。そしてプログラムの進行に従って，専門家の介入を最小限にし，当事者やその援助者が，学習した戦略や技術を用いて自分たちで問題解決ができるようになることを目指している。

(3) さまざまな戦略を駆使した統合的アプローチ

a．方法論としてのケアマネジメント

　統合的アプローチというと，その代表例として，近年さまざまな領域で汎用されているケアマネジメントが挙げられるかもしれない。ケアマネジメントは，多様なニーズを持つ当事者に対して，それぞれのニーズを満たすためのさまざまなサービスを調整し調達していく方法である。そのなかでも，「仲介ケアマネジメント（broker or expanded-broker case management）」，「臨床的ケアマネジメント（clinical case management）」，「ストレングス（strengths）」，「リハビリテーション（rehabilitation）」，「積極的地域内治療（assertive community treatment：ACT）」，「集中型ケアマネジメント（intensive case management：ICM）」などさまざまなモデルがみられる[8]。

　みなとネット 21 は，当事者の複合的で多様なニーズに対応するためのサービス調整を行うという意味では，ケアマネジメントの枠組みを利用している。しかし，日本の介護保険制度において利用されているような「仲介ケアマネジメント」との相違は，みなとネット 21 では当事者に必要な生物医学的・心理社会的なサービスの多くが多職種チームによって提供されている点にみられる。その意味では，この多職種チームのチームワークはかなり重要になっている。みなとネット 21 で補えないサービスについては，地域の関連機関と連携して提供し，さらに地域に不足しているサービスについては，その資源開発も行っている。実際，精神保健福祉ボランティアが存在しなかった港区で，精神保健福祉ボランティア講座を開催し，ボランティア養成を行っている。その結果，ボランティアを必要とする当事者に対して，ボランティア派遣サービスを提供することができるようになったのである。

　みなとネット 21 で実践しているケアマネジメントは，単にサービスを見つけそれを当事者につなぐというだけでなく，チーム内の専門家が当事者とその援助者に直接臨床的に関わり，さらに彼らが生活する地域環境の改善・向上も目指すという，地域を基盤としたより柔軟で統合的なアプローチであると考えられる。

b．さまざまな戦略

　みなとネット 21 は，当事者とその援助者のゴールを達成するためのリハビリテーション・プログラムを提供している。さらに，単にプログラムという枠組みをつくるだけでなく，それを実際に動かすソフトウエアを提供している。コンピュータもソフトウエアがなければ「ただの箱」であり，そこにわかりやすくて使いやすいソフトウエアを導入することで，はじめてその機能が果たされる。

　そのソフトウエアの役割を果たしているのが，みなとネット 21 で戦略と呼ばれてい

るOTPのさまざまな手法である。これらの戦略には，認知行動療法に基づく心理教育，生活技能訓練（social skills training：SST），問題解決技法，早期警告サイン，危機介入，薬物療法，積極的傾聴（アクティブリスニング），ストレスマネジメント等がある。チームメンバーは，統合的アセスメント，チーム会議，スーパービジョンによって決定された介入戦略に基づいて，上記の技法を計画的かつ効率的かつ効果的に駆使していく。さらに，よりよい治療方法や介入方法が科学的に実証されると，それはあらたな戦略として加えられるため，ソフトウエアパッケージは常にアップグレードされていくのである。

このような広範で最新の戦略を実践していくためには，チームの専門家は熟練したスーパーバイザーによるスーパービジョンとあらゆる関連分野におけるトレーニングを継続的に受けていくことが求められる。

(4) 継続的かつ統合的アセスメント

a．コミュニティヘルスレコード（Community Health Record：CHR）

みなとネット21では，3カ月ごとまたは状態が安定してきた場合は6カ月ごとに，当事者とその援助者とともにアセスメントを行う。この際，主に利用しているのが，コミュニティヘルスレコード（CHR）である（付録参照）。CHRはOTPで独自に開発された統合的アセスメントであり，英国のバッキンガムシャーにおける地域介入プログラムで実際に使用された記録用紙を改変したものである。CHRには，医学的・精神医学的な背景，症状と診断の状況，家族歴，生活状況（活動性を含む），ソーシャルサポートシステム，住宅・収入・サポートなどの問題にみられるライフストレッサー，社会的な対処能力，薬物療法の作用と副作用，心理社会的介入の効果，家族のストレス，さらにはこれらの介入における費用対効果などの項目が含まれている。

従来，このような統合的内容のアセスメントは，各々の専門領域ごとにその専門家によって単独で行われることが多かった。しかしみなとネット21では，このような断片的なアセスメントに依拠している状況を改善し，医師，看護師，心理士，精神保健福祉士（PSW），薬剤師など，チーム内のすべての専門家が，主となって担当する当事者と家族のCHRを記録することを原則としている。もちろんその際，専門領域のチームメンバーからスーパーバイズを受けることは必要不可欠である。例えば，症状や診断については精神科医からのスーパーバイズが必要であるし，また住宅・収入・サポートなどに関する項目については，PSWからスーパーバイズがなされる場合もある。

さらに必要に応じて当事者の精神症状評価尺度であるBPRS（Brief Psychiatric

Rating Scale) や CPS-50 (Current Psychiatric Status-50), また家族内での感情表出 (expressed emotion：EE) を測る尺度である FMSS (Five Minute Speech Sample) や当事者や援助者のソーシャルネットワーク分析などがアセスメントとして用いられる。

b．当事者と援助者のゴールを重視したアセスメント

みなとネット21が提供する一連のサービスは，画一的なものではなく，当事者や援助者のその時々のニーズや状況に適応するべく慎重にデザインされた個別のものである。このようないわゆるテーラーメイドのサービスを可能にしている重要な要素のひとつが，CHRのような継続的かつ統合的なアセスメントであるのは言うまでもない。

OTPの提唱者であるイアン・R・H・ファルーン博士は，精神医学が最近まで初期の診断アセスメントや急性エピソードからの回復にはかなり力を注いできたが，心理社会的リハビリテーション計画の利益にはあまり注目してこなかったことを指摘している[3]。もちろん当事者の精神症状の消失は地域生活を営むうえで，最初に取り組むべきゴールであるが，それがすべてではない。みなとネット21のアセスメントは，当事者の精神症状やCHRにあるさまざまな客観的指標の評価のみならず，生活の質 (QOL) の向上，つまり自分の生活にどれだけ満足していけるかという個別の主観的指標の評価も重視する。当事者や援助者が何を求めているのか，つまり彼ら自身の生活上のゴールを明確にすることが重要となるのである。長期的ゴールを設け，それを中期的ゴール，短期的ゴールに細分化することによって，それを達成するうえでバリアとなる問題を明らかにすることもできる。

このような当事者や援助者の生活上のゴールを重視したアセスメントは，QOLの向上に大きく貢献するのである。

(5) 訪問中心のセッション

a．当事者と援助者との生活場面面接による効果

みなとネット21では，そのセッションの多くを当事者の自宅で行っており，このセッションには当事者の他に援助者 (主に家族) も参加して，生活場面での家族介入を行っている。こうした生活場面面接の利点としては，当事者とその家族の生活環境のより正確なアセスメントができること，周りの人間関係がより具体的に理解できること，「家庭での観察は外来での観察よりもより正確に家族の現実を反映すること」[6]が挙げられる。さらに，生活場面 (家庭) への介入は，「施設への収容とそこでの個人の避けがたい社会的な逸脱を最小限にすることによって，精神保健システムでの介入の有害な副

作用の可能性を少なくする」[7]とも考えられている。当事者と援助者主体の実践を行うためには，彼らがより主導的な役割を担える場や機能を提供することが重要になる。実際，チームの専門家が自宅訪問するのを楽しみにしていた当事者が，わざわざお菓子を買って準備してくれていたり，かいがいしくお茶を入れてくれたりするのを目の当たりにし，訪問した専門家のみならず，家族までがその行動に驚いたケースがあった。このように当事者の主体的な役割は，外来の面接室の中でよりもむしろ，自らの慣れ親しんだ生活場面で促進されていくのである。

その一方，日本では，まだまだ他人を家に迎え入れることがあまり日常的ではなく，最初は訪問に対して拒否的な家族も少なくない。実際，訪問を拒否していた当事者や家族に対して，自宅近くの喫茶店や公園でセッションを重ね，その後，自宅訪問に至ったケースもあった。しかしながら，最初は訪問を拒否していた当事者や援助者の多くは，専門家とのラポールが形成されると自宅訪問を受け入れてくれるようになっている。

b．24時間体制の危機介入

地域で生活する精神障害者を支援していくうえで，常に念頭に置かなければならないことのひとつに，いかに再発を防止するかという課題がある。訪問中心のセッションを行っているみなとネット21では，24時間体制で当事者に対応できるような危機介入の体制を備え，必要なときにその場所に出向いていくことができる。このような24時間の危機介入は，精神科病院などの医療機関以外の場所でも効果的に機能するとの研究結果[9]や，24時間の危機介入のシステムを活用することにより，少なくとも50％の入院を阻止できる[5]ということが発表されている。つまり，従来は「病院に入院していれば何かあっても安心」という考え方があったが，みなとネット21では「家庭で生活していてもいざとなれば対応してもらえる」というサービスを提供しているのである。

さらに，訪問を中心とした危機介入のプロセスの中で，当事者や援助者は，症状悪化のより具体的な警告サインやそれについての対応方法などを学習する機会も持つことができる。これによって，当事者や家族は，自らの危機介入へのある程度の対処法を実践できるようになる。

（金田　知子）

4．みなとネット21の援助システムとモニタリング

(1) はじめに

みなとネット21は1998年10月，東京都港区を中心に精神に疾患を持つ人たちの地

域生活を支援することを目的とし，任意ボランティア活動団体として，統合型地域精神科治療プログラムの取り組みを開始した。2001年NPO法人として認可され，六本木にあるみなとNPOハウスを拠点として活動を展開してきた。現在までみなとネット21は，広範囲に援助活動を行ってきたが，大別すると，精神疾患の再発防止と社会参加のフォローアップを含めた直接的援助活動とサービスステーションとして地域の中で編成している地域資源のネットワーク化を図る間接的援助活動の2つに集約することができる。ここではみなとネット21の援助システム（図7）とモニタリングについて紹介する。

（2）間接的援助活動

① みなとネット21の情報発信活動の一環として，パンフレットを作成し各公共機関に設置している。ニュースレターは3カ月に1度発行し，会員，関係機関に送付あるいはNPOハウス事務所前に掲示している。講習会や研修会の開催についてはホームページによって喫緊の情報を発信している。

② 2001年から連続して3年，イアン・R・H・ファルーン先生の直接コーチによるOTPの講習会を開催した。今後も継続してOTP普及に努める。

③ 日本社会精神医学会，日本病院地域・精神医学会等で学会報告を行い，第三者からの意見，批判を同活動の運営に反映するというチェック体制を構築している。

④「こころの病の早期発見と早期治療—正しい理解の仕方」「精神科医療を変える家族の理解と支援」「こころのトラブルをもつため学業，就労を中断された人たちを支援するサポーター養成講座」についての市民講座を開催し，一般市民の「こころの病」についての理解を広げる活動を展開している。

⑤ 現在，精神疾患を持つ人たちのノーマライゼーションを目指し，地域で生活をするなかでのバリアを特定，可視化する目的で，実際に港区内の公共機関に出向き，施設の利便性，職員の対応，秘密保持等の調査を行っている。

⑥ 港区の精神障害者居宅生活支援事業へ参画したり，小規模作業所「みなと工房」と協力して市民講座を開催している。

⑦ 1993年アメリカで始められた，脳器質障害を含めた脳に障害のある人たちの脱スティグマキャンペーンの一環としてのシルバーリボンキャンペーンを推進している。

⑧ 当事者の多くは，その疾患のために1日24時間のうち就寝，身体に係る時間以外の時間の社会的時間（就労や学業）を失い，どのように地域の中で生活すればよい

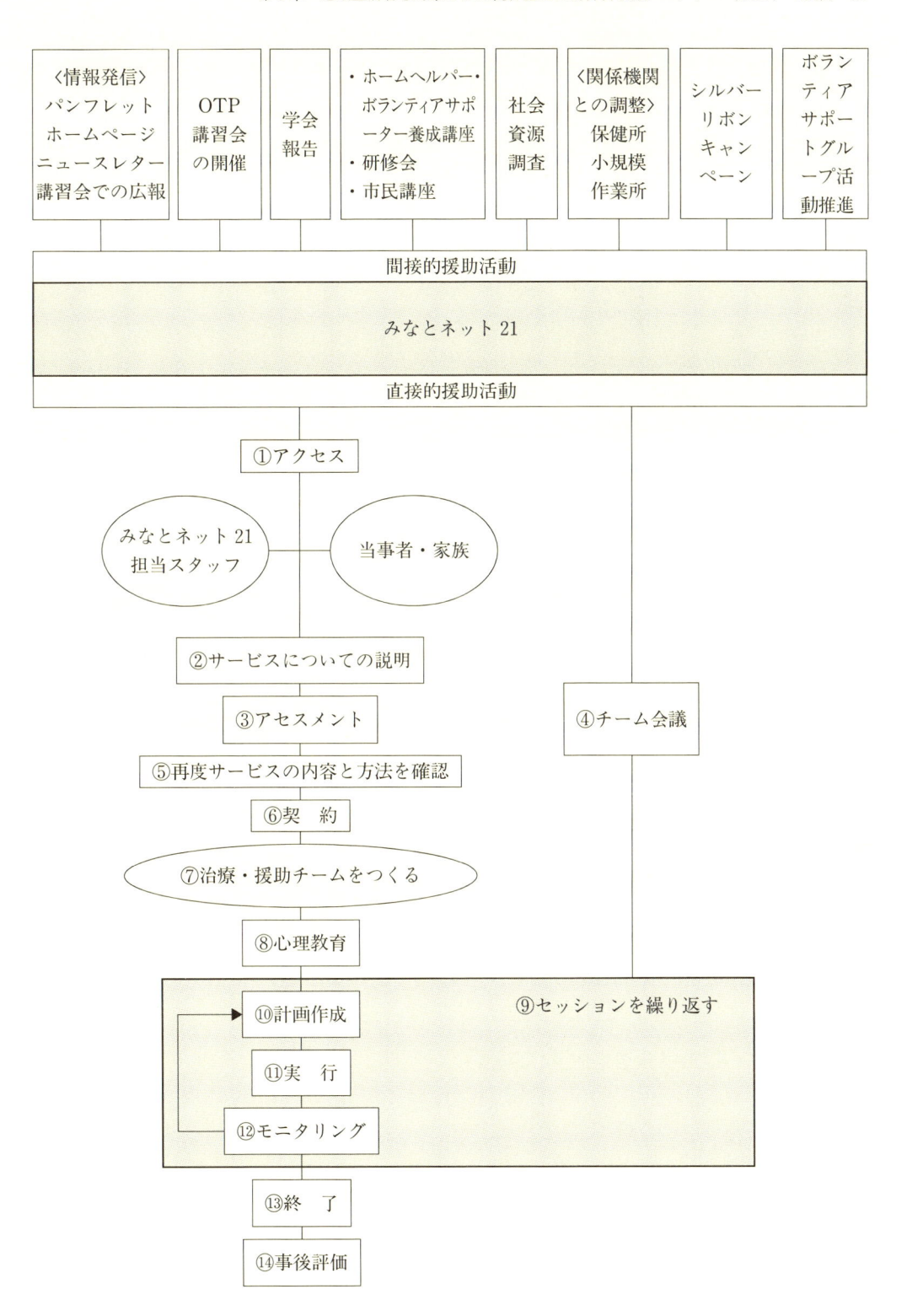

図7 みなとネット21の援助システム

か，どのように時間を過ごせばよいかということに苦慮している。その結果，「家に引きこもっている」「一日中テレビを見ている」という状態が続くことがある。みなとネット21では，外出の機会を提供し，当事者同士の自主的な活動を通して「他者とのコミュニケーションをとる」「ボランティア活動を通じて他者に関心を向ける」「仲間をつくる」といったセルフヘルプグループ的な活動である「ボランティアサポートグループ活動」を月2回のペースで行っている。スタッフは，場の設定や話し合いのまとめ等，後方支援の形で当事者をサポートしている。

(3) 直接的援助活動

①みなとネット21の利用の多くは，地域の医療機関や保健所からの紹介である。その他口コミ，総合病院・精神科診療所・保健所・家族会に置いてあるパンフレットやホームページを見て，電話やファックスによるアクセスの方法がある。

②当事者，家族からのアクセスがあると，まず最初にみなとネット21が提供できるサービス内容と方法について説明する。もっと詳細を知りたいという問い合わせに関しては，来所していただき実際に使用するワークブック[4]などを示しながら援助方法について，十分に説明を行う。

③事前に当事者の了解を得て，アセスメントを行う。この時点で当事者の了解がとれない場合は，まずは相談者から聞き取り調査を行う。

④担当スタッフのアセスメントをもとにチーム会議を開き，みなとネット21で取り扱うケースか否かを検討する（医療機関や保健所からの紹介の場合，みなとネット21の対象となるケースを熟知されているので，断るケースは少ない）。

⑤チーム会議での「了解」を得たことを利用者に報告するとともに，再度サービス内容と方法を確認する。

⑥当時者，家族の同意を得て，契約を結ぶ。当事者，家族との面接の方法（訪問あるいは来所，面接は当事者のみか家族も同席するか）や間隔（月に何回か）について十分に話し合う。

⑦当事者と援助者（家族や友人など，利用者と近い関係にある人），みなとネット21のスタッフが一体となって「治療・援助チーム」をつくる。もしこの時点で当事者の了解がとれない場合は，相談者，友人，同僚等とスタッフでチームをつくり進めていく。

⑧当事者，家族から「統合失調症」について詳しく知りたいとの要望があれば，スタッフの医師が説明を加え，みなとネット21が作成した統合失調症についてのビデ

オを見ながら心理教育を行う。

⑨スタッフを含めたチーム単位の話し合い（セッション）を繰り返し行う。セッションは「当事者，家族」対「専門職」といった対立的な関係ではなく，将来的には当事者とその家族が家庭の中で，自主的，主体性に行えることを目指しコーチングする。セッションは適宜ワークブックにある「積極的傾聴（アクティブリスニング）ふりかえりシート」「問題解決・目標達成ワークシート」「上手に頼み事をするワークシート」等のツールを使いながら，「当事者が今何をしたいのか」「そのために何が問題となっているか」「この先どうしたいのか」を明らかにしていく。最初3カ月ぐらいは，頻回（1週間に1度程度）にセッションを実施する。その後2週，4週に1度と間隔を延ばしていく。緊急体制については，危機介入を目的として，スタッフのひとりが24時間体制で携帯電話での対応を行っている。

⑩援助計画を作成するためにOTP仕様のアセスメントシート，Community Health Record (CHR) を使い情報収集を行う（付録参照）。計画を作成するにあたっては，まず「当事者自身が何をしたいか」を明確にする。「自分の目標を立てよう」ツールを使って，短期目標（3カ月）と長期目標（約1年）を決める。この時，当事者は早く学業や就労に復帰したいという気持ちが強く，目標を高く設定することがある。例えば，長年家に閉じこもる状況から，資格をとって就職したいと考え，資格取得のために1日10時間勉強するといった計画を立てる場合がある。この場合スタッフは，資格取得を山頂登山にみたて，まず登りたい山の情報を集め登山ルートを検討し，山の高さにあった装備を準備する。そして「今できること」から始め，目標の山より低い山を登るといった足慣らしをする必要があること説明する。このように目標への道筋は，できるだけ低いハードルを設定し，ひとつひとつハードルをクリアし，段階的に到達するようにする。そのために「週間行動記録表」をつけ，目標達成に向けたプロセスを生活の中で点検する。スタッフは個人の生活に焦点を合わせる援助と並行して各関係機関と連絡調整を行い，当事者のネットワークを拡大することに努める。

⑪計画を現実の生活場面で実行する。このことは非常に大事なことで，歩行訓練に例えると，広く段差のない訓練室で直線歩行の訓練をするのと現実の生活場面で歩行するのとは全く違うからである。実行中，現実生活の場面で出てきた問題については，「問題解決・目標達成ワークシート」を使い，問題を解決していく。スタッフは定期的なチーム会議で，各専門職の意見をもとに計画の進行具合やサービス内容の確認を行う。

⑫毎回面接時に，前回からこれまでの「週間行動記録表」を当事者とモニタリングする。特に「よかった行動」について話し合う。節目（3カ月，1年）に，利用者自身が達成感や充足感があるか，またどのように変化したかを自己評価する。同時にスタッフは，CHRを使用して3カ月ごとの達成度や有効性を評価する。

⑬長期目標が達成でき，セッションの回数も1年間に3～4回程度となったとき，当事者の了解を得て一応の終了とする。

⑭これまでのケース記録を振り返り，事後評価を行う。

(4) 直接的援助活動の評価

a．モニタリング

モニタリングは，計画が現実生活現場で実行されているかどうかを，当事者と面接，電話，ファックス，メール等で情報を交換しながら計画達成に向けての調整を行うことである。みなとネット21では，次の5点に重点を置き，モニタリングを行っている。

①計画で利用している社会資源が適切に機能しているか

▶例…保健師から居住区内の保健所のデイケアに行くように勧められ，計画に組み込み行ってみたが，高齢の方が多くどうもなじめない。

▶例…計画の中で，月，水，金曜日週3回デイサービスを利用するとなっている。しかし実際に行ってみると金曜日のプログラムの内容が自分の思っていたものと違い，行きたくない。

▶例…デイケアのプログラムはおもしろいが，人間関係がつらいときがある。

このように当事者のニーズと社会資源がうまくマッチしない場合は，別の社会資源を探す。またプログラムに関しては，別の日の利用を検討する。人間関係については，施設の職員や専門職と情報を交換しながら調整を行う。

②計画実行途中に発生する問題を解決する

みなとネット21では，当事者は前回から今回面接時までの生活を「週間行動記録表」（図8）に記入し，毎回面接時にスタッフとともにモニタリングするシステムをとっている。「週間行動記録表」は，面接時に「いついつはどのように生活してどうだった」と聞く必要がなく，この表を見ればひと目で生活の様子がわかるようになっている。したがって計画作成から計画達成時の間，現実生活の場面で発生した問題については，「週間行動記録表」から読みとることができ（空欄あるいはいつもと別の行動が記載されている等），その問題について「問題解決・目標達成ワークシート」を使い，最も容易な（時間，技術，お金，その他）方法を選び出し，

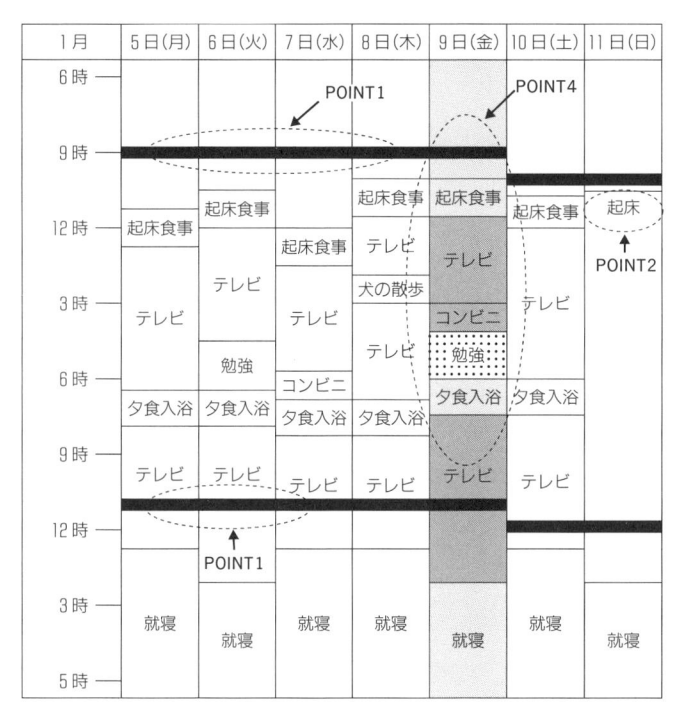

第1章 地域生活者を対象とした統合型地域精神科治療プログラム（OTP）の実例 71

1月	5日(月)	6日(火)	7日(水)	8日(木)	9日(金)	10日(土)	11日(日)
6時			POINT1		POINT4		
9時				起床食事	起床食事		
12時	起床食事		起床食事	テレビ	テレビ	起床食事	起床 ← POINT2
3時	テレビ	テレビ	テレビ	犬の散歩	コンビニ	テレビ	
		勉強		テレビ	勉強		
6時	夕食入浴	夕食入浴	コンビニ				
			夕食入浴	夕食入浴	夕食入浴	夕食入浴	
9時	テレビ	テレビ	テレビ	テレビ	テレビ	テレビ	
12時	↑ POINT1						
3時	就寝	就寝	就寝	就寝	就寝	就寝	就寝
5時							

POINT1
朝起きられない場合，まず記録を記載する前に目標起床時間，就寝時間を設定しておくこともある。

POINT2
記録記入を忘れた場合は，起床時間と就寝時間だけ記入しておく。

POINT3
規則正しい生活を送っているかどうかみる。とくに起床時間は1週間平均して一定であるかチェックする。

POINT4
仕事や勉強など緊張した時間，リラックスした時間，日常生活に係る時間を色分けし，どの項目に多くの時間を費やしているかみる。

POINT5
色分けした時間の中で，リラックスした時間がどのくらいあるかみる（下記の棒グラフ参照）。

POINT6
週間行動記録表全体を見直す。楽しかったことは何か。満足感を得られた活動は何か。この記録を付けることで役に立ったことは何か。時間の使い方に関してわかったことは何か。計画した目標に向けてどのような活動をしたかを振り返る。

POINT7
やりたいと思っている活動を含めた，次の週の行動計画を立てる。

POINT5
1日の生活の中での雑用時間，リラックスした時間，緊張した時間

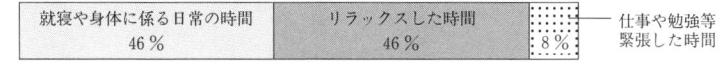

| 就寝や身体に係る日常の時間 46% | リラックスした時間 46% | 8% | — 仕事や勉強等 緊張した時間 |

図8　週間行動記録表[6]

問題を解決していく。スタッフはチーム会議で，各専門職の意見をもとに計画の進行具合やサービス内容の確認を行う。

▶例…昼まで寝てしまうため，3カ月後に毎日10時に起床するという計画を立てた。就寝時間（眠剤を服用している場合は，服用時間）眠剤服用時間の確認を行い，目覚まし時計を9時半にセットして寝ることとした。しかし朝，目覚まし時計が鳴るのはわかるがどうしても起きられない。このような場合「問題解決・目標達成ワークシート」を使い，家族で話し合った結果，土，日曜日起きてこない場合，家族が当事者を起こしに行き，その他の日は目覚まし時計をもう1つ購入し，9時30分と45分にセットして寝ることとした。

このケースで，目標時間に起きられるようになったら随時起床時間を早める。土，

日曜日は起きることができるがその他の日が起きられない場合は，もう一度「問題解決・目標達成ワークシート」を使って別の方法を考える。また全く起きられない場合は，起床時間の変更，就寝時間の確認，薬の影響等を検討し，計画を変更する。

③当事者の満足度を大事にする

当事者の多くは，「まだまだやれていない」「うまくいってない」「毎日惰眠ばかりしている」という具合に自己に対する評価が厳しい場合が多い。その時は「週間行動記録表」を当事者と見直し，思ったよりたくさんのことができていることや少しずつ生活が改善されていることを実感してもらう。

▶例…どうしても決めた時間に起きられない。

これまでの「週間行動記録表」を見ながら，計画前から比べると少しずつではあるが，起床時間が早くなったことを客観的に示す。

④次の計画作成に生かす

「週間行動記録表」をもとに，無理をした点やリラックスしたり楽しんだりする時間が不足していないかどうか振り返る。また，余裕のない計画は日々の生活をかえって窮屈なものにするということがわかったり，計画を遂行するためには適した時間帯があること，逆に都合の悪い時間帯があることを知る。次回計画作成時には，以上の点を十分に踏まえ立案する。

⑤新たなニーズが生じていないか

当事者の環境，生活が変化するとおのずとニーズも変化する。計画が達成されれば新たな目標，計画が必要となる。毎回の面接時での情報収集から新たなニーズが発生していないかを見極めることも必要である。また計画実行時に家族が入院したり，親戚の面倒をみなければならなくなった等の問題の発生は，計画自体の変更の検討は必要であるが，同時に話を十分に聞き，精神的なサポートを行うことが必要である。

b．事後評価

一定期間終了後，事後アセスメントを行う。当事者自身が達成感や充足感があるかということは非常に大事なことで，次の目標や計画を立てる際の重要なファクターとなる。計画を立てたが，結果は計画通りにいかなくとも，その過程であらためて家族の支援や周囲の人の励ましを感じたり，新しい場所で友人ができたりといったことに注目し，このプロセスがいかに大事なことであるかを話し合う。次回計画を立てる際は，計画の立て方のどこに無理があったのか，もっと簡単な方法はなかったかを話し合い，で

きるだけ実行可能な計画を立てる工夫をする。スタッフは，CHRを使用して3カ月ごとの達成度や有効性を評価する。

　c．終了

　長期目標が達成でき，セッションの回数も1年間に3〜4回程度となり，当事者が「これで終わりにします」と言った時点で一応の終了とする。しかし危機管理体制は継続して行うので，異変があったり，相談事があれば連絡するように指示する。

（高橋　佳代）

◆文献
1) Falloon, I. R. H. & Shanahan., W. J. : Community management of schizophrenia. British Journal of Hospital Medicine, 43 ; 62-67, 1990.
2) イアン・R・H・ファルーン，グレイン・ファッデン（水野雅文，丸山晋，村上雅昭ほか監訳：インテグレテッドメンタルヘルスケア．中央法規出版，東京，1997．
3) Falloon, R. H. I. et al. : Implementation of evidenced-based treatment for schizophrenic disorders. 精神経誌，105 (9) ; 1156-1167, 2003.
4) 慶應義塾大学医学部精神神経科総合社会復帰研究班（イアン・R・H・ファルーン，鹿島晴雄監修，水野雅文，村上雅昭編著）：精神科リハビリテーション・ワークブック．中央法規出版，東京，2000．
5) Mosher, L. R., Burrti, L.（公衆衛生精神保健研究会訳）：コミュニティメンタルヘルス．中央法規出版，東京，p.150, 1992.
6) Mosher, L. R., Burrti, L. : 前掲書，p.152．
7) Mosher, L. R., Burrti, L. : 前掲書，p.152-153．
8) 日本精神保健福祉士協会：精神障害者のケアマネジメント．へるす出版，東京，p.115-118, 2001．
9) Scott, J., Dixon, L. B. : Assertive community treatment and case management for schizophrenia. Schizophrenia Bulletin, 21 ; 657-668, 1995.

第2章 精神科病院退院者を対象とした統合型地域精神科治療プログラム（OTP）の実例

1. ささがわプロジェクト
― あさかホスピタルにおける脱施設化の試みから今日まで

(1) はじめに

2002年12月の社会保障審議会障害者部会精神障害分会による「今後の精神保健医療福祉施策について」の報告で精神科病院に長期入院中で「受け入れ条件が整えば退院可能な7万2千人」について言及された[6]。7万2千人という数字の根拠や退院可能な条件の定義については種々議論のあるところではあるが、いわゆる「社会的入院」を解決すべき共通の問題として認識し、議論する契機となったという点と、あらためて日本の精神科医療のあり方が大きな転換期を迎えているということが明示されたという点で大変重要な報告であった。厚生労働省は日本型のACT (assertive community treatment) や退院促進プログラムなどのモデル事業も展開している一方で、精神障害者の社会復帰施設整備には消極的である。また、この大きな転換期に、今後の精神科医療と福祉の向かうべき具体的な方向性も見えてこない。

日本精神科病院協会は、マスタープラン調査において、精神科病院の入院患者の精神症状と能力障害の調査・分析を行っている[5]。3年以上の長期入院者が55％を超えており、その精神症状と能力障害は極めて多様である。長期入院者の退院の可能性は、この本人の精神症状と生活障害の程度のみから議論することは現実的ではない。退院後利用可能な社会資源、地域の環境、そして医療サービスの密度や質等の外的要因により大きく変化するものである。例えば、イタリアでは、かなり重度の精神症状と生活障害のある患者をグループホームに退院させているが、利用者1に対し1に近い日本の病院以上の看護スタッフが配置されている場合もある。したがって「受け入れ条件が整えば退院可能な入院者」を規定する場合、その「受け入れ条件」をどのように整えるかを明確に定義することなく、退院の可能性を論じることはできない。退院後の生活施設としてどのようなものを用意するか、地域医療サービスとしてどの程度の体制を組み、さらに専門スタッフの教育をどのように、どの程度行うかなどにより、長期在院者の退院可能

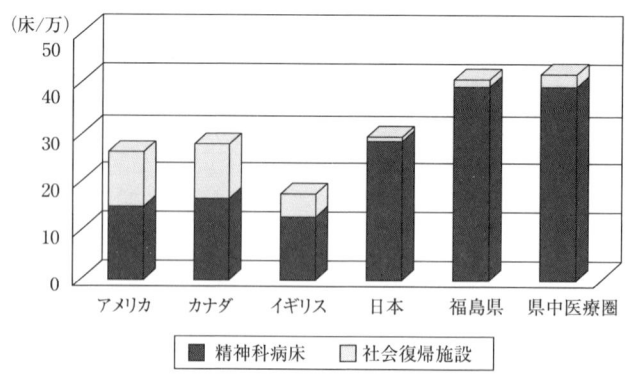

図1 精神科病床と社会復帰施設の比較

性は大きく変わるのである。

　今こそ日本における精神科医療・福祉のグランドデザインを明確にし，そのグランドデザインに沿って，個人の病状や状況，あるいは目標に合わせて，地域社会での生活，治療，社会参加を柔軟に考えていく必要がある。その際，精神障害者の地域ケアにおける精神科病院，そして精神科の専門職種の役割と位置づけを明確にする必要がある。そして最も重要なことは，多くの専門職が，地域ケアにおける専門性を発揮していくうえで，共通の知識とツールを持つことである。

(2) あさかホスピタルの現状と概要

　あさかホスピタルは福島県郡山市にある。郡山市の人口は約 34 万人，郡山市を中心とする福島県中医療圏は人口 55 万人で，特に精神科病床数が約 2 千と多く，社会福祉施設は全国平均より少し多い地域である[1,4]（図 1）。

　あさかホスピタルは 10 病棟，581 床の病床から成る。急性期の閉鎖病棟，ストレス病棟，痴呆疾患治療病棟，痴呆疾患療養病棟，合併症対応病棟，リハビリを主とする慢性期病棟，重度の知的障害やてんかんに起因する精神症状のための病棟などに機能分化している。2002 年 3 月までは慢性期のリハビリテーションを目的とした 102 床の開放型病院であった「ささがわホスピタル」が分院として存在していた。

　全国の精神科病院に共通と思われるが，当院の直面する課題のひとつは長期在院患者の処遇である。新たに入院する患者については，急性期治療や退院に向けての努力が，実際の退院や社会生活への復帰につながっている。例えば，当院に 1996 年に入院した患者の 80 ％ が退院するのに 220 日要していたが，2001 年の入院患者では 150 日で 80 ％ が退院している。一方，デイケアなどの外来治療体制や訪問看護などの在宅サービス体

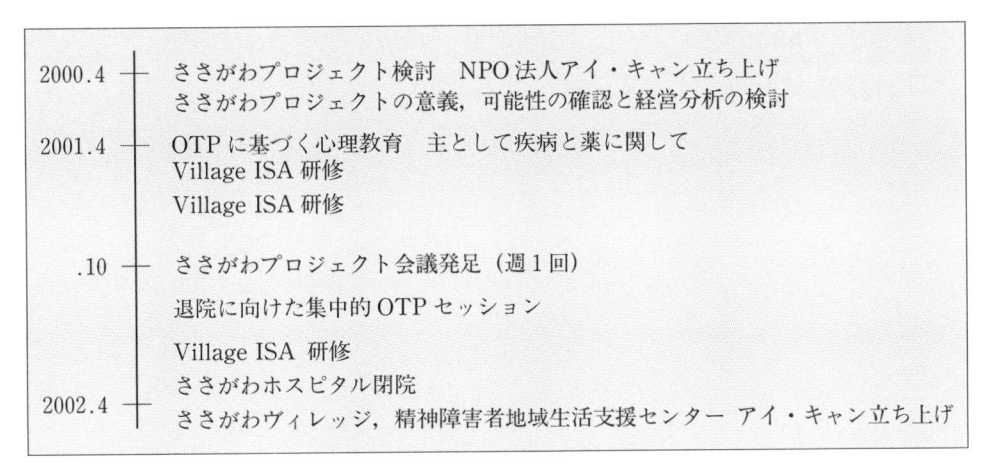

```
2000.4 ── ささがわプロジェクト検討　NPO法人アイ・キャン立ち上げ
          ささがわプロジェクトの意義，可能性の確認と経営分析の検討
2001.4 ── OTPに基づく心理教育　主として疾病と薬に関して
          Village ISA 研修
          Village ISA 研修
   .10 ── ささがわプロジェクト会議発足（週1回）
          退院に向けた集中的OTPセッション
          Village ISA 研修
          ささがわホスピタル閉院
2002.4 ── ささがわヴィレッジ，精神障害者地域生活支援センター アイ・キャン立ち上げ
```

図2　ささがわプロジェクトの経緯

制がある程度整っても，慢性の長期入院患者が退院するにはある程度精神症状が安定していたとしてもさまざまな困難が伴うものであった。しかし近年，精神疾患の治療として適切な薬物療法と家族を含めた心理教育や認知行動療法などの心理社会的アプローチを組み合わせ，さらに多様な地域サービスや生活支援を含めた在宅サービスを活用することによって，退院の可能性が着実に広がってきている。病院医療から地域ケアへの転換を進めるにあたっては，まず適切な医療を提供しつつ，生活の場を確保し，社会参加や就労などの社会的サポートをいかにして行うか，すなわち医療，心理，社会的側面を統合した地域ケアシステムをどう構築するか，が重要となってくる。このような視点に立ち，当院で検討されたのが「ささがわプロジェクト」である。

(3) ささがわプロジェクト

ささがわホスピタルは，1978年にリハビリを目的としたあさかホスピタルの分院として開設された102床の開放型病院である。近年は，作業療法士2名による作業療法も積極的に行っていた。しかし，結果的に長期在院者がほとんどを占め，この病院からの退院が進まない状況に陥っていた。そこで，この病院を閉鎖して，慢性長期在院患者を退院させる「ささがわプロジェクト」の具体的な検討を2000年から開始した（図2）。

このプロジェクトを進めるにあたって鍵となる主要な概念は次のようなものである。
①医療と生活支援の棲み分けを明確にすること
②多職種によるチームアプローチの実現と徹底
③多職種チームに共通のツール，あるいはソフトを用いる

④生活支援や社会的サポートを行う視点の転換
⑤それぞれの部門の連携と情報の共有

①の医療と福祉の棲み分けについては，組織を分けるという意味で，NPO法人を立ち上げた。新たなNPO法人が生活，社会参加，そして就労等の支援を行い，医療は本院にその機能を集約して質の向上を目指すこととした。このNPO法人は「私はできる」という意味から「アイ・キャン（I CAN）」という名前にし，初期の事業として地域生活支援センターと居住施設「ささがわヴィレッジ」の管理運営を行うこととした。

②の多職種によるチームアプローチについては，当初より，多職種によるプロジェクト会議を行ってきた。プロジェクトが進むにつれ，NPO法人，訪問看護ステーション，デイナイトケアなどに部門が分かれたが，全体がプロジェクトチームとして協力し，連携することを重要視している。チームの中でそれぞれの専門職種がその専門性をどう生かし，かつチームワークをどう保つかということは，精神科地域ケアの成功の鍵となる。

(4) OTPプログラム[2]

前項の③に挙げた，「多職種チームに共通のツール」として取り入れたのがOTPである。当院は，日本で第2のOTPセンターとして，1997年からイアン・R・H・ファルーン教授によるワークショップを毎年開催し，2002年からは，OTPの日本の第1センター慶應義塾大学医学部精神神経科社会精神医学研究室とOTPを地域で実践しているNPO法人みなとネット21の協力を得て，幅広く病院職員のトレーニングを行っている。

実際のところ，それまでささがわホスピタルに長期入院している患者は，病名告知がなされていないことはもちろん，病気の症状や服薬への理解も十分ではなかった。したがって，特に薬や病気に関する心理教育，そして退院後大変重要となってくると考えられる服薬自己管理，症状管理，再発の早期警告サインなどに重点が置かれた。退院の1年前より心理教育に取り組み，退院前半年間には，集中的に1人当たり最低10セッションのOTPプログラムが行われた[3]。退院後は，主として主治医，デイナイトケア，訪問看護の医療的なケアスタッフがOTPプログラムを継続実施している（図3）。

(5) Village ISAでの研修

(3)の項の④に挙げた，「生活支援や社会的サポートを行う視点の転換」に大変役立ったのはアメリカのカリフォルニア州，ロサンジェルス郡にあるVillage ISAでの研修

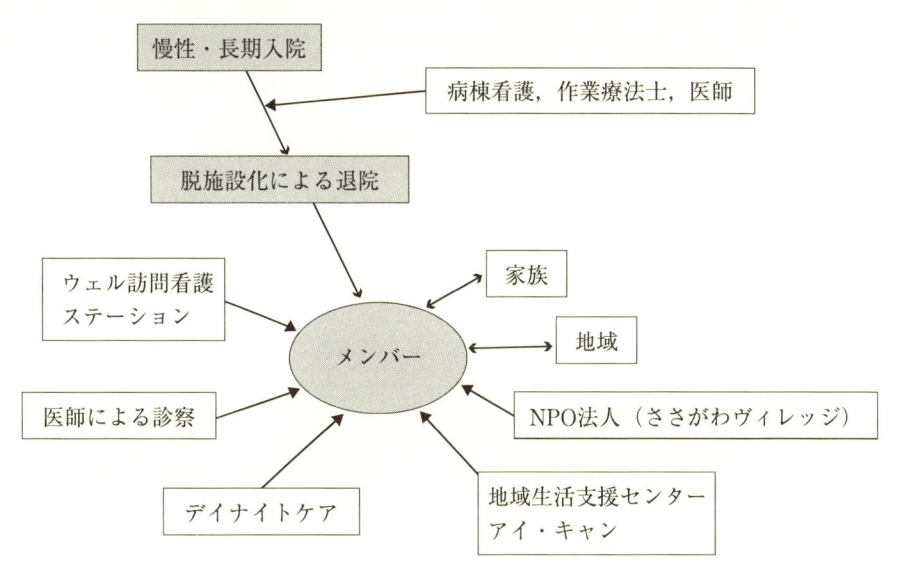

図3　OTPによる心理教育と認知行動療法

であった。このVillage ISAは，公的な機関として，生活支援，社会参加，就労を中心に，本来のメンバーの力を信じて，対等な関係で支援しようという理念に基づいている。筆者を含め，実際にささがわプロジェクトに関わる医師，看護師，作業療法士，精神保健福祉士（PSW）の計10人がVillage ISAの研修を受講する機会を持った。スタッフは，従来の医療型サービスモデルとは異なる，地域における総合サービスモデルとしてのVillage ISAの理念と実践方法を学んだ。特に生活支援や就労支援を中心とする考え方は，今後地域におけるサポートを中心的に担うNPO法人，特に地域生活支援センターのスタッフにとって大変有意義であり，学ぶべき点が多くあったと考える（表1）。

(6) ささがわプロジェクトの実際

閉鎖したささがわホスピタルには当時90人が入院しており，78人が統合失調症であった。

2002年3月31日に病院を廃止して，翌日の4月1日からはNPO法人による居住施設「ささがわヴィレッジ」と精神障害者地域生活支援センター「アイ・キャン」の2つに変身した。NPOの職員として，2名がささがわヴィレッジに勤務し，1人は住み込みで生活支援，生活技能の援助や趣味の活動などを行っている。地域生活支援センターは，メンバーの希望に基づいて，ケースマネジメントを行い，各サービス利用を含めた

表1　精神障害を抱える成人を対象にした2つのモデルの比較

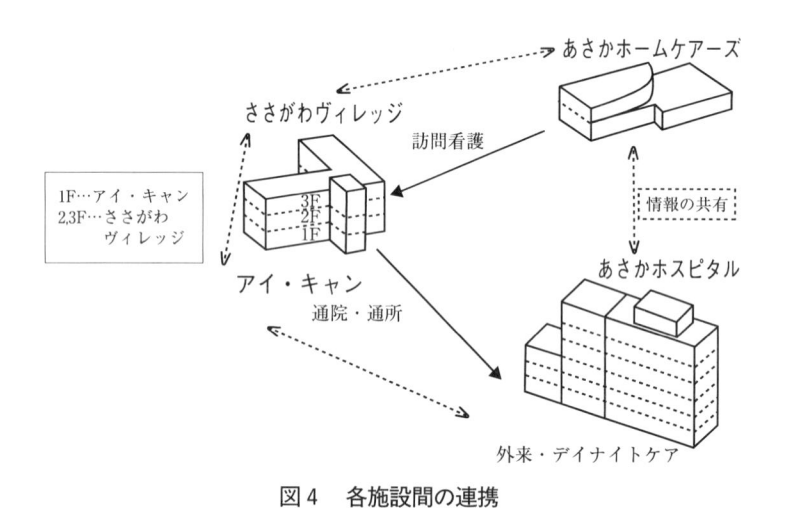

従来型／医療モデル	統合サービス・モデル
障害が治療を規定する	能力がサービスを規定する
症状に焦点	その人に焦点
施設という設定	自然な設定
断片的なサービス	統合的サービス
ストレスの軽減を助ける	リスクに立ち向かうことを助ける
低い要求	高い要求／多くの支援
医師が決定を下し，治療を決める	メンバーとスタッフが協力しながら長所をみつけ，行動を展開する
症状がある限り投薬	機能を高めるためそれぞれに投薬，症状はあってもよい
専門家対患者	大人対大人
病気の治療を中心に考える	働くことを中心に考える

図4　各施設間の連携

1カ月の予定づくりなどからスタートした。現在は就労支援や喫茶店の運営を含めた，就労訓練などに力を入れている。病院の医療サービスとしては，当初はささがわホスピタルに勤務していたスタッフを中心に，継続的に訪問看護やデイナイトケアで関わることで，メンバーの不安を軽減し，医療サービスの質を落とさないように努めた。メンバーの病状を含めた情報は，各施設間で共有できるように，常に連絡をとっている（図4）。

(7) NPO 法人の意義

　主たる事業は居住施設ささがわヴィレッジと地域生活支援センター アイ・キャンの運営である。NPO法人アイ・キャンの理念は Village ISA の受け売りのようではあるが「メンバーは障害者である前に1人の人間である」というものである。メンバーにはリスクを恐れずにいろいろなことに挑戦してもらい，そのためのサポートをできる限りする，という方針で活動している。また，NPO法人は，特に地域との関わりを重要視し，さまざまな側面から支援していくことを目指している。

　アイ・キャンはNPO法人という特性を生かし，就労支援を行っている。スタッフも就労の重要性をよく理解し，地域生活支援センター アイ・キャンはデイナイトケアと協力して就労訓練プログラム「レッツワーク」を開始した。さまざまな仕事の場面に合わせて，実習の細かいステップを定め，習熟度をチェックしながら，段階的にステップアップを図る。この就労訓練参加者は週1回ミーティングを行い，就労状況等を話し合っている。現在は，ささがわヴィレッジ以外の参加者も含めて40人程度が就労プログラムに参加している。近い将来，NPO法人として収益事業を展開し，雇用を広げ，経済的にも自立することを目指している。

(8) ささがわプロジェクトの評価

　ささがわプロジェクトがスタートしてからは，退院を想定した緊張感の中でOTPの心理教育や認知リハビリテーションを導入し，メンバーと向き合い，家族との連絡をより密にとり，あらためて地域の方々の理解を得る努力をし，スタッフはそれぞれの立場に立って医療や生活支援に新たな取り組みを行った。そういう意味で，スタッフ数は減っているが，以前よりも質の高いケアを提供しており，またメンバーの社会参加の機会も大きく広がっていると考えている。

　ささがわヴィレッジからのメンバーの動向や定期的に行ってきた精神症状，生活障害，生活の質（quality of life：QOL）などの客観的評価や神経心理学的検査については第II部第2章の2－1「医療的背景」の節に述べられているが，そのデータ以上に，スタッフはこのプロジェクトを通してメンバーたちの大きな変化を実感している。共同生活ではあるが，自立し，協力して生活の場のルールを守り，地域に接し，さまざまな情報に触れながら，生活の楽しみ，苦労，また難しさなども体験している。対人関係の問題も生じるが，助け合う場面も多くみられている。さらに，就労プログラムによるメンバーの変化の大きさを考えると，このプロジェクトを評価するにはさらに長期的にみていく必要があると考える。

表2　ささがわプロジェクト前後のスタッフの変化

	ささがわホスピタル	変更後	訪問看護	デイナイトケア	アイ・キャン	ささがわヴィレッジ
医師	3	2		2		
作業療法士	2	2		2		
看護師	28	12	3	5	1	3
薬局	1	0				
栄養士	1	1		1		
調理師	5	0				
事務職員	3	4		1	2	1
PSW	1	2			2	
心理士		1		1		
施設	1	0				
ケースワーカー		1		1		
その他		1				1
合計	45	26	3	13	5	5

(9) ささがわプロジェクトの経営分析

　この「ささがわプロジェクト」の運営の分析を示す。スタッフを比較するとささがわホスピタル時代は医師3名，作業療法士2名，看護師28名，事務職員3名など合わせて計45名のスタッフで90～100人の入院患者の治療にあたっていた（表2）。ささがわプロジェクトでは，メンバーと関わってきた看護師3名を訪問看護ステーションに移動した。デイナイトケアには13名，地域生活支援センター　アイ・キャンには5名，ささがわヴィレッジに専属2名と夜間当直として日勤3名相当の合計5名，変更後は計26名である。

　ささがわプロジェクトの経済的な分析を試みた。新しい施設は何もつくらずに改修して使用しており，大きなキャピタルコストは発生していない。しかし，個々のメンバーの経済的な状況から，このプロジェクトに理解をいただくためには，退院後ささがわヴィレッジでの生活費と治療費の合計が入院中よりも増えないことが条件と考え，家賃負担は最低限の必要経費とした。地域生活支援センター　アイ・キャンも実質は赤字なので，NPO法人全体での収支は現在のところ赤字である（図5）。プロジェクト全体の収支で考えると，ささがわホスピタルと比較してスタッフが26人に減り，収支バランスとしては収入，支出が共に減って，全体として何とか収支バランスを保っているが，経営収支の状況としては病院時代よりも悪化している（図6）。もちろん，今後新たな施設改修や事業への投資は，新たな収入源がない限り不可能であろう。

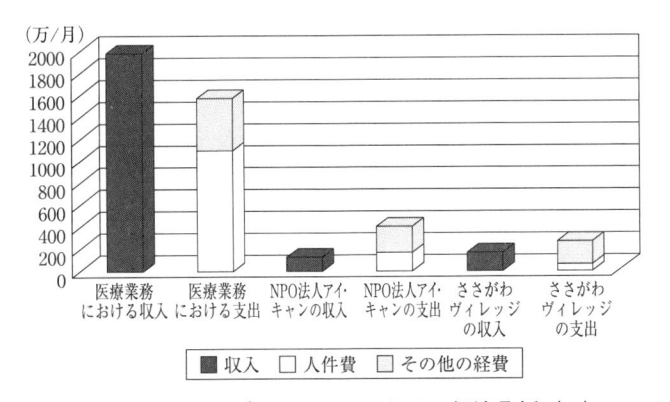

図5 ささがわプロジェクトにおける経済分析（1）
―経営収支の各部門別の比較

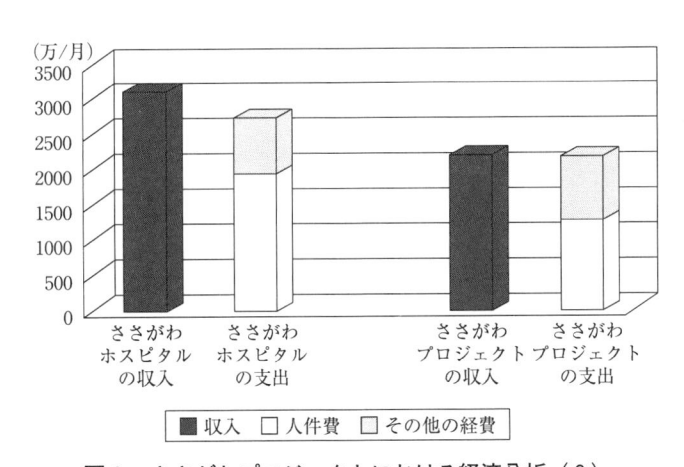

図6 ささがわプロジェクトにおける経済分析（2）
―ささがわプロジェクト前後の経営収支の比較

　この経営分析から，経済的なインセンティブからこのような転換を図ろうという医療機関は今の状況のままではないということは明らかである。少なくとも，このような形で医療のスリム化を図り，地域ケアを進めるうえでは，長期入院者が病院を退院して，生活訓練をする場と，またその後の地域での生活費，特に住居費用への援助がないと現実的には不可能であろう。

(10) おわりに

　1つの病院を閉鎖するという，暴挙とも思えるこの試みの中で，OTPという概念は大変重要であった。精神疾患の治療の概念が，近年大きく異なってきている。その第1は心理社会的アプローチである。OTPは本来家族と共に心理教育を行うことを基本と

するが，家族教育を含め，本人，家族が疾患を理解し，疾患の症状へのより適切な対処方法を学ぶことは治療上極めて有意義である。認知行動療法的に生活の場で学びながら，治療していくことは，地域での治療の可能性を広げている。第2の変化はチーム医療である。多くのコメディカルそれぞれが，専門職として自立し，その専門性を高め，ひとつのチームとなって当事者を支援していく力は大変大きなものとなる。日本では，保険制度や施設の勤務規定上の制限が多く，地域で担当する看護師が，入院後も関わるなどの柔軟な継続性のあるチーム医療体制が組みにくいことも事実であり，病院内のチームにとどまらず，さまざまな地域資源との連携の概念が極めて重要となってくる。

　今回のささがわプロジェクトは，地域での生活，社会参加や就労への可能性に向けた体制づくりを行ってきた。この2年間に，ささがわヴィレッジから福祉ホーム，共同住居，アパートなどへの転居者も徐々に増え，地域の中での生活の場も広がっている。また，デイナイトケアから，デイケア，あるいはこれらを卒業して就労中心となっているメンバー等，生活の自立や社会参加も徐々に進んできている。このプロジェクトを通して，メンバー全体が明るくなり，自発性，活動性も改善され，実際に生活，活動の場が広がったことは有意義であると考える。それに加え，入院中には見出せなかったであろうメンバーの能力や可能性に触れ，またメンバーが選択する方向に援助できることにより，スタッフの志気が向上し，意欲を持って積極的にメンバーに関わっていることが印象的である。

　あさかホスピタルでは，昨年よりD-プロジェクト (Deinstitutionalization Project) と称して，慢性期領域と地域ケア領域が連携し，新たに退院支援室を設置して，6〜8人を1グループとして2カ月間のOTPのプログラムを実施するシステムを立ち上げた。退院を目標として，OTP以外にも，退院後の生活のための具体的なリハビリプログラムなどを実施し，近々，長期入院者3名がささがわヴィレッジに退院する予定となっている。

　このように，退院前の関わりからOTPを実施し，ささがわヴィレッジを生活訓練の初期の段階として退院のハードルを下げ，退院後は実際にさまざまな刺激に触れることにより新たに地域生活の目標を持ち，生活の自立や就労などの機会を広げている。この一連のプロジェクトの経験を生かし，精神症状，能力障害，実際の生活障害，そして本人自身の希望や目的に合わせて，より利用者のQOLの視点に基づいた生活の場の確保と，多面的で柔軟な医療福祉の支援体制を有機的，統合的に形作っていければと考えている。

（佐久間　啓）

2．脱施設化し生活施設で暮らす人々を対象とした取り組み
　―ささがわ方式の実際

2－1．医療的背景

(1) はじめに

「ささがわホスピタル」は2002年3月31日をもって，その精神障害者のリハビリテーションを目的とする精神科病院としての役目を終え，2002年4月1日より共同住居「ささがわヴィレッジ」として生まれ変わった。生まれ変わったといってもそこにいる人間が入れ替わったり，建物が新しくなったわけではない。では何が変わったのか。そこに関わる人間の「意識」が，あるいは「認識」が変わったのだ。それがささがわプロジェクトなのである。

ここでは医療者側の視点で見た脱施設化前後での意識の変化について述べたい。

(2) 脱施設化前

a．対象者の背景

ささがわホスピタルから退院することになった対象患者の背景情報を表3に示した。平均年齢は54.5歳，平均の発症年齢23.0歳（統合失調症65名中）で，延べの入院期間の平均である平均在院期間は303カ月（25.2年）であった。一般的な精神科病院慢性期開放病棟での傾向とも一致することと思われるが，入所している精神障害者の診断名は多岐にわたり，94名中82名が統合失調症で，その他12名のうち，精神発達遅滞に伴う情動障害が4名，てんかん精神病が4名，躁うつ病，分裂感情障害，クラインフェルター症候群，アルコール依存症が各1名となっていた。

ここで，まず「ささがわホスピタル時代」に入院していた2名の病歴を簡単に紹介したいと思う。

【症例1　48歳男性　診断：統合失調症】

発病は21歳時。福島県郡山市で同胞3名の第2子として出生。18歳で親類を頼って上京し仕事に就いたが，もともと対人交流は苦手で仕事以外はアパートに閉居していたという。就職して3年ほどたった頃に「自分は何者かに狙われていて会社の人もグルになっているようだ」と話すようになったのを発端として発病。帰省しそのままあさかホスピタルへ受診し入院となった。

診断は統合失調症で約2年間の入院で精神症状は改善し一時退院するも2年後再発

表3 ささがわヴィレッジ入居者の内訳

全体		男性	女性	合計
人数		62	32	94
平均年齢		54.5	55.4	54.5
平均在院期間	全入院	297.0	338.9	303.1
	ささがわホスピタル	124.7	89.9	112.3

統合失調症	男性	女性	合計
人数	54	28	82
平均年齢	54.3	55.3	54.6
平均在院期間（月）	301.6	331.5	312.0
平均発症年齢	23.3	22.5	23.0

診断名		男性	女性	合計
統合失調症	妄想型	22	16	38(46.3%)
	残遺型	30	12	42(51.2%)
	単純型	2	0	2(2.5%)
精神遅滞		3	1	4
てんかん		2	2	4
気分障害		1	0	1
統合失調感情障害		0	1	1
アルコール使用による精神および行動の障害		1	0	1
クラインフェルター症候群		1	0	1

し，あさかホスピタルへ再入院した。3年の経過で精神症状は落ち着いたものの，家族は再発のおそれと日常生活能力の低さを理由に自宅への退院に難色を示し，ささがわホスピタルへ転院し入院生活を送っていた。

このようにささがわホスピタルへの入院は精神症状の再発で家族が家庭で受け入れることが困難になったために，退院がなかなか決まらず，それでも何とかして社会復帰をさせたいと願う家族の希望で転院し入院を続けるという経緯をたどっている者が最も多い。病院そのものは当時としては先進的なリハビリテーションを目的にして設立されたものではあるが，20年以上が過ぎてみると，多くの入院患者の状況は一般的な精神科病院の中で慢性期開放病棟へ転棟する状況とほぼ同義と考えていただけると思う。

【症例2　42歳女性　診断：精神遅滞】

同胞2名の第2子。同胞（姉）もあさかホスピタルの慢性期病棟へ精神発達遅滞で入院している。

出生等の状況については不明。両親は農家であったが20年ほど前に他界。病院へ入院するまでは両親と生活していたが就学はほとんどしていなかった様子。母親が他界したのを契機に本人が15歳のときにあさかホスピタルへ入院した。当時の記録では，IQは41であった。周囲の患者との対人関係に伴い情動が不安定となり衝動行為などもみ

られたが22歳頃から病状が安定し，ささがわホスピタルへ転院した。

　このように比較的重度の精神遅滞がある症例では，本人の理解力の問題から心理教育の効果が出にくく，対人関係スキルの拙劣さゆえに当事者間のトラブルの中心人物になってしまうことも多い。このような場合には，あさかホスピタルへ短期間転院していただいたりしながら対処していた。

　このような当事者たちはささがわホスピタルでどんな生活を送っていたのか？

b．ささがわホスピタルの1日

　ささがわホスピタルは男子病棟70床，女子病棟30床の2単位の慢性期開放病棟から成る精神科病院であった。開放病棟なので外出は当然可能であった。しかし外出時間は厳しく制限され，家族から許可を得ることが必要で，そのうえ最長2時間程度とされていた。食事に関しては栄養課の作る給食を1階の食堂に集合して食べていた。入浴に関してはささがわホスピタルでは温泉が湧いており24時間入浴可能な条件が整っていたが毎日1時間のみ開放され，入浴時間は制限されていた。小遣いは管理され，病院内に売店がないため，買い物も週に1回希望者が集団でスーパーまで買い出しに行っていた。一方でリハビリテーションを目的とした病院であることからすべての入院患者は作業療法に参加することになっており，プログラムが展開されていた。毎日午前中は作業療法士および看護師の指導で隣接する農地での農作業を行っていた。午後は軽作業を中心としたプログラムが展開されていた。また，ボランティア活動として時折周辺のゴミ捨て場や近くを走る幹線道路の歩道の清掃などもあった。この際，患者に対してボランティア活動に対する意識づけはなされていた。ささがわホスピタルに入院していたすべての患者がおおよそこのような生活を送っていたのである。

(3) 脱施設化に向けた準備

　ささがわプロジェクトは2000年4月から始動していた。ささがわホスピタル閉院の2年前である。この間まず行われたのはスタッフ教育である。単に患者を退院させてアパート暮らしをさせたのでは過去に欧米諸国で行われた「人道的配慮に基づいた脱施設化」としての意味しか持たず，「回転ドア現象（入退院を繰り返す）」，「ホームレス化」が起こることが容易に推測される。ささがわプロジェクトは前述のとおり「意識・認識の改革」がその中心にある。よってスタッフにそれを求めることから始まった。イアン・R・H・ファルーン教授から直接OTPに関しての教育を受け，毎月どのように脱施設化への準備を進めるかを話し合う検討会議を設けた。当事者である入院患者たちへの働きかけは混乱を避ける意味でも慎重に行われた。2001年7月から「勉強会」と称

してOTPに基づく心理教育を作業療法の午後のプログラム内で開始した。対象人数は1回に6名程度，頻度は週1〜2回程度で継続された。勉強会は病棟の看護スタッフを中心としたチームが進行役となった。しかし『精神科リハビリテーション・ワークブック』[3]をテキストとしてそのまま利用した場合，精神遅滞や高齢の統合失調症の当事者は十分に理解できない可能性があり，仮にその場で理解できてもささがわホスピタルでの生活で使うことの少ない内容に関しては実践する場がなく定着化されにくいことが予想された。そのため内容に関してプロジェクト内で検討した結果，脱施設化の準備という目的を強調するため，退院時に最低限身につけておくべき「薬物療法継続の必要性の理解」と「自己の症状管理」の2点を重点項目と考え，それらに絞って勉強会を進めた。すべての入院患者が週1回以上の割合でこの勉強会には参加し，理解が不十分な患者に対しては病棟内で同じく看護師が平素から繰り返し教育を行った。この流れの中で「退院という目標に向かっていこう」という意識が当事者に芽生えていった。

(4) 脱施設化後
ａ．脱施設化で得られたこと

2002年4月1日にささがわヴィレッジが誕生した。今振り返れば，変化は極めて大きかったが，円滑に移行作業は進んだ。スタッフが費やした24カ月とメンバーたちが費やした9カ月間の準備はひとまず実を結んだといってよいだろう。脱施設化での変化を端的に表現すると1つ目のキーワードは「自由」である。メンバーたちは脱施設化で入院とはまったく違う生活を手にした。それまで入院患者に対して画一的に行われていた生活のコントロールが各個人のスケジュールとして管理されることになった。すなわちメンバーの選択による行動が中心となったのである。デイナイトケアへは1週間に4回参加できるよう配慮がなされ，それ以外の日にはメンバーたちは自由に外出が行えることになった。2つ目のキーワードは「自己責任」である。メンバーたちは前述のとおり7カ月間の準備を終え退院となった。服薬を行うのはメンバー自身，病状に最も俊敏に対応できるのはメンバー自身，ささがわヴィレッジで生活するのはメンバー自身ということが準備期間中に認知され，こうした機能をうまく発揮できるか否かは自分自身にかかっていると各メンバーが意識していたことが病院から生活施設への移行期にあって混乱を招かずにすんだ大きな要因であろう。3つ目のキーワードは「意識改革」である。それまでは入院している障害者ひとりひとりが退院することを目標として入院生活を送ってきた。その目標が達成され「患者さん」から「ささがわヴィレッジメンバー」へ呼び方も変わり「自由」を得て「自己責任」を負ったことで地域で生活するという意

識が高まったのである。

　b．脱施設化後の生活

　2002年4月1日に「入院患者」から「ささがわヴィレッジメンバー」となり，生活は大まかに以下の2パターンとなった。

　【パターン1：デイナイトケアへ参加する場合】

　デイナイトケアへ参加する場合，デイナイトケア実施主体であるあさかホスピタルで3食ともとることになる。徒歩10分ほどのあさかホスピタルへ到着後，朝食を食堂で済ませてデイナイトケアへ参加。朝のミーティングがありそこで1日の活動内容を決め，その予定に従って活動する。17時にミーティングがあり行事などの連絡事項が伝達される。その後18時から夕食。その後ささがわヴィレッジへ帰宅し，21時までに入浴を済ませて就寝となる。

　【パターン2：デイナイトケアへは参加せずささがわヴィレッジで過ごす場合】

　デイナイトケアに参加しない場合には特に生活上これといった規制はない。一日中自由に過ごすこととなるが，訪問看護の申し込みをしている場合は訪問看護師の訪問を受ける。それ以外の時間は自由である。デイナイトケアの活動として毎週2回，各1～1.5時間のOTPの勉強会が定期的に行われる。移行当初はデイナイトケア担当の医師と作業療法士，ソーシャルワーカー，看護師が事前に講義内容の打ち合わせを行い，その内容に最も適切と思われるスタッフが進行役となって進められた。この勉強会は，準備期に行っていた内容だけでなくさらに進んだ形での対人交流のスキル習得などにも内容は及んでいる。ほとんどのメンバーが週に1度はこの勉強会に，誘い合わせたりして参加している様子である。この勉強会はすべてのメンバーが可能な限り2回のうち最低1回は参加できるよう配慮している。

　c．脱施設化の結果

　2002年4月1日以降，メンバーたちにはさまざまなことが起こっている。我々は現在もこの94名のメンバーたちの予後調査を行っているが，執筆時点（2003年12月）での最新となるメンバーたちの状況について簡単に紹介する。

　【生活の変化】

　2002年4月からデイナイトケアに参加し始めたメンバーたちは当初あまり外出もせず，デイナイトケアとささがわヴィレッジの往復をし，あさかホスピタルの売店や近くのスーパーで買ったインスタントラーメンなどの間食程度しか行わなかった。ささがわヴィレッジで終日過ごすときも同様で，外出するメンバーはほとんどいなかったようである。こちらが推察していることが正しいとすれば「退院したことに満足するととも

に，戸惑いつつ，慣れようとしている時期」と考えてよいだろう。平均23年間という入院生活が少なからず影響していると思われた。一方で，前述のとおりささがわホスピタルでは全員が農作業などの身体的な活動を行っていたのに比べ，希望しなければほとんど動くこともなく1日を過ごす結果ともなり，いわゆる「生活習慣病」が悪化したのはこの時期である。このためデイナイトケアでは軽スポーツや散歩など身体的な活動に重点を置いたプログラムを展開した。

　その後メンバーたちはこのような生活リズムに適応してくるに従い，少しずつ外部に目が向き始める。例年行われている精神障害者のスポーツイベントへの参加や，地域のお祭りのカラオケ大会へ参加した。ささがわヴィレッジの近くで飲酒し酩酊状態になり帰れなくなるなど問題行動もあったが活動の幅が次第に広がった。しかしその後は徐々に生活に「緊張感」が薄れた時期がきた。勉強会への出席率が下がったり，仮病を使って医師の診察を避けたりすることもあった。確かに一度適応してしまえば作業療法でもデイケアでも興味はマンネリズムに陥り維持しにくくなるが，ささがわプロジェクトには地域での生活を目指す意識を向上させるという使命がある。そこでメンバーたちのニーズ調査を行い，その結果に基づいて，地域生活支援センター　アイ・キャンと共同して就労支援を開始した（第Ⅱ部第3章の2参照）。これによりメンバーの興味を維持するためには経済的な満足度を向上することも極めて重要であるという貴重な経験を得た。

　その後はこの就労支援活動がメンバーたちに徐々に浸透してきており，現在16名のメンバーが登録しており，今後もさらなる展開が予想される。

　ささがわヴィレッジを出て生活を始めるメンバーも現状で4名いる。アパートへ転居したメンバーは1名，福祉ホームへ入居した者が2名，グループホームでの生活を始めた者が1名である。就労と比較すると多い人数ではないが，経済的基盤が整ってはじめて住居の選択に入ることができると考えられ，現状でもささがわヴィレッジを退所し地域生活を希望するメンバーが10名ほどいる。しかしながら地域における精神障害者に対する偏見が根深いことは郡山市も例外ではなく，ささがわヴィレッジを退所した後の住居確保は大きな問題となっている。

【病状の変化】

　ささがわプロジェクトではささがわホスピタル時代から現在まで継続してメンバーのコホート研究を行っている。脱施設化によって精神障害者，特に統合失調症の病状はどのように変化するのか。それもOTPに基づく心理教育をはじめとする認知行動療法がどのような影響を及ぼすのかを30項目以上に関して追跡している。ここでは簡単に検

討内容とその結果について紹介する。

　検討項目は大きく分けると，①精神症状の評価，②本人の病識，③薬物療法の内容および自身の治療意欲，④神経心理学的な脳機能の評価，⑤メンバー自身の生活の質 (quality of life：QOL) に関する評価の5つのカテゴリー，から成る。

①精神症状の評価では陽性・陰性症状評価尺度 (Positive and Negative Syndrome Scale：PANSS) および機能の全体的評定尺度 (Global Assessment of Functioning Scale：GAF) の評価を施行している。退院直前に比べ脱施設化後6カ月までは改善していく傾向が認められた。特に陰性症状でその傾向が強かった。GAFでは就労支援プログラムが始まる頃に3分化され，若干の機能低下を示す者とあまり変化しない者と改善を示す者に分かれた。

②病識に関してはDavid's病識評価尺度 (Schedule for Assessment of Insight〔日本語版〕：SAI-J) を用いて評価した。退院時点では多くのメンバーが自らの病状を認識できていたが，徐々に退院生活が続くに従い点数は下がってきている。これはメンバーが退院後経験した地域生活への自信が病状の回復と混乱してしまっているために生じている変化と推測している。

③薬物療法に関しては1日あたりの抗精神病薬処方量 (クロルプロマジン換算) での評価を行っているが投与量の有意な変化は認めていない。しかしメンバーたちの服薬観の評価 (Drug Attitude Inventory：DAI) では軽度の低下，すなわち服薬に対する否定的評価が強まっているようである。現在はこれら病識の低下と服薬観の低下の2項目の結果から引き起こされる拒薬などのトラブルはあまり目立たないが，勉強会の中で疾病の理解と服薬継続に関する内容を充実し，病識の低下を食い止めようと努力している。

④神経心理学的検査としては注意力や集中力，短期記憶などを測る8つの検査を組み入れている。脱施設化から6カ月間で注意力の改善が進行し，その後そのレベルを維持しているようである。退院に伴う生活環境の変化は脳機能に対してまで好影響を与えている可能性が示唆される。

⑤メンバーのQOLに対する評価はWHOQOL-26とSQLS (Schizophrenia Quality of Life Scale) で行っている。結果としては脱施設化後，心理社会的な内容でQOLの改善がみられ，環境面や本人の病状によるQOLの変化は乏しかった。

　以上のように，長い入院生活後の脱施設化という大きな環境変化は当事者の生活スタイルだけでなく，脳機能そのものにも予想を超えた影響をもたらしているようである。この調査結果は脳という器官が極めて可塑性の高いものであることをマクロの視点で裏

づけるものになるだろう。また長期の入院生活で社会的機能が低下してしまっているケースに対しても，さまざまなリハビリテーションの組み合わせにより機能回復する可能性を示唆している。治療スタッフの側には，一見固定している機能障害を高齢や長期入院の結果のせいにして諦めることなく，個別的な戦略を工夫していく努力が求められよう。

　このコホート研究は現在も引き続き行っている。今後さらにメンバーたちの予後調査という形で，日本流の脱施設化が当事者に及ぼす影響を評価したいと考えている。

【脱施設化後の病状悪化事例】

　最も重篤な事象としては自殺者が1名いた。これは脱施設化から2ヵ月とまだ生活に適応しきれていない時期に生じた事故であった。また，自殺ではないと思われるが，無断外出後に事故で死亡が確認されたメンバーが1名いた。自殺のような重大な事象が生じた際にはスタッフ会議を開き，事故の背景や最近の病状，ささがわヴィレッジ内での人間関係などに関する検討を行い，スタッフ間の情報伝達システムの充実などにより再発防止対策を行った（第II部第4章の3参照）。

　その他の退所者のうち精神症状の悪化に伴う再入院は6名，身体症状が原因の再入院が10名であった。身体症状については予防可能であったにもかかわらず健康管理を怠ったために入院となった者が3名，予防不可能な身体疾患に伴うと思われた者が7名であった。このうち再度ささがわヴィレッジへ入所することになった者は9名で7名は現在も入院継続中である。精神症状よりも身体症状により退所した者が多くいたことは，メンバーが比較的高齢であること，心理教育により精神症状悪化へ早期介入が可能であったことによると考えられた。

(5) おわりに

　以上が現在までのささがわプロジェクトの経過である。このような働きかけに関しては少なくともわが国では前例もなく，現状は試行錯誤の連続である。この本をお読みになった方が，我々と同じ温度で脱施設化に向き合い，我々の経験をもとにもっと当事者にとって有効な脱施設化のアクションを起こしてくれることを期待している。

（龍　庸之助）

2-2. 生活者としての日々

(1) はじめに

　病院から生活施設へ転換した2002年4月1日は，前日の3月31日までささがわホスピタルの入院患者だったメンバーにとって，94名が一斉に退院し，地域における生活者となった記念すべき日となった。この脱施設化の取り組みにおいて，大多数のメンバーが20年，30年という長い入院生活にピリオドを打った。

　退院を果たした当初は，メンバーもスタッフも戸惑いながらの日々で，新しい生活に慣れるということが第1の目標であった。これまで院外作業で外部の事業所に働きに出ているメンバー以外，ほとんどのメンバーが買い物などで外出はするものの，病棟で決められた生活リズムに沿って，作業療法のプログラムなどに参加するなど，病院の中で1日が完結する生活を送っていた。メンバーの中には病院時代から院外作業で地域にある事業所へ週2～3回程度，仕事に行っていたメンバーも数名おり，ささがわヴィレッジ転向後も続けて仕事へ行っていた。新しい生活の中，真面目に仕事へ行く姿は頼もしいものに感じた。

　94名のメンバーの共同生活のスタート時は27名のメンバーが何らかの形で仕事に就きながらデイナイトケアへ通っており，その他大多数の67名は週4日のペースでデイナイトケアへ通っていた。その他，訪問看護を活用しささがわヴィレッジでの日常生活における支援を受けていた。それぞれが言うなればお膳立てされた生活スケジュールに沿って生活を始めたわけだが，この病院からの移行期には緩やかな移行を進めるうえで，ある程度必要なことだったように思う。この移行期は長い入院期間の受動的な生活に慣れていたメンバーに，実際の「地域生活」のイメージを抱いてもらうための時期であった。もし地域生活のイメージも持たないままに，当初からメンバーそれぞれに自分のスケジュール管理を全て任せてしまっていたら，メンバーの多くは自分で何をしたらいいのかがつかめないまま，何となく毎日を無為に過ごしてしまっていたかもしれない。しかしこれはあくまで移行期のことであって，ここからメンバー自身がどう自分の目標に向かって能動的に毎日のスケジュール管理を行っていくのか，それを支援していくことが我々スタッフの課題となった。

　退院によるもう一面の変化は，病棟だった各フロアに医師や看護師など医療職がいなくなったということだ。「ささがわヴィレッジに変わって何が良かったか」とメンバーに質問すると必ず返ってくる答えが，「自由になった」というものである。この「自由」を「うれしい」と感じるメンバーが多数であったが，一方で「不安だ」と感じたメンバ

ーも存在した。その理由としてはメンバー同士のトラブルが発生したときに職員がいないと不安だということが挙げられた。ホスピタリズムの強いメンバーほど，今までのほうがよかったという思いがあったのかもしれない。いずれにしてもこの「自由」という感覚を，退院を通じてメンバーたちは肌で実感していた。

　この脱施設化では，建物や居室環境等のハード面に大きな変化はなかったが，他章でも述べられているように病院機能から生活施設の機能へとシステムを変更することで得られたソフト面への変化・効果はさまざまだった。またスタッフ自身も病院から生活施設に変化したことで，いかに生活者として，普通の感覚で支援していくか，意識の変革を求められた。今，振り返るとスタッフ自身もメンバーと同じ経過の中で変化していったのかもしれない。

　2002年4月から今日までのメンバーの生活状況や意識の変化・スタッフの支援体制等を大きく以下の3段階の時期に分けることができる。

(2) 第1期：多くの生活支援が必要であった時期
【2002年4月～9月】

　病院から生活施設へ転換した直後は，極めて基本的な部分での生活支援が必要な時期であった。さらに基本的な衣食住についての生活スキル獲得の支援も必要なケースもあった。それまで病院の中で完結する生活を送っていた彼らの多くは，ホスピタリズムも強く，自分の意思で物事を決め，自分の生活を律していくことに慣れていなかった。ひとりひとりのエンパワメントに関わり，メンバー自身が自分のことを自分の考えで決め，行動するためのスキル（情報収集・交渉・自己主張等）を獲得する支援をしていくことが必要であった。しかし当時のメンバーたちはそういったスキルが伴わないまま生活が始まったので，「退院したから自由だ」という解放感を満喫するあまり，徐々に体重増加に伴う健康管理の問題，金銭管理の問題，服薬管理の問題，そして飲酒の問題，メンバー間での対人トラブルの発生といった生活面への影響が出てきた。特に体重増加に伴い，高血圧や糖尿病の悪化などがみられ，身体合併症で入院するメンバーもいた。入院中にはカップラーメンや即席ラーメンなどを口にしなかったメンバーまでも食間に食べるようになり，入居者の間で一時期，ラーメンがブームとなった。このままではメンバーのほとんどが生活習慣病予備軍となってしまいかねないということで，生活習慣病の学習会を開いたり，訪問看護の指導などで意識づけがなされたのもこの頃であった。これまで病棟スタッフがメンバーの食生活への配慮をしていた部分が生活施設となり，日常的に行われなくなったことの影響が大きかったと思われる。食事・食生活・栄

養管理についてセルフマネジメントできるような支援が必要となった。

　次に金銭管理の問題が深刻であった。入院中には自分で経済行為を行うことはほとんどない生活であった。メンバーたちを金銭管理の方法で分けると，①通帳や障害年金等のすべてを自己管理しているメンバー（スタッフの支援の必要ない）と，②通帳をスタッフが管理し，1カ月分の生活費（自己申告額）を渡し，1カ月間，自己管理するメンバー（スタッフの支援が少し必要）と，③通帳もスタッフが管理し，1日～1週間・2週間ごとに分けて生活費を渡し，それを自分でやりくりするメンバー（スタッフの支援がかなり必要），の3層に分けられた。当初は②の層のメンバーが多く占めていたが，たちまちのうちに①の層に加わるメンバーも出てきた。むろん，支援の方向としては，③の層から②の層へ，②の層から①の層へといくことが望ましいわけだが，③の層のメンバーは知的障害のため金銭自体の価値・計算方法がわからないメンバーや，妄想が強く金銭に固執するメンバー，金銭があればあるだけ散財してしまい，必要なところへお金を使うことができないメンバーとさまざまで，その人に合った支援の仕方にたどりつくまで，スタッフとメンバーのやり取りが続いた。約束の日より前に「お金がない。お金をください」とメンバーがやってくるとスタッフの側には，「どうして?!」という思いが生じた。本来このお金は本人のお金だから，本人の好きなように使っていいのではないかという考え方と，好きなようにどんどん使ってしまって本当に生活支援と言えるのだろうかというジレンマが生じた。そうした葛藤の中，「積極的傾聴（アクティブリスニング）」を用いてメンバー自身はどうしたいのか，そのためにはどうしたらいいのか，メンバーと一緒に考えることでそれぞれのやり方が生まれた。③の層から②の層へ，「できるようになる」ということは確かに大切なことではあるが，いつも矢印が上向きだと，メンバーもスタッフも疲れてしまうようだ。どうしてもメンバーの力だけでは難しいところをスタッフが補うことで，無理なく向き合うことができるようになったのかもしれない。

　服薬管理も同様で，当初ほとんどのメンバーは1週間の自己管理から始まった。しかし序々に服薬が不規則になるメンバーや1週間の自己管理が難しく混乱してしまうメンバーが出てきた。訪問看護チームが工夫をし，服薬管理ケース等を活用したところ，混乱なく服薬管理ができるようになったメンバーが増えた。それでも管理しきれないメンバーについては，職員が手渡しした。一方，問題なく自己管理できるメンバーも多数おり，6カ月目より2週間分の服薬管理を行うメンバーも出てきた。

　飲酒するメンバーや対人トラブルも発生した。飲酒に関しては，外でビール等を飲んで酒臭を漂わせ，帰ってくるメンバーが増えてきた。また宴会を企画し，何人かのメン

バーで飲み会を開くこともあった。ささがわヴィレッジでは生活するうえでのルールとして施設内での飲酒はできないことになっている。そのため外で飲酒してくるメンバーが増えてきた。未成年ではないので飲酒すること自体を禁止することはできない。飲酒することでアルコールがもたらす作用などを知ることが必要だということで，『精神科リハビリテーション・ワークブック』[3]の第4章「たばこやアルコールに頼らないために」等を活用し，デイナイトケアなどで学習会を開いた。

　対人トラブルは女性のフロアで多く起こった。特に知的障害のメンバーがトラブルの原因であることが多く，少しのことにも反応し，言い争いが絶えず，他メンバーを巻き込んでいることが多かった。その時は両者の話を積極的傾聴することから始めたが，自然に仲直りしていることもあり，次第にひとつひとつのトラブルに振り回されることも少なくなった。一方，男性で起きるトラブルは暴力や脅しが絡んだ。一例を挙げると早朝より，男性のフロアに女性メンバーが行き来をし，それに対し苛立ったメンバーのひとりがちょっと大声を出したため，女性メンバーの友人である男性が腹を立ててその大声を出した男性メンバーを殴ったというものがあった。また別の例では男性フロアの調理室にて調理中に男性メンバー同士がトラブルとなり，そのうちのひとりが刃物を持ち出し，「殺すぞ」とトラブルの相手を脅したものだった。後のプロジェクト会議においても，警察への通報のあり方も含めて討議された。それぞれその場の介入，その後のフォローを各スタッフで行った。しかし，男女間フロアの行き来の問題や刃物所持の問題が浮上した。これらの事例をきっかけに，ささがわヴィレッジにおける男女フロアの行き来について，入居者自身によるルールづくりが始まった。また刃物についても調理室に包丁を常備しておらず，使うときに職員に申し出るという方法が不便だったために個人で刃物を所持するようになったということがわかった。そこで調理室に紛失防止のワイヤーをつけた包丁を設置し，必要なときにいつでも使えるようにした。以上を振り返ると生活をすることでの不便さ・不自由さがちょっとした歪みとなりトラブルの原因となっていたことがわかる。起こってしまったトラブルをメンバーとスタッフとがきちんと見つめ直すことが，生活上の不便さ・不自由さの解決に動く原動力となった。

(3) 第2期：社会参加への試み
【2002年10月～2003年5月】
　メンバーたちもささがわヴィレッジでの生活にも慣れ，順調に毎日の生活を送っていた。そろそろ個別のニーズに基づいた支援が必要な時期であった。地域生活支援センターにおいて，4月から9月にかけて個別面接をほぼ全員にした結果，将来に対する「希

望」がある程度明らかになった（表4）。

退院自体を目標にしていたメンバーが多く，今回生活施設へ転換したことによる退院が実現したのでこのままの生活を続けたいといった声が多かった。一方，活動の場では就労したいというメンバーが多く，生活の場はこのままでも，仕事はしたいと考えているメンバーが多いことをうかがわせた。この頃から，就労への取り組みの模索が始まり，どうすれば働く場を確保し，就労に向けてのトレーニングができるかさまざまな就労制度とのすりあわせを行っていった。その結果，清掃業務や調理補助，食器洗浄業務など3カ所の働く場を確保でき，就労準備支援プログラムを取り入れ，2カ所についてはデイケア・デイナイトケアと合同で実習プログラムを進めていった。また1カ所についてはハローワークと共同で実習支援を行っていった。それぞれの実習が終了した後は，NPO法人と事業所の請負契約により，グループ就労として支援していくこととなった。こうして現在，15名がグループ就労をしている。

また，これまでにささがわヴィレッジから退所して，次のステップへ生活の場を移行したメンバーも2名いた。1人は福祉ホームへ入居し，今後ひとり暮らしの自信をつけ単身生活を目指すこととなった。もう1人は，家族の近くのアパートで単身生活を始めた。生活を始めてみると新たな課題が現れ，再度アセスメントを行い，必要なサービスを取り入れ，その形成された支援ネットワークを利用し，生活をしている。徐々に各人がしたい生活が形になっていきはじめた時期であった。

またこの頃，地域生活支援センター アイ・キャンに喫茶店を作ろうという試みもスタートし，スタッフとして参加を希望するメンバーと話し合いを重ねていった。ささがわヴィレッジ以外のメンバーも加わり，オープンに向けて，準備を進めていった。このときもメンバー主体で話し合いを進め，なるべく自分の意見を述べられるような関わりをしていった。地域の喫茶店に見学に行ったりして，自分たちの手でつくる喫茶店にメンバーたちの夢も膨らみ，さまざまなアイデアが出された。

こうしてそれぞれが自分の目的を少しずつ見つけ動き出していった。仕事は人をエンパワーするというように，仕事を始めたメンバーはどこか自信に満ちた表情をしてお

表4 ささがわヴィレッジメンバーの将来の希望
〈2002年4月～9月〉

○生活の場について
　ささがわヴィレッジがいい……41名
　単身生活がしたい……12名
　家族と一緒に暮らしたい……6名
　社会復帰施設を利用したい……4名
　老人ホームへ行きたい……5名
　わからない……12名

○活動の場について
　デイナイトケアへ通いたい……33名
　仕事がしたい……39名
　作業所へ行きたい……0名
　その他……10名

り,「もっと頑張りたい。今度はひとり暮らしをしてみたい」とまた次のステップを目指そうとしている。こうした姿には私たちスタッフも勇気づけられた。

(4) 第3期：自分の生活を目指して
【2003年6月～現在（2004年2月）】

こうして徐々にメンバーたちは自分たちの生活について考え始めていったようだった。最近では，結婚したいというカップルも2組現れ，話し合いや具体的にアパート探しなどを始めている。メンバー相互に影響し合っているようだ。また新しくできたグループホームでの新生活を始めたメンバーもおり，これまでとは違った共同生活を楽しんでいる。もう1人のメンバーはやはりひとり暮らしの自信をつけたいと福祉ホームへの入居が決まっており，今後は，単身生活への準備と再就職に向けた準備を2年間で行っていく予定だ。

スタッフの支援方法も個々のケースについて主治医，デイナイトケアスタッフ，訪問看護スタッフ，地域生活支援センタースタッフの担当でチームを組み，それぞれのニーズに応じた関わりをしていくことになった。

現在は，第1期にみられたような混乱もぐっと減り，メンバーそれぞれがする力をつけていっているといったことが実感できる。それはスタッフにも言えることで，当初は全体を見よう，ささがわヴィレッジ全体を何とかしようという思いばかりが先行していたが，ひとつひとつの課題を乗り越えていくことにより個別の関わりの重要性を再認識させられ，ひとつひとつのケースに向き合うことができるようになった。

ささがわヴィレッジのメンバーの生活者としての日々は始まったばかりであるが，メンバーたちは力強く生活している。

（安西　里実）

2－3．チームの構築
―ワークブックを使ったささがわ方式

(1) 導入までの経緯
【1999年12月～2000年2月】

OTPは本来家族単位で進められるものであるが，ささがわホスピタル方式では生活を共にする同室の当事者も，友達や近隣の良き援助者という視点で捉えることができる。そこでグループセッションの展開も可能にしようと活動を進めた。

病院内でのOTP活動は，初めての試みでありスタッフも不安と期待を抱えていた。当初スタッフ間で検討し勉強会に参加する数名の候補者の選出までこぎつけたが，当事者の年齢や物事の判断能力を考えると勉強に抵抗を感じるかもしれず，参加への了解を得ることは難しいのではないかという考えもあった。しかしとにかくスタッフの気持ちをそのまま伝えようということになり「自分の病気や薬のことを私たちと一緒に学びませんか」と話を持ちかけた。その結果，当事者側から「自分の病気を学びたかった。是非お願いしたい」とスムーズに了解を得てOTPの準備を進めることができた。

(2) 説明と同意

『精神科リハビリテーション・ワークブック』[3)]の本文には統合失調症の病名が記載されていたということもあり，セッションを開始する前に当事者が病名と個人の服用している薬の名前を多少理解していたほうが進めやすいと思われた。また当事者も自分の病気を知りたいと考えていることがわかり，主治医より十分な時間をかけて病名の告知と薬の説明を行いOTP参加の同意を得る形式で進めた。

(3) セッションの進め方

【2000年2月～2001年11月】

a．スタッフの構成

医師1名，看護師1名，精神保健福祉士（PSW）1名，作業療法士1名，薬剤師1名

b．対象者

1グループ（2000年2月～2001年10月）男性2名，女性3名

①統合失調症の方

②IQ 65～100の範囲で本が読め理解できる方

③精神症状が多少あり意欲低下の見受けられる方

④自分の意思で参加できる方

⑤性別や年齢にはこだわらない

2グループは2001年1月から5名，3グループは2001年6月から5名の同意を得て開始した。

2グループや3グループになるとIQ 50クラスからも選出し実施した。

c．セッションの内容

①脳の病気とストレスの影響について学ぶ。

②薬の作用や副作用について学び，服薬記録表を用い自己管理能力を高める。

③早期警告サインを知り，その対処法や連絡方法を理解する。
④金銭記録表をもとに収支バランスを理解し管理能力を高める。
⑤週間行動記録表を用い自分自身の生活パターンを理解する。
　d．セッションの方法
①参加メンバーに学習する内容をファイルにして配布する。
②開催は週1回とする。
③参加メンバーに内容を説明する。
④『精神科リハビリテーション・ワークブック』[3)]の読み合わせを基本に進める。
⑤進行はメンバーが理解した段階で次に進め決して急がない。
⑥客観的に自分自身を観察する。

　セッション当初の内容を当事者の了解を得てビデオ撮影し，後日自分の姿を見直し，無表情であったり姿勢がうつむき状態である，言葉がはっきりしないなどといった自分の状態を観察した。これは自分たちが周囲からどう見られているかを知るよい機会になり，自ら言葉や表情・姿勢を改めていくひとつの手段となった。

(4) 脱施設化の転換準備としてプログラム変更
　a．調理実習
【2001年11月～2002年1月】
○目標
　簡単でバランスのとれた食事を作ることができる。
○対象
　全員（1グループ6名で16グループ実施）
○回数
　週2回
○内容
　レトルト・冷凍食品の利用方法
　ガスコンロの使い方
　お湯の沸かし方
　ご飯の炊き方
　みそ汁の作り方
○結果
　長期入院中ずっと給食という形で食事提供されていた当事者は，レトルト食品や冷

凍食品を手にする機会もなく電子レンジを用いた調理方法もわからなかった。この調理実習では「こんなのがあんのかい！」と驚く場面が多々みられていた。

ガスコンロの取り扱いに対しても注意力に欠けていたり，鍋のほうばかり気になり火加減が調節できず他の当事者に頼っていることが多かった。また全員がガス警報器の音を実際に聞いたことがないということで，アルコール噴霧を利用し警報音を鳴らし操作の仕方を学び理解した。

b．学習会

【2002年1月〜2002年3月】

脱施設化に向けてOTPを全員対象として実施するため，『精神科リハビリテーション・ワークブック』[3]の一部を簡略に改変して使用した。

○対象

　全員（1グループ6名程度）

○時間

　毎日（午前・午後の2回実施）

○方法

　①毎回スタッフ2〜3名参加（作業療法士・PSWも随時参加するが主に病棟看護師が中心に関わる）。

　②ささがわホスピタル独自で改変したテキストを各グループが2クール繰り返し学び，自分の体験を振り返りながら病気を理解する。

○内容

　①脳の病気とは何かを学ぶ。

　②薬の効きめや副作用について理解し，自己管理方法を検討する。

　③医師に自分の状態を上手に伝える方法を学ぶ。

　④早期警告サインを知り，対処法や連絡方法を理解する。

　⑤社会資源を知り利用していくための調査方法を理解する。

○結果

　全員が対象ということでIQ別にグループをつくり説明した。知的レベルの低い当事者への病気の説明は模型やジェスチャーを交えて理解できるよう根気よく繰り返した。

　服薬管理は薬の学習を開始し理解できた段階で1週間分の自己管理へ移行した。

　早期警告サインは記入用紙を2枚配布し，自分と同室者が理解するために1枚は部屋に貼るよう勧めた。

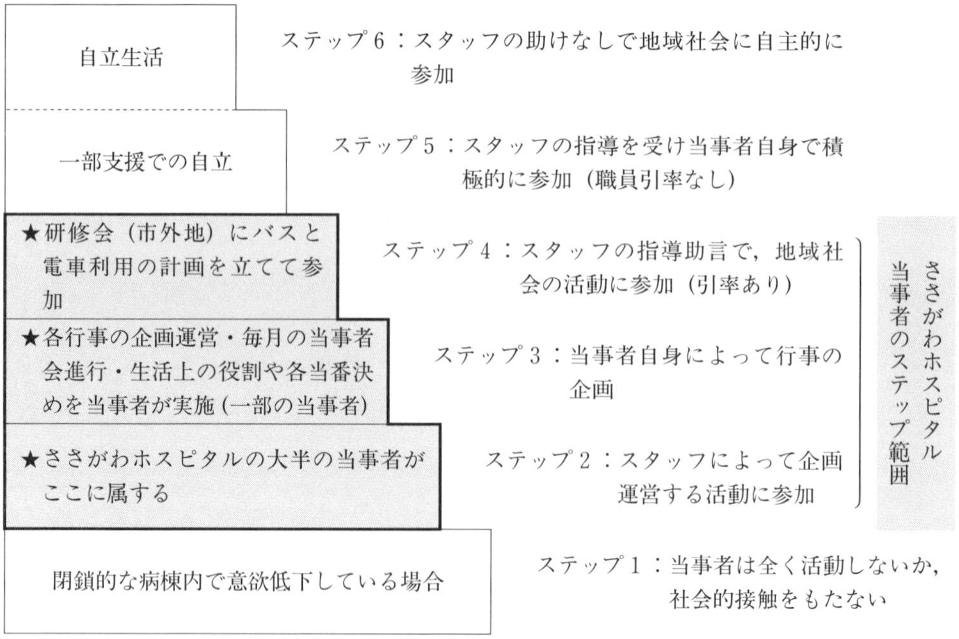

図7 地域における自立生活へのステップ

- 自立生活
  - ステップ6：スタッフの助けなしで地域社会に自主的に参加
- 一部支援での自立
  - ステップ5：スタッフの指導を受け当事者自身で積極的に参加（職員引率なし）
- ★研修会（市外地）にバスと電車利用の計画を立てて参加
  - ステップ4：スタッフの指導助言で，地域社会の活動に参加（引率あり）
- ★各行事の企画運営・毎月の当事者会進行・生活上の役割や各当番決めを当事者が実施（一部の当事者）
  - ステップ3：当事者自身によって行事の企画
- ★ささがわホスピタルの大半の当事者がここに属する
  - ステップ2：スタッフによって企画運営する活動に参加
- 閉鎖的な病棟内で意欲低下している場合
  - ステップ1：当事者は全く活動しないか，社会的接触をもたない

（ささがわホスピタル当事者のステップ範囲：ステップ2〜4）

(5) 活動上のスタッフの留意点

①各セッションを退屈しないで楽しみながら参加できるよう，スタッフはユーモアや巧みな話術を取り入れ参加者を飽きさせない工夫をする。次回もまた参加したいという気持ちを抱かせるようひとりひとりの存在を大切にする必要がある。

②学校の教室的感覚を思わせないこと，緊張を取り除き気軽に話せる場を設け，飲み物やお菓子等を準備しリラックスできるよう配慮が必要である。

③当事者とスタッフの関係は大人と大人ということを重視し対応する。

④参加者ひとりひとりの発言を大切に，決して無理強いせず自然に自己表現できるよう誘っていく。

⑤スタッフの価値観を相手に押し付けないよう配慮し，スタッフ自身も常にスキルアップを図ることが重要である。

(6) 地域社会との交流

長期入院で地域社会との交流なく生活を送っていた当事者が，今日の社会の状況を理解するためには，多くのものを学ぶ必要があった。その病院内からの取り組みとして，交通安全課職員・消防署の職員・小学校教師との交流・小学生との手紙の交換・ボラン

質問内容	回答内容
問1. OTPの参加の声がかかったときどう思いましたか？	S・F：不安だった。人間関係が少しうまくいくようになった。 E・S：不安だったが，興味があった。「病気が治るのかなぁ」と思った。 S・S：うれしかった。精神病とは何であるか知りたかった。 Y・M：不安で少し気が進まなかった。
問2. OTPを学んでよかった点は何ですか？	S・F：薬のことが勉強でき，自分の病気のことを知った。 E・S：感謝の気持ちをうまく伝えられるようになった。気持ちが軽くなった。身近な看護師に助けを求められるようになった。 S・S：自分の悩みを話せるようになったことがよかった（小さな悩みが消えて胸がさっぱりした）。普段あまり話をしないので，OTPをやって話せるようになった。 Y・M：薬の内容がわかった。 　　　OTPの内容が少しわかってきた。
問3. OTPを学んで自分が変わったと思いますか？	S・F：責任感が少し強くなった。 E・S：自分から話ができるようになった。 S・S：病院の外に出るのが嫌いだったが，今は外に出て何でも覚えようと思って社会に少し足を踏み込んでみたら買い物に行くのが少し楽しくなった。 Y・M：自分のためにはならなかった。別に変わったところがない。
問4. OTPを今後も続けたいと思いますか？	S・F，S・S，Y・Mの3名：続けてほしい。 E・S：続けたくない（一度勉強したので話すことがなくなったから）。
問5. ①これから自分の病気とどのように付き合っていこうと思いますか？	S・F：薬を飲んでいることを前提に病気と仲良く付き合っていきたい。 E・S：スタッフの方たちの助けを得ながら病気とうまく付き合っていきたい。 S・S：自分の病状が一日も早く良くなるようにOTPの本を読んで前に一歩一歩進み積極的になりたい。 　　　苦しくなったらスタッフに話を聞いてもらい病気を軽くしていきたい。 Y・M：みんなが病気のことをわからないので，あまり話さないようにしたい。
②これから家族や友達とどのように付き合っていこうと思いますか？	S・F：仲良く思いやりをもって生活しようと思う。 E・S：相談して気持ちを切り替えながら付き合っていきたい。 S・S：家にあまり迷惑をかけないようにしたい。兄弟の言うこともよく聞いて病気を治していくよう努力したい。 Y・M：あまり病気にならないようにしたい。
③日常生活で自分はどのようにしていこうと思いますか？	S・F：平凡に暮らしていきたい（平凡に生きるのは難しいと聞いた）。 E・S：週1回でも働きに出たい。小さな自分の家に住みたい（私の夢）。 S・S：疲れたときは休みながらできるだけ体を動かしたい。本も大切なので，少しは読めるようにしたい。 Y・M：薬を飲み続けたい。

図8　OTPアンケート調査結果

(対象：1グループ4名　継続期間：1999年2月～2001年8月)

ティア活動(クリーン作戦2回/年・小学校へ手縫い雑巾寄付・特別養護老人ホームへ千羽鶴寄付など)を実施した。

この教育的視点から実際に働いている方々を病院の中に招き入れ交流を図ることで,知識も深まり当事者の生活意欲も高まり自信を取り戻す助けとなった。

交通指導員が数名来院し,当事者は警察の人が入ってきたと思い込み緊張した場面もみられたが,回を重ねるなかで交通指導員たちと楽しそうに会話する姿もみられていった。

小学校教師との交流では,今の子どもたちの遊び(ゲームボーイなど)や勉強の内容(パソコン)を聞き自分たちの子ども時代と違うことに驚いていた。

子どもたちからの励ましの手紙は,普段の生活の中でいたわりや励ましの言葉から遠ざかっている当事者にとって生き生きした感情を取り戻すよい機会になり,女性当事者の中には感激し涙を流しながら読んでいる場面もみられた。

ボランティア活動は,地域の一員として自覚していくために当事者という立場より,ひとりの人間として「私たちにもできる」という思いを行動化することに重点を置いた。結果としてクリーン作戦を繰り返し実施するなかで,タバコや缶の投げ捨ては当事者自ら率先してやめていったという経緯がある。

(7) その他のステップ別活動内容

病院内からの準備を重ねて当事者がさまざまな経験を多く持っていること,知っているということは強みであり,自信の獲得にもつながる(図8)。また長期入院していた当事者が退院するときスタッフはどのような環境の場に帰るのかを理解し,その場の生活維持に必要と予測される多くのことを当事者と一緒に考え準備しておく必要がある。

(大谷 典子)

◆文献

1) 浅井邦彦:長期入院患者の医療とリハビリテーション.日精協誌,18(4):298-305,1999.
2) イアン・R・H・ファルーン,グレイン・ファッデン(水野雅文,丸山晋,村上雅昭ほか監訳):インテグレイテッドメンタルヘルスケア.中央法規出版,東京,1997.
3) 慶應義塾大学医学部精神神経科総合社会復帰研究班(イアン・R・H・ファルーン,鹿島晴雄監修,水野雅文,村上雅昭編著):精神科リハビリテーション・ワークブック.中央法規出版,東京,2000.
4) 厚生省大臣官房障害保健福祉部精神保健福祉課監修:我が国の精神保健福祉(精神保健福祉ハンドブック)平成14年度版,厚健出版,東京,2003.
5) 社団法人日本精神科病院協会:平成14年マスタープラン調査 データ集,2003.
6) 社会保障審議会障害者部会精神障害分会報告書:今後の精神保健福祉施策について,2002.

第3章　地域におけるネットワーキング

1．みなとネット21におけるサポートグループ活動への発展

(1) なぜ地域の中でネットワーキングが必要なのか？

　地域リハビリテーションの現場で相談を受けていると，通院をしながら状態は安定しているが，昼間の居場所があるわけでもなく，経済的な収入にも結びつかず，ほとんど外出することなく家族の支援に頼って生活している人たちに遭遇することがある。こうした自宅に引きこもって家族以外の人たちとの接触を避けている人たちは，決して「引きこもり」の状態に満足しているわけではなく，むしろきっかけがありさえすれば社会参加の機会や社会的な役割を持ちたいと願っている潜在的なニーズを持った人たちである。その中には，過去に社会とのつながりを持とうと外に出てはみたものの何らかの理由でうまくいかず，失敗経験が不安や恐怖心に結びつき，家から出られないでいる人もいる。こうした「引きこもり」状態をひとつ例にとっても「本人が出たいと思っているが出られない引きこもり」や「出ない状態でなんとか落ち着いた状態を保っている引きこもり」など，ひとりひとりの状態や経過が違っているため，個々別々の状況を知る必要があるのは言うまでもない。例えば，社会とのつながりを求めているのは誰なのか，どんなことを望んでいるのか（友達が欲しい，どこか居場所が欲しい等）など動機やタイミングをきちんと把握したうえで，個別のきめ細かい対応と働きかけがなければ地域サービスに結びつかない。また，たとえサービスを利用し始めても最初の時期にうまく馴染めずドロップアウトしてしまうと，そのあと引きこもり状態が複雑化する場合もある。精神障害の特徴として，障害が固定化せず，障害の基礎にある疾病そのものの変化により障害のレベルが変化するため，病状の悪化や些細なつまずきが危機に拡大しないよう本人を支援する専門家と地域サービスとの協働的支援体制と，個々のニーズに応じたケアマネジメントが非常に重要である。したがって，専門家は地域の中にどんな精神保健福祉サービスがあるのかを十分に知っておく必要がある。

　地域で生活する精神障害者は「疾病」と「障害」を併せ持ち，複合的なニーズを持っている。また，新しい経験が不得手で，周囲を意識しすぎたり，言いたいことをうまく

人に伝えるのが苦手，という生活・対人関係上の問題から地域の中にあるサービスへ自らアクセスするのが困難である場合が多い。精神障害者の地域生活支援では，医療機関や関係機関，社会復帰施設相互に紹介する「受け入れ」や「送致」というレベルの利用紹介にとどまるのではなく，ニーズに即した社会資源や医療・保健サービスへの当事者のアクセスを支援し，サービスを有機的に「つなげる」ネットワーク化が不可欠である。

(2) 地域の中にある社会資源を積極的に活用する

入院治療中心の精神科医療体制から地域精神科サービスへの転換が図られるなかで，精神障害者を地域で支えるための小規模作業所やデイケアなどの日中の活動の場であるとか，援護寮やグループホームなどの生活の場，地域生活支援センターなど精神保健福祉サービスの数も種類も年を経るごとに増加傾向にある。しかしながらこうした精神疾患を持つ人に特化したサービスは，場合によっては，地域社会との隔たりを強化し，さまざまな可能性や機会を喪失することにもなりかねない。筆者が経験したケースの中で，10代後半に統合失調症を発症し，数回の入退院を経て現在はグループホームで生活しているAさんを紹介したい。

Aさんは，日中は医療機関のデイケアプログラムに毎日参加し，日常的に精神保健福祉の専門家と接しながら過ごしている。Aさんが地域の中で安定した生活を営んでいる背景にはさまざまなスタッフの支援があり，些細な生活上の困難が生活の破綻につながらないよう，困ったときに助けを求められる支援体制が機能している。Aさんは精神保健福祉サービスを利用しながら地域の中で生活をしている一方で，生活や行動の範囲は限られていて，週末にどこかへ出かけることもなく，スポーツセンターや図書館など近所の公的施設を利用した経験もなかった。Aさんは「出かけられない」わけでも「出かけたくない」わけでもなく，地域にどんな施設があるのか，どのように利用すればいいのかが，わからなかったのである。OTPでは，地域社会をさまざまな資源が数多く存在する「社会資源の宝庫」と捉え，当事者本人の希望や目標に基づいた計画を立てる際には，既存の精神保健福祉サービスに限らず，さまざまな資源やサービスも含めて積極的に利用を検討し，活用していく。たとえ保健所や医療機関のデイケアでなくても，友人と会う，公園に出かける，散歩をする，買い物をする，趣味のサークルに参加する，習い事をするなどさまざまな種類の選択肢が活用可能だからだ。精神障害者が身近なところでさまざまなサービスを利用したり，障害を持たない人と関わり合うということのメリットは，当事者の支援ネットワークを広げることにもつながるだろうし，精神障害

に対する誤解や偏見を取り除く手段としても有益であると言える。

重篤な障害を持っている人にとって，地域生活を維持していくうえで精神保健の専門家の支援とサービスに対するニーズは高い。だが，我々は病院の中や，限られた施設の中と比較しても地域にはたくさんの資源と情報，機会が存在していることに多くの事例を通して気づかされている。Aさんがデイケアを利用するようになったのは，友達が欲しいというニーズに基づいていたが，デイケア内で年代の近い友人が何人かできたものの，一方で発病前の友人関係が病気を境に途絶えてしまったことを気にしていて「病気になってもう昔の友達には会えない」と話していた。そこで，スタッフは「発病前の友達と連絡をとること」を目標に，電話のかけ方のロールプレイや病気のことについて聞かれた場合の対応などについて小さな課題に区切って何度も話し合いを持ち，結果，その友達と連絡をとって自宅に遊びに行くことができた。こうした「ごくごく普通」の友人関係を通して，レストランへ食事に出かけるなどの「普通」の経験が増えていったケースである。

精神障害者の地域生活を支援する際には，当然のことながら当事者の目標に合わせて，彼の住む地域の中にある一般的な資源を視野に入れ，地域社会とうまく「つながる」ように生活をつくっていくことが大切である。

(3)「当事者性」を市民活動に展開する―共に地域社会の一員として

さまざまな健康上の課題を抱えて生きる人々の問題を解決する場合，同じ課題を抱えているか抱えた経験を持つ人々が関わることによって，問題解決への途が開けることが多い。しかし一方では，こうした問題に対して多くの市民からの共感や理解，そして支援が必要であり，特に精神保健福祉問題に関しては身近な問題認識として捉えづらく，正しい知識や情報不足による誤解や偏見が根強い。こうした障害を持つ者と持たない者との間にある目に見えないバリア（障壁）が，逆に当事者の地域社会へのアクセスを困難にしている可能性もある。したがって，精神保健福祉の専門家は，当事者に対する個別的なアプローチにとどまることなく，地域社会をいかに巻き込みながら共に活動を進め，精神保健の正しい認識と誤解を解いていくのかという社会的な側面も非常に大切である。こうした「当事者性」と「市民性」と「専門性」の緊張関係をダイナミックに展開していけるかが，そこに精神保健サービスが地域の中で根づくか否かの重要なポイントであるように思われる。

「みなとネット21」は精神障害者を地域でサポートしていくための多職種ボランティアネットワークとして発足した。さまざまな社会資源がネットワークを組んで地域での

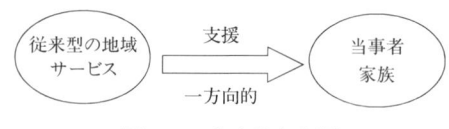

図1　一方向的な支援

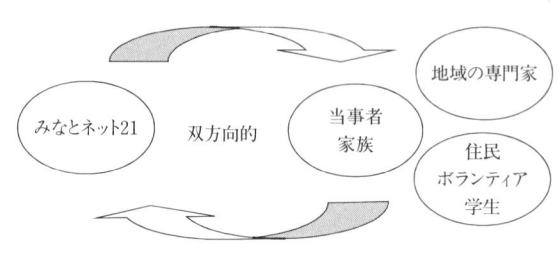

図2　双方向的な関係性

図3　当事者向けの案内状

生活動線を伸張し，障害者がいきいきとした生活を送れるようにしよう，生活上の困難やストレスを減らすことで再発を防ぐだけではなく，生活者として真の社会参加を促そうというのが大きな目標である。活動を進めていくなかで，援助「する側」と「される側」の一方向的な支援（図1）から，「共に考える・参加する・活動を創造する」双方向的な関係性（図2）を作り出す必要性があるのではないかと考え，対等な関係で，互いの成果をフィードバックできる体制づくりを目指し，「一歩踏み出したい，生活を変えたい」という当事者やその家族，地域の精神保健福祉の専門家，「精神障害を理解したい，何か役に立ちたい」ボランティアや学生，市民など地域社会を構成する誰もが共に精神保健について身近な話題として考え，話し，行動する場としてみなとネット21のサポートボランティアグループ活動を開始したのである（図3）。我々のこうした活動は，専門家による支援という一方向的「援助型活動」から地域住民と共につくる双方向的「共創性活動」へ，「問題解決型活動」から「価値創造型活動」へという意識の転換を図っていくことも意

味している。

　サポートボランティアグループ活動は「自宅から出る外出の機会にしたい」「どの程度仕事（作業）が続けられるか試してみたい」「家族以外の人とのコミュニケーションをとりたい」などの当事者ニーズに基づいており，それに応える形で発足された経緯がある。したがって，みなとネット21の利用者（当事者）が中心となっており，同じ悩みを分かち合うピアサポート的役割も大きいが，ここで確認しておかなければならないことは，このボランティアグループの活動の趣旨がデイナイトケアと類似のものではないということである。グループの構成は，利用者，家族，一般ボランティアとなっており，あくまでもメンバーの合意による自主的運営を基本とした市民活動が主な目的である。また，この活動は「地域活動」を主軸に展開し，グループ活動そのものが市民活動にほかならないと考えている。グループおよび市民活動を行うメンバーは，その性質を維持するために当事者であることや肩書きをはずした個人として参加することを原則とし，メンバーは一市民として参加すること，メンバー同士の関係はそれぞれ得意とするところで行われる相補的な役割分担の関係と言えよう。

　サポートボランティアグループ活動内容は以下のとおりである。
・当事者同士の交流
・ボランティア活動
・自分たちの情報発信
・市民のひとりとして地域活動へ展開する
・当事者のみならず精神保健福祉の増進を目的に住民，学生など多くの人が一緒に活動に参加する

　なお当グループ活動の成果として，ホームページが立ち上げられているので，ご覧いただければ幸いである（http://www.ii-park.net/~soreike/）。みなとネット21のホームページからもリンクしている。

(稲井　友理子)

2．地域生活支援センター　アイ・キャンの展開
　　―地域交流行事，事業

(1) はじめに

　精神障害を抱えた人たちを取り巻く変化は脱施設化，「入院中心から施設へ，施設から地域へ」と地域におけるケアを中心に展開される流れの中にある。精神障害者地域生

活支援センターは2000年4月，法改正によって社会復帰施設のひとつに位置づけられた。

そのような流れの中で「地域生活支援センター　アイ・キャン」は2002年4月1日に福島県のほぼ中央に位置する人口約30万人の郡山市に開所した。当センターの活動拠点は福島県でも主に県中地区（2市・3郡〔16町村〕）であり広範囲にわたる。都市部もあり，郡部もあり，交通手段の不便なところもあり，精神障害を抱えた人たちへの取り組みもさまざまである。

精神障害者の暮らしやすい社会をつくっていくために，地域への働きかけは大変重要である。地域住民の誤解と偏見は完全になくなったとは言いきれず，また，当事者が精神障害による生活のしづらさを持っていることもあり，地域で生活していくうえで課題は多い。

障害を抱えている者が生活しやすい地域づくりを目指すとき，当事者，家族，地域住民，行政，医療福祉機関等のネットワークの形成は不可欠であり，有機的な連携が求められる。また地域は関係者だけではなく障害を抱える人たちも含めさまざまな人が生活している。地域社会は障害のあるなしにかかわらず，全ての人にとって自己実現の場である。さまざまな人たちとの出会い，ふれあいによって，人と人とのつながりができ，当事者が自ら社会参加し，エンパワメントを高めていける環境になっていくものと思われる。またそのことは精神障害を抱えた人たちに対する理解を深め，誤解，偏見の除去となっていくのである。

このように精神障害を抱えた人たちがそれぞれ地域で自分らしく生活し，自己実現していくために，地域におけるネットワーキングはなくてはならないものであり，地域生活支援センターの果たしていく役割は大きい。

(2) 開かれた地域生活支援センターを目指して

地域生活支援センター　アイ・キャンの活動を紹介する前に当支援センターの環境を記す。

当支援センターの入居する建物の前身は1953年に佐久間有寿医師により創設された「医療法人安積保養園附属笹川病院」という，作業療法や院外作業を通し社会復帰を目指した102床の精神科病院であった。その後1999年に「ささがわホスピタル」と名称変更した。

この「ささがわホスピタル」を2002年3月31日に廃院し，設置，運営主体NPO法人を立ち上げ翌日の4月1日より3階建ての2，3階を共同住居「ささがわヴィレッ

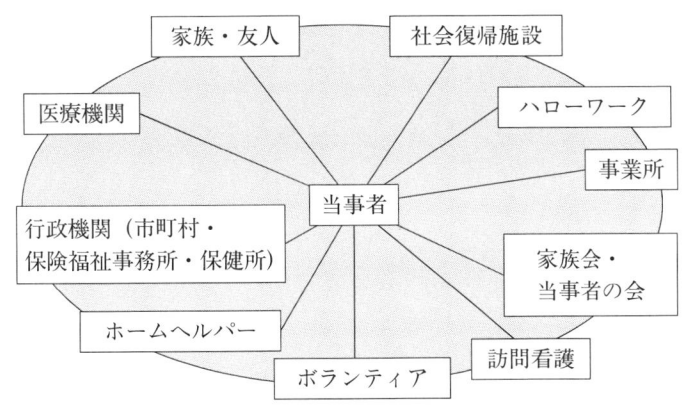

図4 支援ネットワークの形成

ジ」とし，1階を当支援センター「アイ・キャン」とし病院機能から脱施設化し地域におけるケアを中心とした機能に転換した。

「アイ・キャン」には開所当日から2つの役割があった。すなわち地域生活支援センターとして地域の利用者から求められる役割に加えて，既にささがわヴィレッジで生活している94名の地域生活移行への支援を必要とする利用者（メンバーと呼んでいる）に対するものであった。こうしたなかで，いかに地域の資源としてアイ・キャンを認知してもらえるかがひとつの課題でもあり，当事者たちが地域でよりよい生活，自分らしい生活の実現ができるように地域におけるサポートネットワークの形成が求められていた。

このような状況の中，地域交流行事，事業を展開するために地域に開かれた地域生活支援センターを目指し3つの方針を立てた。

①いつでも誰にでも気軽に利用される施設
②利用者中心の支援ネットワークの形成（図4）
③啓蒙，広報活動の展開

①②③は別々のことではなく，①が行われれば②への可能性へとつながり，結果的に③となり，相互作用し関係している。

(3) 地域交流行事と事業

精神障害者と地域住民の垣根を取り払い，精神障害者に対する理解を深め，誤解，偏見をなくし，障害者を地域で支えていくネットワークを構築していくためには，さまざまな地域住民が気軽に施設を利用し訪れることが必要と考え，以下のことを展開していった。

a．インターネット接続パソコンの設置

パソコンを常時インターネット接続し憩いの場としてのオープンスペース（憩いの場）に1台設置した。使用料が無料ということもあり，IT化の現代を反映して，毎日使いに立ち寄る常連の利用者がでてきた。後にはボランティアが先生役を果たしてのパソコン教室が生まれ，アイ・キャンの特色のひとつとなっていった。

憩いの場におけるパソコン需要は多く，現在では3台設置されており，うち2台は常時インターネットに接続されている。このうち1台は地域住民からの寄付によるものである。

b．地域交流室（79 ㎡）の開放化と利用

①会合，打ち合わせの場

町内会の会長に利用方法について相談にのっていただいた。すぐに町内会の会合が開催され，また会合場所を探していた地域の子ども育成会が開かれることとなった。子ども育成会活動に熱心な父母が多く，今では春，夏，冬休み，祭り，反省会等定期的に利用していただいている。

母親でもある役員が多く，夜の会合のため自然と子どもを同伴する参加者が多くなっていった。子どもたちは会合が終わるまで，当支援センター内にある地域の住民から寄贈された本の図書コーナーで読書をしたり，パソコンでインターネットを楽しんだり，お絵かきをしたり，テレビを見たりとそれぞれ思い思いの過ごし方をしている。

このことが学校の先生にも伝わり，児童たちが「アイ・キャン，アイ・キャン」と言うのでどのような所かと見学に来た。今では小学校の教師も後で記す別の目的で，定期的な訪問者となっている。

児童の間の情報網は速く，たちまちのうちに学校帰りにパソコンを利用する児童が出現した。学校の宿題をインターネットを使用して調べたり，ゲームをしたりとさまざまに楽しんでいる。もちろん当支援センターのメンバーも一緒に憩いの場を利用しており自然な交流が生まれている。また郡山地区障害者就労連絡協議会，精神保健福祉ふれあい会等の打ち合わせ場所としても定期的に使用されている。

②ボランティア・サークルへの働きかけ

当支援センターの企画は，地元のカルチャー教室とタイアップしている。人形劇，郡山民話語り部の会，絵手紙教室，パソコン教室，アートフラワー，お料理クラブ，将棋クラブ，コーラスサークル，ガーデニングクラブ等，いろいろなサークルがセンター内のスペースを利用するようになり，地域の住民も多数参加している。

ボランティア活動をしている人たちも日頃の活動の発表の場や成果を活用する機会や場所を求めていることは，新たな発見でもあった。センターとボランティア活動の，ちょうどよいマッチングであった。

③研修会の場

2002年4月から精神障害者に対する相談窓口サービスが市町村に移管されたことに伴い，各市町村の担当者研修会が開催され，ネットワークの形成に重要な役割を果たした。

あるときは，町の保健師から紹介されたという方からの相談があり，抱えている問題も家族全体として考える必要があり，問題の共有化，関わり方についての検討を関係者会議として行うことができた。また逆に各市町村から家族教室においての講師派遣依頼もあり，ネットワーキングの中で支え合いの輪が次第に広がってきている。

利用者主体の生活支援を実践していくと，利用者を中心とするネットワークの形成が必然的に必要となってくる。広範囲な地域を活動拠点としている当支援センターにおいては，各市町村はじめ，他機関とのネットワーク化は今後ますます重要さを増してくることであろう。

c．さまざまな行事の開催と地域活動への参加

①夏祭り

利用者が実行委員となり，模擬店，ゲーム，歌謡ショー，よさこい踊り等が企画され，地域の医療福祉関係の方々，ボランティアの協力を得て，利用者，老若男女の地域住民が多数参加し盛大に行われている。

②クリスマスパーティ

地元出身で国際的に活躍しているフルート奏者や手品師，聖歌を歌ってくれる牧師等いろいろなボランティアが参加・協力してくださっている。昼食時の立食パーティは地域と共に食事をすることにより理解を深める時間となり，障害者も障害者である前にひとりの人間であるという共通認識が芽生え，利用者も地域住民と共に楽しみ過ごすことでエンパワメントが図られている。

③クリーンデー

年2回行われ，朝6時から沿道のゴミ拾い，側溝掃除を行っている。ささやかな活動ではあるが当事者自身が社会参加活動し，地域に貢献していくことで誤解や偏見が取り除かれ，自然に地域に溶け込んでいけるのではないだろうか。

④ボランティア活動への参加

表1　アイ・キャン喫茶実習プログラム
　　　　　　(13：30〜15：00)

1週目	3/31(月)
	〈共通〉 ・仕事の心構え ・接客の基本 ・1日の流れ
2週目	4/7(月)
	〈ホール係〉 開店準備〜お客様を迎える
3週目	4/14(月)
	〈ホール係〉 注文を取る〜料理を出す
4週目	4/21(月)
	〈ホール係〉 お客様を送り出す〜閉店
5週目	4/28(月)
	〈共通〉 一緒の練習(飲み物を使って)

当事者であるメンバーから,「自分たちも地域へ貢献したい」という希望があり,社会福祉協議会にメンバーの社会参加活動について相談したところ,「在宅独居老人配食サービスの事業を行っており,人手が足りないので,是非参加してほしい」との誘いを受けた。在宅独居老人配食サービスは,地域の社会福祉協議会と地区婦人会,ボランティア連絡会等の6協力団体によって年4回行われている。

メンバーも地域住民に教わりながら約300食の弁当の盛り付け作業に一生懸命取り組んだ。地域住民からは,「大変助かった」と感謝され,メンバーも作業をやり遂げたという達成感,自分も社会に参加しているという自信を得られたようで,「楽しかった,また参加したい」という感想が聞かれた。

一般の方々と一緒に作業に取り組むことで,地域住民にも精神障害者のことを理解してもらい,メンバーも地域に参加していくよい機会になった。

このような取り組みによりノーマライゼーションの実現へと一歩近づくことができ,大切な意義を持つものと思われる。メンバーもクリーンデー,配食サービスに参加してからは「地域の方が挨拶してくれるようになり,買い物していても地域の人の視線が良い意味で変わってきたように感じる」と話している。

d．軽食喫茶手作りの店パステル

設置運営主体であるNPO法人の協力のもとにアイ・キャンの中に「軽食喫茶手作りの店パステル」があり以下4つの方針を掲げ2003年6月より展開している(表1,図5)。

①特別な場所ではなく地域に数ある資源の中のひとつとして,地域の人々が自然に利用するなかでノーマライゼーションを図っていく。

②アイ・キャンメンバーとの共同作業により企画から店づくり運営を行い,その過程

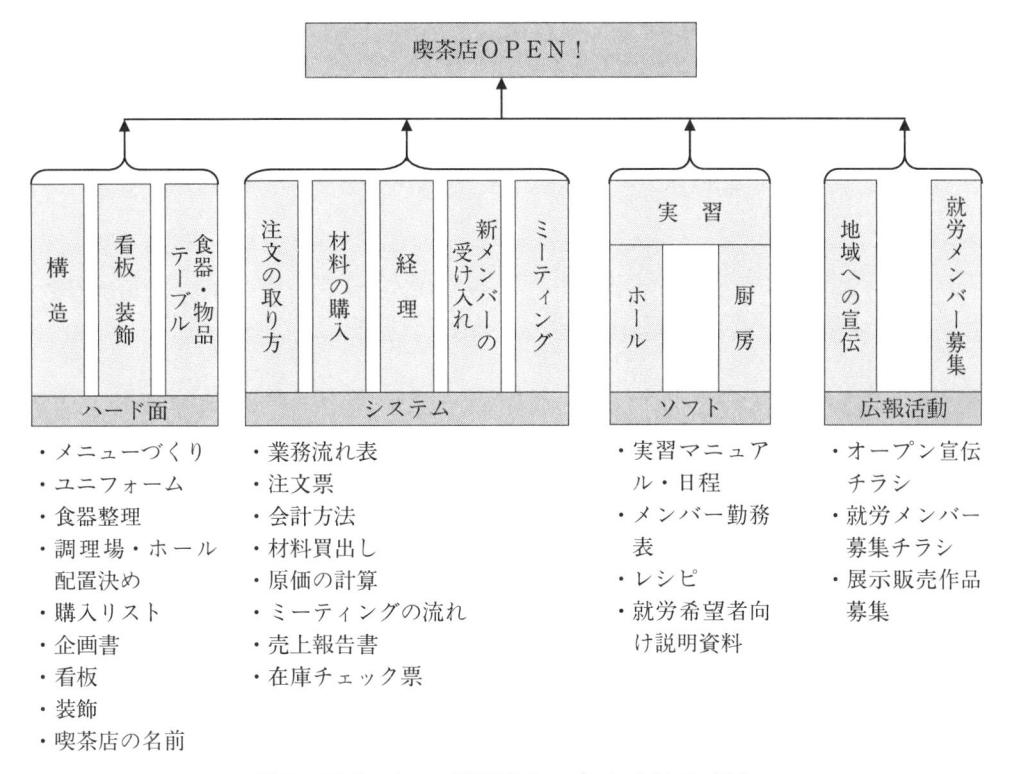

```
                          喫茶店OPEN！
                               ↑
        ┌──────────┬─────────┼─────────┬──────────┐
    ┌───┴───┐  ┌───┴───┐  ┌──┴──┐  ┌───┴───┐
    │構 看 食│  │注 材 経 新 ミ│  │実習    │  │地 就│
    │  板 器│  │文 料 理 メ ー│  │ ホ 厨 │  │域 労│
    │造 ・ ・│  │の の   ン テ│  │ ー 房 │  │へ メ│
    │  装 物│  │取 購   バ ィ│  │ ル    │  │の ン│
    │  飾 品│  │り 入   ー ン│  │       │  │宣 バ│
    │     テ│  │方       の グ│  │       │  │伝 ー│
    │     ー│  │         受   │  │       │  │   募│
    │     ブ│  │         け   │  │       │  │   集│
    │     ル│  │         入   │  │       │  │     │
    │       │  │         れ   │  │       │  │     │
    │ ハード面│  │  システム    │  │ ソフト │  │広報活動│
    └───────┘  └─────────────┘  └───────┘  └───────┘
```

・メニューづくり　　・業務流れ表　　　・実習マニュア　　・オープン宣伝
・ユニフォーム　　　・注文票　　　　　　ル・日程　　　　　チラシ
・食器整理　　　　　・会計方法　　　　・メンバー勤務　　・就労メンバー
・調理場・ホール　　・材料買出し　　　　表　　　　　　　　募集チラシ
　配置決め　　　　　・原価の計算　　　・レシピ　　　　　・展示販売作品
・購入リスト　　　　・ミーティングの流れ・就労希望者向　　　募集
・企画書　　　　　　・売上報告書　　　　け説明資料
・看板　　　　　　　・在庫チェック票
・装飾
・喫茶店の名前

図5　アイ・キャン喫茶店オープンに向けて（案）

からエンパワメントを高めていく。

③地域住民や利用者が趣味で作った手作り作品や作業所の授産製品等の展示・受託販売を通し地域交流を図る。

④メンバーの就労支援の一環として積極的に展開する。

　ここでパステルがオープンし3カ月経過した頃，ある1人のメンバーが語った言葉を紹介したい。「自分の人生，半ば諦めていたけど，仕事をする気になり自信がつきました」。アメリカ・ロサンゼルスにあるVillage ISAのマーク医師は「回復」ということを「病気が回復するということだけではなく，その人自身が回復することである」と述べている。就労は，時には最高の治療となりうるのである。

e．講演会の開催

　講演会の開催準備や当日の運営は，地域に開かれ根ざした支援センターにとって大変刺激的な企画である。啓蒙，広報活動を展開するうえでも欠かせない事業であり，「地域の人々が多く参加するには？　今回の対象者は？　会場は？……」といつも試行錯誤しながら行っている。

　これまで開催した講演会のタイトル，講師名，参加者人数を記す。

○第1回アイ・キャン講演会
「家庭や地域における再入院予防や社会復帰促進への取り組み」
講師：三浦勇太医師（慶應義塾大学病院精神神経科医師）
参加者：72名

○第2回アイ・キャン講演会
「まわりみちを楽しむ」
講師：玄侑宗久氏（芥川賞作家）
参加者：150名

○第3回アイ・キャン講演会
「病院医療から地域ケアへ」
講師：イアン・R・H・ファルーン博士（オークランド大学教授）
　　　アントニオ・マストロエニ医師（イタリア・コモ精神保健福祉センター長）
参加者：130名

f．機関紙の発行

年6回，毎回500部作成し関係機関，家族，メンバー，地域（回覧版）に無料で配布している。紙面は活動紹介，メンバーの声，講演会お知らせ，スケジュール，等である。

(4) まとめと今後の課題

地域の中で精神障害を抱えている人たちが自分の求めている本当の生活ができるよう支援していくことが地域生活支援センターの役割であるが，今後も地域ネットワーキングも含めアイ・キャンの取り組んで行くべき課題は多い。

また，これらの課題を達成し役割を十分に担っていくためには設置運営主体であるNPO法人の基盤の安定，強化が求められる。

その中でも財政的基盤の強化は急務であり，会費，寄付金，補助金等は大事な収入源ではあるが，独立し継続した組織運営を行うにはNPO自身が自らの手で収益事業をどう創出し展開していくかが大きな課題である。

このような課題に取り組みながら，誰もが地域の中で安心して自分らしく生活できるための地域環境づくりの一翼を担っていければと思う。

「I can!（私はできる）」を合言葉に……。

(橋本　家康)

3．作業所，生活施設，かかりつけ医との連携

(1) 作業所，生活施設など，医療施設以外の施設・機関との連携

　欧米を中心とする諸外国では，OTPは家庭への訪問を原則として行われている。当事者が生活する現実場面である家庭には，当事者の日常環境の形成に重大な役割を担う家族がいる。このような家庭において家族も交えて行うセッションは，治療的にも効果的であることは言うまでもない。一方，日本においては，精神科サービス機関による家庭への訪問は比較的に少ないと思われる。その理由は日本独自のものとして，いくつかあるだろう。まず，診療圏が不明瞭であるため医療機関からの訪問に際しての距離が遠すぎること，次に，住居環境によっては家族がスタッフの訪問を受け入れることに結果として拒否を示すこと，さらに最も重大な問題として，訪問型の医療については現状では医療保険の適用が訪問看護のみに設定されており，OTPのような治療的プログラムを実施するに際しての財政的な保障がないことなどが挙げられよう。これらは日本における障壁（ローカルバリア）として存在している。

　従来の医療的コンタクトは病院，診療所を中心として行われており，もちろん，病状の改善や急性期の入院などで当事者への医療的取り組みの中心として一定の効果を挙げている。しかし，このような医療機関の取り組みについて，今世紀の医療・福祉の統合的な推進という観点においては若干の問題点が指摘される。まず，長期入院や不適切な薬物療法による過鎮静により陰性症状が遷延化したりするなどし，社会参加に向けての意欲が失われてしまうこと，次に病院の立地の偏在により退院後の通院に困難が生じること，また，外来設定においては十分な診察時間の確保が困難であり，当事者の主観や生活状況の把握が不十分となり，特に社会参加やエンパワメントに向けてのアプローチが進展しないこと，などが挙げられる。

　より生活場面に近い所での医療と福祉の展開が当事者の利益に寄与することは明らかであり，よって，基本的には家庭への訪問を原則としながらも，同時に作業所，生活施設などにおいてもセッションを行うことは，in vivoでの医療的側面も含めた関わりを設定するうえで重要である。

(2) 家庭・地域におけるセッションはなぜ重要か？

　従来の医療サービスは，すでに述べたように医療機関において行う病院中心型の医療が多かったが，以下の理由から，地域中心型の医療的枠組みを検討する必要がある。

a．精神疾患を有する当事者の生活技能

例えば統合失調症においては幻覚や妄想などの症状が出現するのみならず，日常生活上の技能（対人交流技能，作業能力，日常生活の遂行の機能など）に問題が生じることもある。問題が解決されないことは社会参加を遅らせてしまうだけでなく，当事者にとってのストレスにもなり，よってこのストレスを契機とする再発・悪化の可能性も否定できない。作業所などにおいて，日常の生活場面における技能のエンパワメントを推進させることは，医療的にも再発の予防可能性を高めると言えよう。

b．持続する症状への対処

薬物療法を調整しているにもかかわらず幻聴や妄想などの精神症状が残存する場合，作業所などでの現実的なタスクにも支障が出ることは少なくない。従来の医療モデルにおいては，症状が完全になくなるまで薬物療法をはじめとする医療を推進するべきであるとの考えも一部にあったが，医療と福祉を統合したモデルにおいては，症状自体が問題なのではなく，症状への当事者の苦痛（distress）や症状によって現実生活のタスクが妨げられてしまうことがより問題となる。つまり，より社会に近い場面における当事者にとっての症状の影響の度合いを，当事者や援助者で語り合い，問題性が高い場合に症状への対処能力を高めるセッションを行うことが望まれる。

c．再発の兆候は家庭や地域で発見される

再発は多くの場合，疾患特異的な症状（幻覚や妄想など）がいきなり出現するのではなく，さまざまな身体症状（頭痛，食欲低下，不眠，イライラ，落ち込みなど）や微細な社会的機能の低下（作業の効率が悪くなる，身の回りの事柄を十分には行えなくなるなど）という形で現れるが，これらは早期警告サイン（early warning sign）と呼ばれている。この早期警告サインを放置すると深刻な再発の可能性が高まるので，いち早い早期警告サインの把握はとても重要である。医療機関への外来受診時に十分に早期警告サインを把握することは困難であり，むしろ「現実生活場面」でこれらは確認されうるので，作業所や生活施設などでの不定的愁訴や社会的機能の低下を取り上げる当事者・スタッフ間でのセッションは効果的と考えられる。

（3）地域の社会復帰施設における医療的サービスの実現

多くの社会復帰施設においては常勤の医療職（精神科医師，看護師）は存在しない。しかしながらすでに記してきたように，生活場面での医療的な関わりは社会参加の促進にも重要なので，以下の可能性を追求するべきであると考えられる。

①精神科嘱託医を配置する

　特に精神科受診をしていない，もしくは中断している当事者について，その医療的診断や初期対応の決定のために有用である。

②地域の保健所・保健センター・保健相談所の保健師とケースについての情報を共有する

　保健師は地域の医療機関についての情報を豊富に持っていることが多く，特に精神科嘱託医が配置されていない場合やその時点において精神科を受診していない当事者について，医療機関との「橋渡し役」が期待される。

③医療機関や訪問看護ステーションからの医療職の派遣を要請する

　すでに通院先医療機関が定まっている場合には，その担当医の指示にてこれらを実施することは可能である。

④外来受診時にスタッフが同行するなどし，担当医師と情報を共有する

　従来，医療機関と地域施設の連携は，残念ながら十分であったとは言えず，互いが独立して当事者と関わることによる混乱がたびたびみられてきた。今後は，それぞれが専門性を発揮しながらの，よりいっそうの連携・役割分担が推進されるようにしなければならない。

⑤スタッフが医療的知識・技術を獲得し，当事者の病状面への多少のアプローチを行う

　福祉を専門的に学んできたスタッフにとっては，医療知識・技能の習得にはためらいや，場合によっては抵抗感があるかもしれない。しかし，筆者らが依頼を受けて関わってきた施設の多くにおいて，例えば，幻聴が重篤で他者と関わることが極めて少ない，妄想に基づいてスタッフに著しい怒りの感情を表現する，うつ状態のために自室にこもりきりになるなど，一見するだけでは治療を必要とする精神症状が存在するようにはみえないケースがあった。このような場合，精神症状に対する治療を行わずに支援を行うことは，かえって病状の悪化を招くことにもなる。よって多少の医療的な設定を施設内で行うことは重要である。「みなとネット21」は定期的にOTPのスタッフ向けのワークショップを開催している。このようなスタッフの医療的知識・技術の向上をはかる機会を利用することも大切であろう。

(4) 施設における医療的側面も含めた関わりの手順

①初期判断（ファースト・スクリーニング）の重要性

　スタッフの医療的知識・技術が向上してくると，日常の行動の観察などから精神疾

患の存在や症状の増悪を早期に気づくことが可能になってくる。まずは医療的関わりが優先されるので，初期の判断はとても重要である。

②本人の要望の把握

しかしたとえ初期判断によって医療が必要と客観的に評価されたとしても，当事者にそれを強いることは原則的にはできない。精神疾患を有しているからこそ，受診をためらったり，拒否を示したりすることもある。この場合には，施設外のスタッフも交えながらの情報提供，スタッフが「積極的傾聴（アクティブリスニング）」を用いながらの当事者にとっての（病状だけではなく）日常の困り事の共有が，受診への礎となる。

③薬物療法の展開

精神症状がみられている場合には，薬物療法の実施がとても重要である。薬物の処方や薬物についての情報の提供その他は，医療機関で行うことが一般的であるが，一方で服薬という行為そのものは日常生活の中で行われるので，薬物療法をめぐる問題点についての施設での関わりは現実的に大きな意味を持つ。以下について施設内で当事者を交えて検討することは当事者の利益になる。

・副作用情報の提供とその出現時の対処法策定
・忘れずに服薬する方法についての検討
・残存症状への対処法の設定

④本人が自覚する生活上の問題点や生活上の目標を共有

エンパワメントを促進し，よりいっそうの社会参加を実現するために，スタッフが以下の事柄を取り上げることがすすめられている。

・「積極的傾聴」の実施（物事を推進するためには本人の「やる気」「希望」が何よりの原動力になるので，まずはスタッフが「積極的傾聴」を徹頭徹尾実施しながら，当事者の要望・自覚的な問題点を明らかにすることが大切である）
・問題点の解決や目標の達成を可能にする本人が主体的な役割を担うプログラムの策定
・その時点における生活技能の問題についてのサポート

⑤再発の予防

再発に先立ってみられる早期警告サインを明らかにし，その出現時の対処法を決定する。

⑥チームの構成

施設のスタッフのみでは当然ながら十分な医療・支援的なプログラムを策定し実行

することはできない。多くの施設の職員が，当事者との関わりの中で，「疲労」し，「孤独」に陥っていることがある。関わりの内容もどちらかといえば，「経験主義」に基づいてしまい，スタッフ間の「縦割り構造」も問題を生じているようである。OTPではあくまでも科学的根拠に基づき，実証主義的にケースマネジメントを行っており，もちろん担当制を採用することもあるが，いわゆる「ケースの抱え込み」を排除し，できるだけ多くのスタッフが当事者に応対するようにしている。またケースカンファレンスを頻回に行いながらも，そこではいわゆる上意下達的で経験主義的・教条主義的なスタッフ間のやり取りはせず，絶えず関わりの内容の「根拠」を検索し，すべてのスタッフがブレインストーミングしながらカンファレンスを深め，かつ，最終的には当事者に主体的に自らのプログラムを設定してもらうようにしている。

(5) 精神科以外の，かかりつけ医との連携

ヨーロッパの多くの地域では，家庭医 (general physician：GP) が存在する。家庭や施設で生じた医療的問題は，それが内科的な問題であっても精神科的な問題であっても，まずは地域の家庭医にコンサルトすることが多いようである。そしてその家庭医において，より専門性の高い医療機関の受診が必要であると判断されると，各診療科目のそれぞれの専門医・センターへの紹介がなされる。よってこのような地域においては精神科の受診経路 (pathway) も比較的に整備されており，早期発見・早期治療に一定の先進性がある。日本では診療圏が不明瞭であり，保健所・保健センター・保健相談所などでの精神保健相談や，学校や企業の（精神保健にも傾注している）健康管理部署への当事者側からのアクセスがなければ，当事者自身の「勇気」による「敷居の高い精神科病院・診療所」の直接受診が必要になる。直接受診への「ためらい」が治療開始を遅らせてしまうこともあり，精神科医療をめぐっての，よりいっそうの環境整備は必須であろう。多くの精神疾患では初期的症状として身体の異常を訴えることもあり，精神科以外の「かかりつけ医」が精神疾患の初期的スクリーニングによりいっそう習熟し，より専門的な診察・医療が必要であると判断された場合の速やかな専門機関への連絡経路が確立されなければならない。

（三浦　勇太）

4. 退院支援室(地域生活支援室)の設置とD-プロジェクト

(1) はじめに

郡山市のあさかホスピタル(精神科581床)では,長期入院患者の社会復帰を目的として,2003年9月よりOTPをソフトウエアとして用いた退院促進プロジェクト(D-プロジェクト)の運営に取り組んでいる。D-プロジェクトのDは「deinstitutionalization(脱施設化)」のDに由来する。この節ではプロジェクト立ち上げの主な流れと実例を交えて,実際の支援内容を紹介,今後の課題などを述べたい。

(2) D-プロジェクトの立ち上げ

a. OTPを用いたグループワークの実践

あさかホスピタルの精神科慢性期開放病棟に入院中で参加基準に該当する当事者に対して3～6カ月間の集中的な心理教育および認知行動療法を中心とする研修(以下,OTP研修)を実施することで,各個人のニーズの共通部分をテーマに,退院に向けた指導や援助を行い,さまざまな要因により困難であった長期入院者の退院を現実のものにすることを目的とした。

プロジェクトの運営を担当している職種はプロジェクト担当医師,プロジェクト担当作業療法士,プロジェクト担当看護師,プロジェクト担当臨床心理士,プロジェクト担当薬剤師,主治医,生活支援センター担当者,担当訪問看護師である。まず担当スタッフ間で申し込みのあった患者の受け入れ会議を行い,情報を共有化し,参加希望メンバーとのミーティング後にその意思を確認,プログラムを開始している。

セッションは主に作業療法士が進行し,内容によって専門の職種が実施した。週2回,1セッション1時間程度とし,1クールが終了するまで19回,3カ月を要する。心理教育の教材は『精神科リハビリテーション・ワークブック』[5]をもとに,より平易な表現を使ったオリジナルのテキストを使用した(セッションの内容については表2を参照)。参加メンバーの参加時の状況も含めた各セッションの記録は情報シートとしてスタッフ間で共有化している。その情報は毎回参加していた病棟の担当看護師が当事者の生活の場である病棟で看護ケアの介入に生かし,個別性を重要視するフォロー体制を整備している。

【実例】

統合失調症により開放病棟入院中の10名(平均年齢45.4歳,入院期間1.5年～21年)を対象とした。開始時点より対象者からは内容の難しさが聞かれたり,具体的な退

表2 D-プロジェクトセッション

	セッション	内容	予定日時	スタッフ (最少人数)	場所	備考
第1回 〈導入〉	開講式	・OTPについての説明	9/9(火) 15:15～16:00	Dr* PNs** OT***	OT談話室	講師：プロジェクト担当医
第2回	治療援助チームを作ろう	・はじめに ・治療・援助チームを作ろう	9/12(金) 15:15～16:15	PNs OT	OT談話室	
第3回	自分の目標を立てよう	・説明 ・目標の立案	9/16(火) 15:20～16:10	PNs OT	OT談話室	
第4回	アクティブリスニングⅠ	・アクティブリスニングとは ・ふりかえりシートの記入	9/19(金) 15:20～16:20	PNs OT	OT談話室	
第5回	アクティブリスニングⅡ	・復習 ・アクティブリスニングⅡ	9/26(金) 15:20～16:30	PNs OT	OT談話室	
第6回	効果的な薬の使い方Ⅰ	・ドーパミン仮説とフィルター仮説 ・薬の作用	9/30(火) 15:20～16:25	PNs 薬剤師 OT	OT談話室	講師：薬剤師
第7回	効果的な薬の使い方Ⅱ	・薬のメリット・デメリット	10/3(金) 15:25～16:40	PNs OT	OT談話室	
第8回	効果的な薬の使い方Ⅲ	・質問コーナー ・副作用以外の問題	10/7(火) 15:25～16:20	PNs 薬剤師 OT	OT談話室	講師：薬剤師
第9回	効果的な薬の使い方Ⅳ	・規則的な服薬のために ・薬を飲み忘れないために ・復習してみよう	10/10(金) 15:20～16:20	PNs OT	OT談話室	
第10回	問題解決と目標の達成	・問題解決と目標の達成 ・復習してみよう	10/14(火) 15:20～16:20	PNs OT	OT談話室	
第11回	自分の気持ちを上手に伝えようⅠ	・感謝の気持ちの伝え方	10/17(金) 15:20～16:20	PNs OT	OT談話室	
第12回	自分の気持ちを上手に伝えようⅡ	・上手な頼み方	10/21(火) 15:20～16:20	PNs OT	OT談話室	
第13回	自分の気持ちを上手に伝えようⅢ	・嫌な気分を軽くするために	10/24(金) 15:20～16:35	PNs OT	OT談話室	
第14回	不快な体験に上手に対処するためにⅠ	・不快な体験に対処するために	10/31(金) 15:15～16:15	PNs OT	OT談話室	
第15回	不快な体験に上手に対処するためにⅡ	・不快な体験に対処するために	11/4(火) 15:20～16:15	PNs OT	OT談話室	
第16回	不快な体験に上手に対処するためにⅢ	・不快な体験に対処するために	11/7(金) 15:20～16:25	PNs OT	OT談話室	
第17回	再発に対する備えⅠ	・早期警告サイン	11/14(金) 15:15～16:15	PNs OT	OT談話室	
第18回	再発に対する備えⅡ	・危機介入	11/18(火) 15:15～16:15	PNs OT	OT談話室	
第19回 〈振り返り〉	終了式	・まとめ	11/21(金) 15:15～16:15	PNs OT	OT談話室	

*Dr：医師／**PNS：プロジェクト担当看護師／***OT：作業療法士

院へ向けた動機づけが行われておらずセッションの内容も身につかなかったり，あるいは他人事と捉えているような部分もあった。また自らの症状に対する不安を増強することも起こり，途中で参加を拒むような言動が生じたりもしたが，最終的には自主的な参加がされた。10名中8名については最後までセッションに取り組むことはできたが，自らの退院に対する具体的な意識を持つには至らないという結果に終わった。

【改善点】

グループワーク実践で最も問題となったのは普段の病棟生活の中では長期入院者に退院の意欲は湧きにくいということ，長期の入院生活を送ることで施設症（ホスピタリズム）としての意欲低下が認められ，「退院を積極的にしたくない」，「退院したいがあきらめてしまっている」，「退院することがイメージできない程度に残遺状態が病状を支配している」という施設症的背景があり，我々スタッフのアプローチすべき点「退院に向けた動機づけを行うこと」をより多くの入院者から引き出していく努力と工夫の必要性が示唆され，次に示す公開講座の開講が具体的手段として挙げられた。

b．公開講座「E-カレッジ」の開講

当院の精神科慢性期開放病棟に入院中の者に対しOTP研修を公開講座形式で誰でも自由に参加できる場として提供することにより，退院に向けた動機づけを行うことを目的としている。E-カレッジのEは，「empowerment（エンパワメント）」や「education（〔心理〕教育）」に由来している。

講師は主にプロジェクト担当医で，その他病棟スタッフ，薬剤師，ケースワーカーが適宜講義を実施，作業療法士が毎回の進行や記録を担当しその補助に当たっている。2つの精神科慢性期開放病棟（各々平均入院者数68人，67人。平均在院日数2497日，6341日）のデイルームを会場に，各々の病棟週1回，30分間セッションを実施している。

テーマは，①OTPの必要性，②病気について，③薬について，④早期警告サイン，⑤小遣いについて，⑥社会資源について，⑦たばこやアルコールに頼らないために，の7項目を実施し，各々の項目を復習のため各2回繰り返しセッションを実施している。

【実践例】

各病棟とも入院者数の8割は常に参加しており，講座の時間が近づくとスタッフより先に参加者が誰とはなく会場の設営を始め，「今日は講座の日だ」と朝から楽しみにしている者も多数みられる。講座は回を重ねるに従い，参加者からの質問や意見が増えており，またセッション中に挙手をして質問や意見を出し，参加者自身の早期警告サインを講座終了後に相談している姿も見受けられるようであった。また，薬の話を聴き終え

た後は，薬剤師に自分の薬を手に質問をする参加者が引きもきらなかった。

【今後の展開】

障害の特徴からも，個人的な働きかけからはストレスを受けることが多い。このような勉強会への参加により，普段から話している同じ病棟の入院者同士で話す日常の会話の中にも講座の内容が話題になることがある。その結果「その気のなかった」者を刺激し「その気にすること」が現在のところうまくいっているようである。

今後の課題として，公開講座を機に個別アプローチの必要性に対してどのような形式でフォロー体制を整えるのか，普段の業務の中でどのように職員同士が連携を取り合い実践していくのか，という点が挙げられる。

(3) 退院支援室（地域生活支援室）の設置

2004年1月に，慢性期開放病棟から共同住居や自宅などに退院を予定する患者に，適切な支援をすることを目的に退院支援室を設置した。具体的役割としては，①共同住居などへの入居を希望し，退院支援室へ申請，契約したケースに退院に至るまでの支援をすること，②D-プロジェクトの一環としての「E-カレッジ」運営の2つとし，具体的な働きかけをすることで個々のニーズに合った退院形態の提示をし退院を促進していく場としての機能実践を目指した。

構成メンバーはD-プロジェクト担当と重複させ，地域診療部長，慢性期病棟担当医師・看護師長，慢性期エリアミドルマネジャー，精神保健福祉士（PSW），作業療法士および病院近くの地域支援センター職員，訪問看護師である。

支援開始は退院予定日の約1カ月前より開始することとし，2004年1月中旬から実際の活動を開始した。退院支援室の定例会議は基本的に週1回実施され，ケアマネジメント的にケース検討を行い，各職種の役割分担を決定，関わりの現状と課題，進行状況などを報告し情報の共有とアプローチの統一を図っている（表3）。

【実践例】

モデルケースとして共同住宅（ささがわヴィレッジ）への入居を希望している統合失調症の入院者3名への退院準備の支援を実施した。年齢は各30歳代，40歳代，50歳代で入院期間は約3年，5年，30年である。

主治医より本人やその背景に関するプレゼンテーションを実施した後，受け入れ会議での承認を得た。2月よりOTP勉強会（服薬，再発予防，生活習慣病に対する対処）が実施され，同時に家族への説明会，精神障害地域生活支援センターへの登録，ささがわヴィレッジへの外泊訓練，デイナイトケアへの仮通所などを行い，3名とも3月1日

表3　退院支援の流れ（実践）

```
第1回　対象者の紹介と支援決定
　・申請者3名のプロフィール紹介
　・各部門の現在までのアプローチ状況の報告
　・支援内容の検討
　・今後の役割分担
第2回　具体的支援内容の決定
　・支援スケジュールの決定
　・共同住居への外泊の実施について
　・訪問看護について
　・OTPの内容と実施日程の検討
　・デイナイトケア参加について
　・共同住居入居契約について
　・3名への説明と同意
　　→支援の決定と共同住居入居の同意
　　　退院支援プログラムの説明と同意
　　　デイナイトケア仮通所フォロー開始・OTP研修の実施
第3回　日程の確認と進行状況
　・全体の日程の確認
　・家族への説明と同意
　・3家族への説明と同意
　　→入居予定者とその家族の共同住居の見学と入居契約
第4回　進行状況の確認
　　準備状況の確認・支援上の問題や課題の確認
第5回　進行状況の確認
　　退院希望者と支援室との契約についての検討
第6回　支援室の運営について
　　今後の支援室の運営について
```

をもって退院となった（図6）。

　OTPのセッションは3名各々の状態や性格なども考慮し，病棟スタッフ，作業療法士，OTP担当医との話し合いで決定し，週3回，30分間とした。計10回の内容は，①障害の理解（病名告知を含めた病状の把握），②薬物療法の必要性（効果的な薬の使い方），③早期警告サイン（2回），④たばこ・アルコールについて，⑤外泊訓練の指導，⑥栄養管理・生活管理とした。同じ内容を繰り返すことで学習効果をねらい，また参加者の緊張をほぐすためウォーミングアップを実施したり，毎回茶話会を設け，退院に対する不安の軽減などを重視した（表4）。

　テキストは『精神科リハビリテーション・ワークブック』[5]を入院者向けに改変してオリジナリティを持たせ，セッションはOTP担当医師，作業療法士，病棟担当看護師，デイナイトケアスタッフが担当し，退院後も継続的フォローが実施できるよう配慮した。

		日	月	火	水	木	金	土
4週間前	午前	1 入浴	2 9:30～ 12:00 デイナイトケア	3 9:30～ 12:00 デイナイトケア	4 入浴	5	6 10:00～ 契約・説明 家族同伴 ヴィレッジ見学 (昼食:パステル)	7 入浴 13:00～18:00 デイナイトケア
	午後		16:00～ OTP 顔合わせ				16:00～ OTP 1回目	16:00～ OTP 2回目
3週間前	午前	8 入浴	9 9:30～ デイナイトケア	10 外泊 ～8:30 帰院	11 入浴	12	13 出張デイナイト参加 (朝食・昼食:弁当) ～15:00	14 入浴
	午後		～16:00 デイナイトケア 16:00～ OTP 3回目	16:00～ OTP 4回目		15:30～ ヴィレッジ 訪問看護 外泊 (夕食:弁当)	帰院	
2週間前	午前	15 入浴	16 9:30～ デイナイトケア	17 終日 デイナイトケア	18 終日 デイナイトケア	19	20 9:30～ デイナイトケア	21
	午後		外泊 16:00～ OTP 5回目	外泊	～18:00 デイナイトケア		～16:00 デイナイトケア 16:00～ OTP 6回目	16:00～ OTP 7回目 18:00～ 外泊
1週間前	午前	22 終日ヴィレッジ (食事:弁当)	23 9:30～ デイナイトケア	24 9:30～ デイナイトケア	25 入浴	26 9:30～ デイナイトケア	27 9:30～ デイナイトケア	28 入浴
	午後	外泊	～16:00 デイナイトケア 16:00～ OTP 8回目	～18:00 デイナイトケア		～18:00 デイナイトケア	～16:00 デイナイトケア 16:00～ OTP 9回目	16:00～ OTP 10回目
	午前	29 入浴	3/1 退院 入所					
	午後							

図6　退院前1カ月間の支援スケジュール表

表4：退院支援室におけるOTP 実施一覧

	項 目	担当	内 容
第1回	ストレスの話	OT*/Ns**	①この会を開く理由 ②ストレスの話 ・ストレスとは ・ストレスに対処するには ・薬を飲まないと
第2回	ストレスの話	OT/Ns	①復習 ②ストレスの話 ・ストレスと体の調子 ・ストレスへの対処 （相談のポイント）
第3回	病気の話	OT/Ns	①復習 ②病気の話 ③薬を飲み忘れないために ④同室メンバーとの顔合わせ
第4回	早期警告サイン	Dr***	①早期警告サインとは ②早期警告サインへの対処 ③早期警告サインを見つけよう
第5回	早期警告サイン	OT/Ns	①早期警告サインとは ②早期警告サインに気づいたら （相談のポイント） ③早期警告サインを見つけよう
第6回	病気と薬の作用	OT/Ns	①ストレスの話 ②病気と薬の作用 ③薬のメリット・デメリット ④薬剤情報提供書の確認
第7回	ストレスの話	OT/Ns	①ストレスへの対処 ②早期警告サイン
第8回	たばことアルコールについて	OT/Ns	①たばことアルコールについて ②外泊について
第9回	栄養管理について	OT/Ns	①栄養管理と間食について ②生活習慣病について
第10回	まとめ	OT/Ns	①退院後の不安について

*OT：作業療法士／**Ns：看護師／***Dr：医師

　ささがわヴィレッジへの外泊やデイナイトケアへの参加を繰り返すなかで仲間づくりにつながり，人と話すのが億劫な人も自然に打ち解けている姿がみられた。すでにささがわヴィレッジで生活しているメンバーによる3名への配慮が大きかったことも見逃せない。家族との調整についても病棟とPSWの連携によりスムーズに実施することができた。

【今後の展開】

　退院支援室は院内の組織としてより機能的実践を行うこと，より効率的にまたより個別のニーズに応じたサービスを提供するためにシステムを整備していく必要性がある。今回のケースを通して得た経験をもとに今後のシステムについていくつかの提案がなされた。

　退院支援の一連の流れとして，退院支援登録用紙を用いての登録の受理，登録者プロフィール用紙内容に基づく支援判定を実施することである。これはより効率的にまたスムーズに退院支援を実施する際の流れを良くするために必要と考えられる。また各職種の役割を確認し明確化すること，退院先別（自宅，共同住居，グループホーム等）の支援内容の明確化を図ることでより多くの入院者に対して幅の広い，個別性に応じた退院促進サービスの提供ができればと考えている。

　なお今後は退院者に対しての地域における生活支援・治療援助を行う機能も併せ持つ必要があることから，「退院支援室」から「地域生活支援室」へ改称の予定である。「地域生活支援室」にあっては，地域に暮らす精神障害者の生活支援に加えて，慢性疾患を抱えた当事者に対する医療サービスも途切れることがないよう，統合的なサービスデリバリーを提供する役割を果たしていくことになる。

(4) おわりに

　過去10年間のわが国の精神保健を考えると，入院医療中心から外来・地域ケア中心の施策の転換が図られてきた。しかしその具体的介入方法や各職種間で統一されたリハビリテーションプログラムの提供方法，システム化されたチームアプローチ法の具体的な姿が明確に浮かび上がってこないのが事実である。今回D-プロジェクトを実践してあらためて脱施設化の難しさに直面するとともに，OTPを治療技法として用いることでシステム化されたアプローチが可能となり，各職種が情報を共有することでより効率的かつ個人のニーズに沿ったアプローチ法を展開するための基盤づくりができたように思う。

　各職種が『精神科リハビリテーション・ワークブック』[5]をテキストに利用することで同じフィールドに立ち同じ知識や情報をメンバーに提供することが可能となった今日，当事者の個別性を重要視したチームアプローチが必要なのではないかと考える。

（渡邉　ムツ子）

5．守秘義務とネットワーク

(1) はじめに

　守秘義務を語るとき，地域におけるネットワーク内での守秘義務以前に触れておかなければならない問題がある。それは，統合的アプローチの中での多職種チーム内における守秘義務の問題である。医師・保健師・看護師・心理士・精神保健福祉士（PSW）・薬剤師・作業療法士等が参加するチームアプローチでは異なった専門分野からメンバーが参加している。これらの参加メンバーには必ずしも一律に法的な守秘義務がかかっているわけではないのが実情である。また，このような統合的多職種チームが地域で活躍するとき，病院のように全てのケアが施設内で調達されるのとは異なり，さまざまな社会制度を利用しながら当事者が自立した生活を送るためには，当事者を中心としたネットワーク形成は不可欠となる。自立した生活を可能にする具体的な社会資源として，フォーマルなネットワークとも言うべき福祉機関，保健機関，社会復帰施設，教育機関，職場，人権擁護機関，地域の民生委員はもちろんのこと，家族をはじめとして友人，ボランティア，セルフヘルプグループ等インフォーマルなネットワークの参加も不可欠となる。今後の本格的な地域精神科医療の展開を考えると一律に守秘義務が課せられていない多職種チームの専門家間に限らず，当事者が社会参加を可能にする支援体制を構築するにはフォーマルネットワークかインフォーマルネットワークかを問わない多くの人々を巻き込んだ円滑な当事者の個人情報の伝達・交換が欠かせなくなる。しかし，特に欧米などでは個人情報は「個人の延長」と考えられ，その守秘義務は厳しく設定されているのでジレンマが生じ，倫理的な葛藤状態も生じる。今まで考えられてきた，守秘義務の概念では対応できないおそれが予想されている。

　こうした事態を踏まえて，今後の本格的な地域精神科医療に向けて守秘義務とネットワークの問題点を明確にし，将来的にはガイドラインを作成する目的のために，筆者も参加した2回の調査が実施された（平成12，13年度厚生科学研究及び平成14年度こころの健康科学研究事業：「精神医学における倫理的・社会的問題に関する研究〔主任研究者：鈴木二朗〕」の一部として実施された「地域ネットワークと守秘義務との関係に関する研究〔分担研究者：江畑敬介〕」[2]）。おそらくこの類の調査としては本邦初である。この調査は1回目は「精神保健・医療・福祉従事者に対する調査」として，①日常業務における守秘義務への対応の実態，②家族連携と守秘義務の関係，③ボランティアとの個人情報の共有化，についての視点から13項目の質問が用意され，郵送・回収・分析された。また，2回目は「精神障害者と家族に対する調査」として，①情報開示，

②職員の守秘義務について，③家族連携と守秘義務の関係（拡大守秘義務の範囲），④同意なしに個人情報を知らせてよいと考える範囲（拡大守秘義務の範囲），⑤ボランティアの個人情報の共有化（拡大守秘義務の範囲），⑥守秘義務に関するガイドラインの設定についての視点から19項目の質問が用意され，郵送・回収・分析された。日本病院・地域精神医学会，日本作業療法士協会，全国保健・医療・福祉心理職能協会，全国精神障害者地域生活支援協議会，全国社会復帰施設協会，地域生活支援施設協会，全国精神保健相談員会の学会員・会員，およびこれらの学会員・会員が働く施設を利用されている家族・当事者の協力を得て実施された。また，この調査の主任研究員である江畑敬介氏はこの問題を近年の欧米の実情にも触れた，優れた論文も書かれているので[3]両者を下記の点から解題して紹介したい。

(2) 守秘義務の概念と実際

まず守秘義務の概念について簡単に触れておくと，以前は日本における，守秘義務の目的として「公序的利益」が挙げられており，これは土井[1]によれば「もし仮に患者が医師に個人の秘密を披瀝して受療した場合に，その秘密が暴露されるおそれがあるとすれば，患者は治療を避けて病状を悪化させ不治に陥る者も生じ，それは国家が公益のために医業を認めた趣旨に反する」との考えである。しかし，この考え方は19世紀末に特にアメリカでプライバシーの権利が個人の人格権として展開されるに及んで「公序的利益」よりも「個人的法益」が優先される考えに変わってきているという。この場合の「個人的法益」とは「私生活の平穏」であり，「一般的に知られていない事実（秘密）を他人に知られない」ことだとしている。これらのプライバシー尊重に加え，特に精神科医療の分野では医師―患者という信頼関係を基礎にした治療関係が存在するので，これが損なわれないように守らなくてはならない。また，巷に未だに存在する偏見からの保護という意味合いも持っている。

a．多職種チーム内での守秘義務

最初にも述べたように日本の現行の法律体系の中でのチーム医療に参加する可能性が高いメンバーの守秘義務の基盤をみていきたい。

【医師】

医師の場合は紀元前460年頃に生まれたとされるヒポクラテスの誓詞が有名であるが，これはあくまでも倫理規定であった。日本において法的に規定されるのは1907（明治40）年に刑法が制定されたときである。

▶<u>刑法第134条（秘密漏示）</u>：医師，薬剤師，医薬品販売業者，助産婦，弁護士，公

証人又はこれらの職にあった者が，正当な理由がないのに，その業務上取り扱ったことについて知り得た人の秘密をもらしたときは，6月以下の懲役又は10万円以下の罰金に処する。

【保健師・看護師】

何度か法改正が実施されているが，以下の法律で規定されている。

▶ <u>保健師助産師看護師法第42条の2（守秘義務）</u>：保健師，助産師，看護師又は准看護師は，正当な理由がなく，その業務上知り得た人の秘密を漏らしてはならない。保健師，看護師又は准看護師でなくなった後においても，同様とする。

＊守秘義務違反として第44条の3に6月以下の懲役又は10万円以下の罰金に処するという罰則規定がある。

【精神保健福祉士】

国家資格化に伴う以下の法律で規定されている。

▶ <u>精神保健福祉士法第40条（秘密保持義務）</u>：精神保健福祉士は，正当な理由がなく，その業務に関して知り得た人の秘密を漏らしてはならない。精神保健福祉士でなくなった後においても，同様とする。

＊同様に守秘義務違反として第44条1においてこれに違反した場合は1年以下の懲役又は30万円以下の罰金に処するという罰則規定がある。

【薬剤師】

医師同様に<u>刑法第134条</u>で規定されている。

【作業療法士】

以下の法律で規定されている。

▶ <u>理学療法士及び作業療法士法第16条（秘密を守る義務）</u>：理学療法士又は作業療法士は，正当な理由がある場合を除き，その業務上知り得た人の秘密を漏らしてはならない。理学療法士又は作業療法士でなくなった後においても，同様とする。

＊守秘義務違反としては第21条1で50万円以下の罰金に処するとの罰則規定がある。

【臨床心理士】

多職種チームに参加するメンバーとして心理職があるが，臨床心理士は国家資格ではないので，任意団体による倫理規定は存在するが，法律により定められた守秘義務は存在しない。

以上，心理職以外は法的に守秘義務が定められており，守秘義務が罰則規定の有無に関係なく法律に明記されている。

第1回目のアンケート調査で，「日常業務における守秘義務への対応」を問うた「患者情報の提供を躊躇した体験」，「患者情報の提供を拒否した体験」，「同一職場内の専門職間で患者情報を共有する際に患者の同意を得ているか」，「同一職場内での事例検討会の後で事例記録を回収しているか」の質問に対する回答からは，守秘義務に対する態度は各専門背景によって相当異なっているし，彼らが働く職場によっても態度にばらつきがあることが判明した。決して一律な対応がなされているわけではなく，混乱している実態が読み取れた[3]。職種別・職場別にはばらつきがあったものの，「同一職場内の専門職間で患者情報を共有する際に患者の同意を得ているか」の「患者の同意を得ていない」の理由として自由解答欄では，「治療契約は患者と組織の間にあって個々の職員との間にあるのではない」，「情報共有化はチーム医療の前提である」，「同意を得ることは治療の効率を低下させるとの理由で不要である」との意見に集約されていた。これは，「日常業務における守秘義務への対応」は職種別や職場別でのばらつきは認めたが，職種別では病院，小規模作業所等の別個な環境の職場で働く同一職種を合計したものであり，職場別では，働く環境は同じ病院や小規模作業所等でも，別個の職場であるため必ずしも多職種が集う同一の「病院」「小規模作業所」の結果ではないことを考えると，同一の職場での多職種チームでは，すでにある程度の守秘義務を前提とした「多職種によるチーム医療」は成立していることがうかがえる。このことは，第2回目の精神障害者と家族の結果からも読み取れる。同一施設内の職員を拡大守秘義務の範囲だとする精神障害者は約7割であり，家族では8割であったことは，当事者も多職種が集まる施設では「チーム医療」の存在を認めていることがうかがえた。

　一番身近なインフォーマルネットワークのひとつである家族に対する拡大守秘義務とも言える「家族連携と守秘義務の関係」もここで触れておく。1回目調査で精神保健・医療・福祉の従事者に対する「あなたは患者の世話をしている家族から患者の情報の提供を求められたときに，どのように対応していますか」という「患者家族から患者情報を求められたときの対応」を探る質問に対しては，「必要最小限に答えている」とする者が最も多かった。「患者の同意なしに，求められたことは全て答えている」とする者も2割強みられたが，職種別，職場別のばらつきは大きかった。また，「あなたは患者の世話をしている家族に患者情報を提供することがありますか」という「患者家族に患者情報を提供すること」を探る質問からの回答をみると，「患者の同意を得なくても提供する場合がある」とする者が最も多かった。「提供しない」とする者も2割弱存在した。職種には大きなばらつきがみられた。また，逆に2回目調査で精神障害者の視点からみると，「家族も拡大守秘義務の範囲に入る」とする者は精神障害者自身は約6

割,家族自身は7割であった。

　日本ではそれほど問題にはなっていないが,あくまで個人尊重の欧米で,特に精神分析療法の全盛期には家族に対しても治療者は守秘義務を貫く原則が徹底しており,欧米では当事者の情報を伝えるか否かで大きな葛藤が存在し,裁判でも争われてきた[注]。最近ではアメリカでも判例を積み上げることで,こうした患者情報を家族にも教えることを拒否する権利を絶対化したような従来の状況からは変化をみせているという。最近では精神保健医療に関連する専門家は精神病患者に対する家族の支持的役割の重要性について認識するようになってきたが,それにもかかわらず,実際に世話をしている家族でさえもわずかな情報しか得ていない現状であるとの指摘がある[6]。「絶対的守秘義務(absolute confidentiality)」は原則としては望ましいが,それは既にひとつのフィクションに過ぎないとする立場もある[4]。実際に,他科であっても診断・治療には医師をはじめ,看護師,臨床検査技師,レントゲン技師等多くの専門職が携わるので,患者が治療目的で1つの診療機関を受診した場合は適切な医療を受けるためには個人情報が伝達され,それはすでに拡大守秘義務として定着しているという[7]。

b．地域でのネットワークと守秘義務

　このように個々の職種,個々の職場の種類でまとめてみると専門家の間でも守秘義務・拡大守秘義務に関する態度は相当に違うことがみてとれ,困難を抱えていることが推察された。しかし,同一職場内での多職種チーム医療は一定の認知をされていることがうかがわれた。今後はこうした,チーム医療が定着するとともに,今まで存在していた家族に対する拡大守秘義務にとどまらずに,特に外部機関との連携がより活発になることが予想される地域でのフォーマル・インフォーマルネットワークとの関連で実施された2回の調査の意味を読み取りたい。

【フォーマルなネットワークの中での守秘義務】

　ここでは,当事者を支援するのに必要な他のフォーマルなネットワークとも言える外部機関である福祉機関,保健機関,教育機関,人権擁護機関に対する守秘義務の基盤をみていきたい。フォーマルなネットワークの多くは地方公務員・国家公務員であるので,特別法上の秘密漏泄罪として,以下で規定されている。

▶<u>地方公務員法第34条(秘密を守る義務)</u>:職員は,職務上知り得た秘密を漏らしてはならない。その職を退いた後も,また,同様とする。
　＊罰則規定は地方公務員法第60条2で1年以下の懲役又は3万円以下の罰金に処すると規定されている。

▶<u>国家公務員法第100条(秘密を守る義務)</u>:職員は,職務上知り得ることのできた

秘密を漏らしてはならない。その職を退いた後といえども同様とする。
　　＊罰則規定は国家公務員法第 109 条 12 で 1 年以下の懲役又は 3 万円以下の罰金に
　　　処すると規定されている。
　また，地域での活動を専門とする地域生活支援センターの職員は以下のように規定されている。

- ▶精神保健及び精神障害者福祉に関する法律第 50 条の 2 の 2（秘密保持義務）：精神障害者地域生活支援センターの職員は，その職務を遂行するに当たっては，個人の信条に関する秘密を守らなければならない。

　また，社会復帰施設の職員に関しては行政通知として以下のように規定されている。

- ▶精神障害者社会復帰施設の設置及び運営の留意事項について（健医精発第 17 号）：社会復帰施設の職員は，職務を行うにあたっては，利用者の身上に関する秘密を守らなければならない。
　　＊ただし守秘義務違反に対しての罰則規定は設けていない。

　地域の中でも特異な位置を占める民生委員は公務員でもなく，専門職でもないがとりあえず，フォーマルなネットワークとして取り扱っておく。下記の法律により守秘義務が規定されている。

- ▶民生委員法第 15 条（職務）：民生委員は，その職務を遂行するについては，個人の人格を尊重し，その身上に関する秘密を守り，人種，信条，性別，社会的身分又は門地によって，差別的又は優先的な取扱をすることなく，且つ，その処理は，実情に即して合理的にこれを行わなければならない。
　　＊これに対する罰則規定は設けられていない。

　第 1 回目の調査における「他施設の専門職に患者情報を提供する際に患者の同意を得ているか」，「他施設との事例検討会の後で事例記録を回収しているか」という質問に対する回答を通してフォーマルネットワークの中での拡大守秘義務の態度をみてみる。最初の質問に対する，情報提供の際には同意を得ている者が最も多く，次に「場合による」とする者が多かった。職種別のばらつきは多かった。患者の同意を得ていない場合として，「紹介や依頼はすでに本人が承知している」，「他の施設の職員も守秘義務がある」などが挙げられていた。「場合による」とした者からは「病状が悪化して本人から同意が得られにくい場合」，「緊急性や自傷他害のおそれがある場合」が挙げられていた。2 番目の，事例検討会の後で事例記録を回収するか否かについては，両者は拮抗していた。「場合によって回収する」も 2 割認めた。職場別のばらつきも多くみられた。

回収していない者からは「個人が特定できないようにしている」,「他の職員も守秘義務を有している」などが挙げられていた。「場合による」とした者からは「個人が特定できる可能性がある」,「司法事例の場合」が挙げられていた。

このように,必ずしもフォーマルなネットワークに対する拡大守秘義務でも態度は一定ではなかった。

【インフォーマルなネットワークの中での守秘義務】

フォーマルネットワークでは拡大守秘義務に関する態度は必ずしも一定ではなかったが,罰則規定の有無は別として,自由回答からの指摘にもあるように,法的な守秘義務が課せられている職種がほとんどである。しかし,地域の中での生活を支えるには精神保健福祉の専門スタッフと地域に存在するフォーマルなネットワークの活用に加え,さらには守秘義務がかからないボランティアを代表とするホームヘルパー,セルフヘルプ等のインフォーマルなネットワークの活用が重要となる。家族はインフォーマルサポートの代表であるが前述したのでここでは触れない。友人も広い意味でボランティアと同列に扱う。

地域に存在する社会復帰施設は作業所に限らず,今では多くのボランティアが活動しており,彼らのおかげで閉鎖的になりがちな施設の「風通しが良くなった」「外からの空気が入る」等と歓迎されている。また,ボランティア参加者からも「精神障害者のイメージは考えていたのとは全く違った」「世の中で言われていることとも全く違っていた」等偏見打破の一助になっている。ホームヘルプ事業はすでに全国で稼動しており,講習も活発に実施されている。また,セルフヘルプグループも多くの所で活動している。

これらのインフォーマルネットワークの中での拡大守秘義務の態度を,第1回目の精神保健・医療・福祉の従事者に対する調査の中で「ボランティアに守秘義務の成約を文書で得ているか」,「ボランティアとの患者情報の共有化の程度」の質問を通してみてみる。実際に,ボランティアと仕事をする機会があったのは5割弱であり,そのうち文書による誓約を得ている者は1割に満たなかった。共有化の程度については,「必要最小限」とする者が7割と一番多かったが,「一切共有していない」が2割であり,合計すると約9割が情報共有化には慎重な態度を示していた。それにもかかわらず,誓約を得ているのは法的拘束力に疑問はあるとはいえ,ごく少数であった。また,「区別をしない」も少数ながら認めた。これは,法的守秘義務のないボランティアとの今後のあり方を考慮すべき内容になっている。

一方で,2回目の当事者と家族の視点で「ボランティアに個人情報を知らせる可否」

という，インフォーマルネットワークに対しての拡大守秘義務の態度をみてみる。実際にボランティアと接触がある者に限ってもその約3分の1は個人情報が伝わることについては不安を感じていた。同意なしにボランティアに伝えてもよいとした者は，同一施設内のボランティアでも約15％，施設外では5％未満であった。家族は「ボランティアに当事者や家族の個人情報を知らせる可否」については，「同意をすればよい」とする者が過半数を占めたが，「知られたくない」と拒否の態度をとる者が約4分の1にみられ，慎重な態度がうかがえた。「同意なしにボランティアに伝えてもよい」とした者は，同一施設内のボランティアは約20％，施設外では約3％であった。

今回の調査には含まれていないが，今後，適性職場就労援助プログラムの進行に伴い，守秘義務がかからない一般の職場に対する守秘義務の態度も考慮しなければならない。

守秘義務のガイドラインの設定について当事者と家族に「地域ネットワークと利用者の個人情報に関するガイドラインをつくることについて，あなたの考えは」と問うたのに対して，双方とも「つくるべきだ」と答えた者が最も多かった。その理由をまとめると「円滑な支援体制をつくる」ために必要とするものであり，もう1つは「無制限に漏洩するのを防ぐ」プライバシー保護の面からであった。

(3) 今後の課題

地域精神科医療が推進されるなかで，ケアマネジメントが本格的に導入されればチーム医療が主流になっていくと考えられる。専門職は罰則規定の有無は別にして，法的には守秘義務が規定されているので守秘義務に対する態度の統一と遵守は収斂されていくと予想される。問題はインフォーマルネットワークにおける守秘義務である。最近では特に欧米において，家族が当事者を支える目的の社会資源としての価値が見直されつつある。守秘義務の問題とも関連しながら，家族に対する適切な情報提示や援助体制があってこそ初めて社会資源の利用が可能になるのであり，何ら援助体制なしの状態では一方的に家族に負担を強いる以前の状態に逆戻りしかねない。十分な情報と地域で当事者・家族を共に支える体制が必要である。また，家族のみならず，ボランティア等のインフォーマルネットワークも重要であり，守秘義務に留意しながら形成されないといけない。

みなとネット21では経験がないものの，精神障害者の中にはもちろん触法患者も存在し，また，増悪時に攻撃的・衝動的症状を呈する当事者も存在する。こうした，当事者の状態を適切に地域で把握することも地域精神科医療の発展には欠かせない。触法患

平成14年度厚生労働省こころの健康科学研究事業「精神医学における倫理的・社会的問題に関する研究」
「地域ネットワークと守秘義務との関係に関する研究」（分担研究班）

（目的）
　今後，我が国が地域精神保健・医療・福祉体制を充実していくためには，地域ネットワークを円滑に形成していかなければならない。その際には，患者情報が伝達されなければならないが，それは職員の側の守秘義務と相克する場合があり，またそれと患者のプライバシー保護との均衡を図らなければならない。現状では，守秘義務に関して職員の問題意識は必ずしも一定しているわけではない。また同一施設内或いは他施設との患者情報の共有化の場合においても，職員の患者情報の取り扱いは多様であり，職種間でも相違が見られる。したがって，地域ネットワークをより円滑に形成するために，職員の守秘義務の運用の準拠枠としてのガイドラインを定める。

（原則）
1）患者もしくはその代理者の承認なしに患者情報を患者を同定される事柄と共に何人にも開示ないし伝達してはならない。
2）患者を同定できる事柄を何人にも開示ないし伝達してはならない。
3）もし患者情報を開示ないし伝達しようとする人はそれを受け取る人がその情報によって患者を同定できると信じる利用がある時には，患者情報を開示ないし伝達してはならない。

（患者情報の開示ないし伝達ができる場合の原則）
1）14歳以上の患者ないしはその法的代理者によって，患者情報の伝達ないし開示の同意が得られた場合
2）患者が12歳未満であるかもしくは同意能力を欠く場合には，患者の法的代理者によって同意が得られた場合
但し，次の場合には，診療情報の開示を拒否することができる。
1）対象となる診療情報の提供，診療記録の開示等が，第三者の利益を害する恐れがあるとき
2）診療情報の提供，診療記録等の開示が，患者本人の心身の状況を著しく損なう恐れがあるとき
3）前2号のほか，診療情報の提供，診療記録等の開示を不適当とする相当な事由が存するとき

（同意なしに伝達できる場合）
1）サービス提供施設内
2）患者の世話をしている家族からの要請がある場合には，病名，病状，治療法，予後，療養上留意すべきことなどの医学的基本情報及び家族に期待される役割など患者の療養に必要な情報。その場合には，患者と治療者の間に直接に交わされた会話をそのまま伝達することは避ける。
3）重篤な疾患ないし外傷から患者を守るために必要な場合
4）自殺・自傷ないし他人への危険が迫っている場合
5）サービス提供施設によって雇用されているのではない臨床スーパーバイザー
6）司法機関からの文書による法的根拠を持った問い合わせには，その問い合わせ内容にのみ文書で回答する。
7）支払い事務ないし苦情処理に関係する場合には，そのサービスに必要な情報のみ

（個人情報の取り扱いについての細則）
1）他の施設ないし専門職への伝達には患者ないし法的代理人の同意を得る
2）ボランティア，学生，研修生など守秘義務のない者への個人情報の伝達は行ってはならない。それらの人達へ個人情報を伝達することが必要な場合には，それらの人達に守秘義務を履行する確認書を取り，さらに患者本人ないし法的代理人から個人情報をそれらの人達へ伝達することについての同意を文書で得る。
3）事例検討会においては事例が特定される表現を避ける。事例検討会に守秘義務のない人が加わっている場合には，事例検討会の後でその人に渡されていた事例記録は回収する。

図7　地域ネットワークの形式における個人情報の伝達に関するガイドライン

〈同一施設内職員に対して〉

施設長殿

　私，（本人名ないし法的代理人）は，　（サービス施設名）　を利用するにあたり，私に対するサービスに必要な情報が当施設内において私のサービスに関わる守秘義務のある職員に伝達されることに同意致します。

　　　　　　日付
　　　　　　本人ないし法的代理人の署名

〈他施設の職員に対して〉

施設長殿

　私，（本人名ないし法的代理人）は，私の病名，病状，治療法，予後，療養上の留意事項など医学的基本情報が，私に対するサービスを向上するために　（他施設名）　の守秘義務のある職員に伝達されることに同意致します。

　　　　　　日付
　　　　　　本人ないし法的代理人の署名

〈家族に対して〉

施設長殿

　私，（本人名ないし法的代理人）は，私の病名，病状，治療法，予後，療養上の留意事項など医学的基本情報が，私の家族である　（家族名）　に伝達されることに同意致します。

　　　　　　日付
　　　　　　本人ないし法的代理人の署名

〈守秘義務の規定されていない者に対して〉

施設長殿

　私，（本人名ないし法的代理人）は，私の病名，病状，治療法，予後，療養上の留意事項など医学的基本情報が，（ボランティア名・学生名・研修生名）に伝達されることを，上記の者が守秘義務を履行する誓約文書を確認した上で同意致します。
　開示ないし伝達する目的：

　開示ないし伝達する内容：

　　　　　　日付
　　　　　　本人ないし法的代理人の署名

〈その他の人に対して〉

施設長殿

　私，（本人名ないし法的代理人）は，私の診断，検査，治療の過程で得られた情報を　（対象名）　に対して開示ないし伝達することに同意致します。
　開示ないし伝達する目的：

　開示ないし伝達する内容：

　　　　　　日付
　　　　　　本人ないし法的代理人の署名

図8　個人情報伝達に関する同意書

者の適切な対応や，増悪時の対応が十全であることは必須の条件であり，言わば地域精神科医療の両輪と言っても過言ではない。当事者と地域住民が余計な偏見とは別個に，ノーマライゼーションの理念のもとで共に安心して暮らせるのが目標である。それには，地域への社会資源を再配置して，この種の問題にも十分に応えられる人権に配慮した体制を構築することが何よりも重要であることは，強調しても強調しすぎることはない。さもなければ，ひとつの大きな不測の事態や不祥事が一気にこの動きを逆行させてしまうだろう。当事者を支える地域のフォーマル・インフォーマルなネットワークと情報をどの程度共有していくかが重要な問題となってくる。

　上記の2回の調査をもとにガイドラインの試案がまとめられている（図7，図8）。

このような課題を乗り越えながら地域でノーマライゼーションの理念に則って当事者が生活できる体制を築かなければならない。

注) 1976年タラソフ裁判：精神保健専門家は患者が第三者に危害を加える可能性があると結論づけるのが妥当である場合は，その第三者を防衛する手段を講じなければならない。

(村上　雅昭)

◆文献

1) 土井十二：医事法制学の理論と実際．凡進社，京都，1934．
2) 江畑敬介，前田雅英，樋田精一ほか：地域ネットワークの形成と守秘義務との関係に関する研究．精神経誌，105；933-958，2003．
3) 江畑敬介：脱入院化時代の地域リハビリテーション．星和書店，東京，p.89-105，2003．
4) Joseph, D., Onek, J.：Confidentiality in psychiatry. In：Psychiatric Ethics, 2nd edition. (ed. by Bloch, S., Chodoff, P.), Oxford Univ. Press, Oxford, p.313-340, 1991.
5) 慶應義塾大学医学部精神神経科総合社会復帰研究班（イアン・R・H・ファルーン，鹿島晴雄監修，水野雅文，村上雅昭編著）：精神科リハビリテーション・ワークブック．中央法規出版，東京，2000．
6) Petrila, J. P., Sadoff, R. L.：Confidentialityinpsychiatry. In：Privacy and Confidentiality in Mental Health Care. (ed. by Gates, J. L., Arons, B. S.), Brooks Publishing, Baltimore, 2000.
7) Wing, J.：Ethics and psychiatric research. Psychiatric Ethics, 2nd edition. (ed. by Bloch, S., Chodoff, P.), Oxford Univ. Press, Oxford, p.423-434, 1991.

第4章 精神科地域ケアの新たな課題

1．家族の力を発揮させるために
　　―当事者の最も身近な存在としての家族

(1) はじめに

　精神障害者に対するケアサービスは地域ケアへと移行し，当事者が生活する家の中では家族が当事者の支援の一部を担っていると言っても過言ではない。また，地域ケアを進めていくうえでは医療・保健・福祉にわたる多職種による支援が欠かせない。チーム支援が求められるのは当事者のみならず身近な家族も同様である。家族の誰かが病気にかかったとき，家族は少なからず何らかの影響を受けるが，特に精神疾患や障害を負った場合は疾患の知識や情報が少なく偏見が生まれやすいため，誰にも相談できず孤立している場合があるからだ。

　統合失調症の当事者は，健常者に比べて社会的ネットワークがより小規模で，相互連絡に乏しく，より単純，より依存的，その場限りで打ち解けず，仲間とは異なって家族などの第1次集団と同居するといった特徴がみられると言われている。さらにそうした家族関係における家族の当事者に対する感情表出（expressed emotion：EE）が統合失調症の再発に強く関係していることなどが明らかになってきている。家族が当事者に対して強く批判的な言動をしたり，逆に過度に当事者に情緒的に巻き込まれたりする相互作用のパターンなどを呈する場合に，これを high EE（高い感情表出）家族と評価され，そうした家族と同居する当事者の再発率が高くなることはレフ（J. Leff），ランドルフ（E. T. Randolph），ファルーン（I. R. H. Falloon）をはじめとする統制比較研究によっても明確になっている。統合失調症の転機に関わる心理社会的なストレスとして，ライフイベントなどの短期的なストレスと長期的な日常生活に関連したストレスとしての家族の EE が当事者の再発予測性の指標として捉えられている。

　かつての家族研究は家族間のコミュニケーションの歪みであるとか「分裂病原性の母親（schizophrenogenic mother）」といった概念や「二重拘束説」など，家族が当事者の統合失調症の発症にどういう影響を及ぼしたのか，という因果関係を求めるものが多

くみられた。しかし近年ではこうした家族を統合失調症の「原因」としてみなすのではなく，積極的に家族が当事者の主要な「理解者」であり「身近な協力者」として支援チームに参加することの有効性が明らかになっている。こうした家族を当事者の「援助主体」として積極的に教育・育成しようとする心理教育的アプローチが生まれた背景として，アンダーソン（C. Anderson）[1]は次の5点を挙げている。第1に脱施設化によって患者の多くが家族のもとに戻ったこと，第2にインフォームド・コンセント（説明を受けた上での同意）の普及によって，入院が減り，家族の役割がさらに大きくなったこと，第3にストレスに対する患者の脆弱性が明らかにされてきたこと，第4にEE研究の成果から家族も治療に寄与できるという考え方が出てきたこと，第5に，患者・家族の市民として知る権利の発展，である。心理教育的アプローチにおいては家族の持つ力を評価し，家族を含めた援助者に対して病気の知識や情報を伝え，積極的に治療協力者として活用していく。こうすることで当事者への理解を促し，high EE を低減するとともに家族内の対処機能（ストレスマネジメント）を高めていくことが現在は重要視されるようになっている。専門家は家族の立場に立って「疾病」や「障害」を理解し，家族メンバーが当事者支援を行えるように家族と共に行動する必要がある。

(2) 当事者・家族と共に援助（治療）チームを形成する

　OTPでは当事者と共に専門家が当事者固有の治療・援助チームを形成し，家族の積極的参加を促し一緒にチームをつくっていくことを重要視している。主治医や治療スタッフが実際に当事者や家族と接することのできる時間は実に限られたものである。一般の外来診察では2週間から4週間に1度の外来診察室でせいぜい5分か10分くらいの会話で済まされてしまう。みなとネット21の訪問でも，一番頻回に訪れる時期でも1週間に1度約1時間であるから，残りの6日と23時間の間は，自ずと当事者と家族が向き合う時間になる。そこでOTP的な発想としては，一番接触時間の長い家族にこそ，良き治療者になってもらおうと考えるのである。もちろん一般的には家族は医療や福祉の専門家ではないから，例えばたくさんの薬の名前を知っている必要はないし，副作用を全部暗記している必要もないし，統合失調症の診断基準を覚えておく必要もない。ただ望まれることとしては，目の前の自分の家族が飲んでいる薬の名前や副作用を知っていること，家族である当事者が示す再発のサインにいち早く気づくこと，当事者が嫌がる表現や言い回しはなるべくしないこと，など自分の家族である当事者に特化された一定の情報とスキルである。すなわち，当事者や家族と病気に関する知識や対処技能を共有することで，当事者に最も身近な家族環境を調整するとともに，家族が主体と

なって認知行動療法に基づく支援を行うことによって家族と当事者双方のストレスマネジメントおよび行動変容を期待するものである。最近の研究[6]によれば，病因となるものは高い感情表出（high EE）の存在ではなく，かえって低い感情表出の相対的欠如であることが示唆されている。つまり，当事

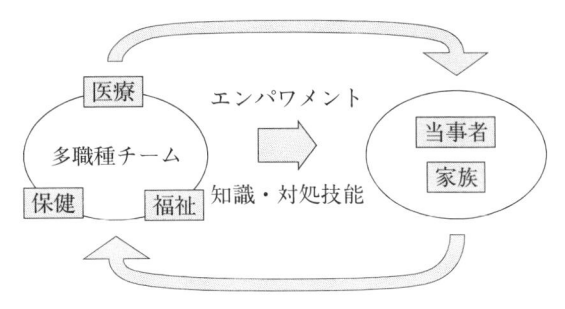

図1 OTPにおける多職種チームアプローチ

者に対する批判もなければ，ほとんど何の関心も持たないような低い感情表出（low EE）の家族で，家族と当事者の直接的コミュニケーションが少なければ再発率は2倍になってしまうという。このことは，当事者の家族および当事者を取り巻く人間関係の支持の質が，極めて重要であること，そして安定した適度な感情表出の環境と社会的サポートネットワークこそが必要であると考えられる。統合失調症の当事者の多くは，急性期の陽性症状から回復する過程において，引きこもりなどの抑うつ状態を経て，ゆっくりと時間をかけて自身の支持を増大させ，技能を強化することが可能となっていく。OTPでは，日常の家族関係におけるコミュニケーションの疎通性を特に重要視し，肯定・否定の感情表現やコミュニケーション障害のような不適応相互作用のパターンを変え，行動変容を促すための方法を練習して，家族がお互いに共感し合い，非難しない，当事者の支援者として協力関係を築くことを目的とする。したがって，本人のみならず，その家族構成員全員ができるだけセッションに参加することが求められ，実際の家族のセッションでは，本人とその家族のコミュニケーション能力や情報処理レベルに最適な形で，「積極的な傾聴の仕方（アクティブリスニング）」「上手な頼み方」「否定的な感情を表現する」「問題解決技法」などの各種戦略[10]を使用して，家族全体の対処技能の向上とコミュニケーションの向上とを目指している。したがって，セッションの内容は，「担当スタッフ」対「当事者および家族」の間の面接形式ではなくて，当事者とその家族が主としてセッションの中心となって司会，進行，書記などを務めることが望まれている。支援計画についても，当事者を含めた家族セッションにおいてチームと一緒に相談し，個々のニーズや希望に沿って設定され，継続的なモニタリングを通して見直しがなされることになる。当事者と家族を共に治療プロセスの協働者（図1）として捉え，最終的には，家族自身が治療チームの一員として家庭内で機能を発揮できるようになることを目的とする。セッションを実施するなかで，家族の中の誰かを，その家族特有の専門的「支援者」的役割を担えるよう育てていくというプロセスは，統合的地域ケ

アサービスモデルとしてのOTPにおける最も重要な点である。こうした視点は，家族に対して過大な期待や責任を押し付けているのではないかと思われがちだが，むしろ当事者の一番の理解者として家族の持つ力を評価するものであり，専門家との共同作業を通して当事者を抱えて生活する家族自身をエンパワメントすることにもつながっていく。

(3) 家族の力を引き出す多職種チームアプローチの実際

地域で多職種チームを編成しOTPを展開しているNPO法人みなとネット21においては，セッションの間隔は個々のケースにより異なるが，危機介入を含め24時間相談を受け付けている。また，利用者の来訪を待つのではなく，積極的にアウトリーチが実施され，機動性を兼ね備えている点もその特徴のひとつである。すなわち，利用者の日常生活場面の中でサービスを提供することにより，個々人がストレスに感じているその場で積極的にストレスマネジメントを行うことを意図しており，診察室や相談室などのサービス提供機関内（in vitro）ではなく，利用者の自宅や，職場などの実地（in vivo）でのサービス提供が行われている。アウトリーチを行う利点としては，より日常場面のセッティングの中でセッションを持つことができ，自然な形で利用者とその援助者の人間関係であるとか，生活様式を知ることができることが挙げられる。チームスタッフが訪問し，「来客」としての立場になってはじめて，機関での来所面接では見せなかった利用者の気配りであるとか，家族との対話を知ることも多い。また，利用者の中には，「引きこもり」や「外出恐怖」などの問題を抱えている場合もあり，本人不在での相談になりがちな外来診療（相談）に比べ，機動性のあるアウトリーチサービスのメリットは大きい。日本では知らない「他人」を家に上げる生活習慣がないために戸惑いを見せる家族もまれにみられるが，たいていの場合，チームスタッフとの信頼関係が形成されてくると，そうした抵抗は徐々に減少していく。

OTPの実践のもとになったバッキンガム・プロジェクト[5]では，専門的精神保健サービスが既存の家庭医（General Practitioners：GP）を中心とするプライマリケアに統合されることによって，有効な早期発見・再発予防に対する一貫した統合的地域ケアシステムの構築がなされた。すなわち，従来の精神疾患を持った当事者だけを対象としていた精神保健サービスを，既存のプライマリケアシステムへ統合することによって，広く対象の枠を広げたのである。精神障害を持った人，そして地域住民すべての人々を対象に予防から早期治療，リハビリテーションに至る最適なマネジメントが継続して行われることが統合的地域ケアシステムにおけるゴールであるとされている。こうしたプ

ライマリケアとのサービスの統合に加えて，もうひとつ重要なのは，統合の結果として家族やその援助者の積極的参加を促し，地域住民へ精神保健の正しい知識の普及を図ること，すなわち，精神障害に対するスティグマの軽減に対しても注意を払うことも含まれる。地域の中には，「家族会」や「当事者団体」など精神障害を持つ当事者や主として家族が中心となって構築されてきたネットワークがあり，精神障害に限らず障害者を支援する団体やボランティアなどが存在している。そうした有効なサポートネットワーク予備軍ともいうべき資源を積極的に活用し，地域で展開する多職種チームの持つネットワークとリンクさせ，拡大させていく，といった社会システムレベルでのアプローチもまた重要な点のひとつである（図2）。当事者・家族・地域社会の各システムに介入していくためには，多職種・多機関の連携や協働がさらに必要とならざるを得ないだろう。

　地域で精神障害を持つ当事者とその家族を支援していくうえでは，従来の専門家主導による「治療する側」「治療を受ける側」というパターナリスティックな関係ではなく，当事者およびその家族自身が自ら治療や支援チームに参加し，専門家と共にパートナーシップを築いていく協働体制へと変化させ，当事者や家族が「誰かのために犠牲になる」のではなく「共に満足できる生活」に向けて互いに協力し合って地域生活を支援していくことが重要である。これまで精神保健福祉の専門家が持っていた多くの情報は，今後当事者，家族および支援チームの両方が知るべきものとして共有していくべきものである。OTPを実際に進めていくためには，こうした「既存の枠組み」を再検討していくことが臨床現場の専門家に求められていくだろう。

（稲井　友理子）

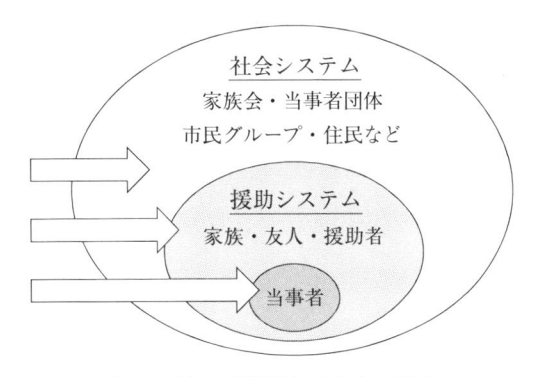

図2　統合的地域ケア志向モデル

2．慢性化を防ぐ
　　―急性期入院病棟での試み

(1) はじめに

　回転ドア，という言葉がある。入院と退院を繰り返す事態に対する実に穿った表現で

あるが，この表現が的を射ているのは「何もしなければ出口はそのまま入り口になる」というある種の自動性を表している点にある。何もしなければ，という裏には「何かをすれば」という期待も隠されてはいるが，むしろ実際にはこの「自動性」に対する自嘲的な響きを含んでいるようにも聞こえる。

統合失調症をはじめとする精神障害はクレペリン（E. Kraepelin）[11]の観察以降，「寛解と増悪を繰り返す」慢性疾患であると信じられてきた。この信念を未だに支えてきたのは臨床的事実というよりも，むしろこの回転ドア現象という事態に対する治療サイドの「弁解」であり，それを否定しえない治療構造の貧しさであったのかもしれない。急性期病棟を退院した後，外来に通院することのみが治療の主体になってしまえば，再燃時は上記のような「回転ドア入院」が唯一の確実かつ安全な選択肢になってしまう。だが安易な再入院は往々にして医原性の慢性化を招く。回転ドアを目まぐるしく回った結果として患者は自立のタイミングを失い，出口も入り口ももはや区別がつかなくなる。

このような治療構造あるいは治療サイドの意識を変えていくうえでは，まず2つの視点が重要となる。その1つは症状のコントロールであり，1つは社会復帰である。これらは今まで全く別物のように扱われてきたが，我々は経験的にこれらが連動する必要があることを知っている。再発防止という軸に対してこれらは両輪の役割を担う。いずれが欠けても前に進むことはできないが，その進め方も個々の状況に対応するものでなくてはならない。

この節ではこれら2つの側面に着目し，急性期病棟を舞台に現状を俯瞰する。一方で私見を交えつつ，慢性化を防ぐうえで今後何が必要か，検討を重ねてみたい。

(2) 症状のコントロール

現代の精神科臨床の主役を担っているのが薬物治療であることは，否定しえない事実である。これは外来診療を見ればすぐにわかる。外来患者が1時間に10人を超えるようになると，医師の質問は紋切り型で端的なものとなってしまい，実際の日常を正確に把握するなどということは到底不可能な事態を迎える。したがって治療は薬物主体にならざるを得ない。だがこのような外来診療の状況では薬をのんでいるのかいないのかなどは，しょせん推測の域を出ず，その結果として再発の兆候に気付かず，症状の顕在化をみてから対応に追われるということがしばしば繰り返されてしまう。

こうした状況を避けるにはどうすればよいか。選択肢はそれほど多くはない。再発の萌芽に対して可能な限り目を行き届かせるか，あるいはそもそもなるべく芽が出ないように条件を整えるかである。

a．再発の兆候

　我々が症状を捉えようとするとき，そこで見ているものは主として行動（behavior）に関するものである。「精神」症状とはいっても精神は目に見えるものでないため，観察されるのはもっぱらその表現型である。いかに妄想に支配されていたにしても，それが「behavior」として表出されない限りはこれを指摘するのは容易でない。「誰かに見張られている感じ」を持つのと「俺のことを見張っているんじゃない！」と叫ぶのとでは実際大分距離感がある。再発の兆候に目を行き届かせるということは，すなわちこの表出に至るまでの熟成期間に何とか手を打つという試みのことである。したがってこの過渡期における症状，つまり「前駆」症状が着目されることになる。

　ユン（A. Yung）ら[15]は統合失調症を対象にした再発前駆症状のレビューの中で，再発を予見する警告症候として，非特異的な感情・認知・身体・行動の変化が精神病の顕在発症に先駆して増悪することを示唆している。具体的には落ち着かなさ，不安，思考・集中力の障害，社会的ひきこもりなどであるが，一方でこれらがその「非特異的」さゆえに，それがあったからといって必ずしも再発には至らない可能性が大いにあることも指摘している。拙速な入院判断をはじめとする不必要に過度な介入に走ってしまうと，社会復帰をよりいっそう遅らせてしまいかねない可能性があるという指摘でもある。

　さらに再発に際しては多くの場合その前駆期間はかなり短く，介入を迷っている間に事態が進行してしまうというリスクもある。初回エピソードの前駆期間がしばしば数年単位であるのに対し，再発前駆期間は2〜4週間とされており[2]，しかも変化は「非特異的」であるから，症状ベースで再発の臭いを嗅ぎ取るのはもはや職人芸に近い。治療者が感度を上げて対応するのは重要であるが，それだけで再発の兆候を捉える精度がすんなり上がるわけではない。

　前述のように症状は「表出」であるため，それは個々のストレス脆弱性や環境因などに裏打ちされた「表出パターン」に縛られる。したがってこれらを一般化することでは精度を高めることはできないという観点から，個々の「表出パターン」に力点を置いた介入が検討されている。オルフソン（M. Olfson）ら[12]は急性期病棟において再入院を繰り返す統合失調症圏の患者に対し，入院中から再発予測を試みたが，その結果病棟スタッフは5分の1しかその後の再入院を予測できなかったという。この反省からより個別的で精度の高いリスク要因の検討が必要であると述べている。再発のリスク要因については多くの研究が取り組んだ成果があるが，症候学的な言及がなされたものは少ない。今後は個々の症状の症候学的パターンと環境因などの周辺因子との影響を踏まえた

再発予測の研究が必要であると考えられる。

　急性期病棟はこれら症状のパターンを把握する有効な機会である。症状の極期から寛解期に至る過程を集約的に観察することによって，個々の症候学的な表出パターンが把握される。これを記憶し，記録することによって再燃の兆候に対し，より目を行き届かせることが可能となる。こういった臨床態度は現場では暗黙のうちにとられることが多いが，重要なのはこれをできるだけ構造的かつ普遍的に行うことである。医師や看護師など治療スタッフは表出される変化を仔細に観察し記録する。さらにこれらと精神病症状との内的な関連性を検討し，環境因などの外的な要素の影響をピックアップする。そのうえで再発のリスクを査定し，スタッフおよび本人，家族の間で還元，共有し，退院後も引き続きこれを継続する。これを構造的に繰り返すことにより再発予測の精度が高まり，より適切な対応が可能となる。こうしてはじめて再発の兆候に対し「目を行き届かせる」ことが可能となるのであり，回転ドアを停止することが可能となる。これには治療サイドの努力だけでなく，こういった集約的な治療を可能とするような，それなりの治療構造の変革が要請されるのは言うまでもない。

b．再発防止のための条件

　チョンピ（L. Ciompi）[3]は統合失調症の経過について，3割は治癒あるいは寛解に至り，別の3割はわずかな残遺症状を持つのみで，この病気に対する一般的な見解が悲観的に過ぎることを指摘している。このデータは条件さえ整えば再発を防ぎうることが空論ではないことを示すものである。そして実際にそうした努力によって再発が防ぎうるものであるという結果が得られてもいる。

　ヘルツ（M. I. Herz）ら[7]のグループは再発防止の濃厚な介入を行った場合に有意に再発率が低くなることを対照研究によって示した。彼らは82人の統合失調症圏の患者を2群に分け，一方は従来の2週に1回の個人精神療法と薬物維持療法を施し，もう一方には心理教育，家族教育に加え週1回の集団療法を取り入れ，さらに再発の前駆症状の積極的なモニタリングと介入を試みた。その結果後者の群では前者に比べ18カ月後の再入院率が20％も少なかったというデータが得られている。

　ヘルツらもまた前駆症状の正確な把握については限界を論じつつも，モニタリング機能を濃密に遂行することで再発の抑止力が生じたと結論づけている。ヘルツらの研究で重要なのは再発防止に対して統合的な枠組みが効を奏したという点にあり，従来の個人精神療法，薬物療法での限界を指摘したことにある。再発のリスク要因としてしばしば服薬のコンプライアンスが重視されるが，一方でコンプライアンス良好な者の3～4割に再発を認めるといったデータ[8]や，プラセボ服用者に対して危機介入のみを行った場

合でも有意に再入院の割合を下げたという報告[9]もある。服薬コンプライアンスを重要視すること自体は再発防止に対して必要ではあるが、それだけでは十分ではない。コンプライアンスを維持するための要因を検討し、これを臨床的に還元すべきである。

具体的には病識を持たせ、治療の有効性を認識させるべく教育を行ったり、認知行動療法や社会機能を増強させるような心理教育を施すことでコンプライアンスはより良好に保たれるとされる[13]が、これはコンプライアンスの維持の目的で行われるというよりは、再発を防ぎ社会復帰を促進するというそもそもの治療目標に対して行われるものである。結果としてコンプライアンスが保持されたにしても、それは治療そのものが有効に進んでいることを反映しているのに過ぎないのかもしれない。対個人の枠の中でコンプライアンスの維持のみにとらわれるのでなく、当事者を取り巻く社会環境の中で治療というサービスが有効に機能しているかどうかを把握する視点が重要である。

一方でコンプライアンスに直結すべき問題として副作用の問題がある。90年代に次々に登場した非定型抗精神病薬は副作用に敏感になっていた当事者や家族をより治療の方向に向かわせたという点で評価できる。これはコンプライアンスの問題ばかりでなく、認知機能の改善や社会的烙印（スティグマ）からの解放など次項で述べる社会復帰を促進したという意味でも、大きな意義をもたらしたと言えるであろう。

(3) 社会復帰へ向けて

精神科医療の進歩によって（あるいは精神疾患の軽症化によって）、現実的に遂行可能な課題となった「社会復帰」は、実際の現場では内容を伴わないお題目に化してしまうこともしばしば指摘されるところである。我々が治療目標として「社会復帰」を掲げるとき、その移行対象となるべき「社会」への考察はそれほど重視されない。とにかく家族のもとへ、あるいは職場や学校へ「復帰さえすれば」幸福な結末を迎えられるという一方的な筋書きは、時に当事者のニーズを強引に塗りつぶす結果となりかねない。引きこもりや自殺、パラサイトシングルといった社会現象をもとに精神科医療の文脈を読み直すと、本来当事者が帰るべき社会がもはや健全なものとは言えない可能性が理解される。回転ドア現象はたしかに医原性の慢性化を招きうるが、もはや当事者にとって安心できる場所は病院以外になくなってしまうのかもしれない。

それでも退院を促し、社会に戻していくことが要求される現状において、我々に必要なのは当事者たちがそういった社会で生きていくための足場を作ることである。幻聴が消えたから社会に復帰しましょうという安易なやり方ではなく、社会へ戻るうえでの不安や問題点を取り上げ話し合っていく姿勢が必要である。これが急性期病棟では治療の

仕上げの段階になるが，現実的には十分な時間は与えられていない。急性期治療の役割を明確にするのであれば，急性期病棟と社会を橋渡しする何らかの中間施設が必要である。同時に再燃予防と早期介入を地域レベルで主導していく体制を早期に充実させることが求められる。

こうした社会との接点を増やしていくなかで，一方で急性期病棟の側にも従来の社会的烙印を払拭させる努力が必要である。入院環境が病棟や病室などのハード面でもまたスタッフなどソフト面においても，社会から隔絶された異質な空間であることをやめ，社会の延長に位置する場を提供することが求められる。このような多職種にまたがった統合的な作業が，結果として慢性化を防止する重要な堤防の役割を担うと考えられる。

(4) おわりに

筆者の外来に長く通院されている方の中に経過の長い妄想型の統合失調症の男性がいる。彼は以前毎年のように亜混迷の状態で閉鎖病棟へ入院する再発の常連であった。当初は活発な妄想を消し去ろうと治療の努力が重ねられたが，結果として回転ドアを止めることはできなかった。結局，工夫を重ねた結果，週1回の外来でたっぷり1時間妄想世界について述べてもらうという面接手法に変えたところ，妄想自体は健在だったが再入院することはなくなった。彼は現在現実と妄想という二重世界の中でそれなりのバランスを保って生活している。これはもちろん，あらゆるケースにあてはまるものではないが，個々の状況に応じた治療の重要性を深く示唆する例である。

医療の本質は痛みに対する理解と共感の上に成り立つものである。再発防止という観点から方策を述べてきたが，重要なのは傾聴と対話であり，それを続けることである。いかに治療者側の数が増えたところでこの態度がなければ，その意義は十分なものではなくなってしまうであろう。そしてこの姿勢はまた，現在の社会に欠けたものを考えるとき，精神科医療の場だけに要求されるものではないのである。

（小林　啓之）

3．危機介入の重要性と自殺予防

(1) はじめに

地域精神科医療における「危機介入」にはさまざまな側面がある。図3は，統合失調症の病期と障害の程度を示したものであるが，前駆期から再発までのいずれの病期においても危機介入が必要となってくる可能性がある。特に重要なのは，初回エピソード精

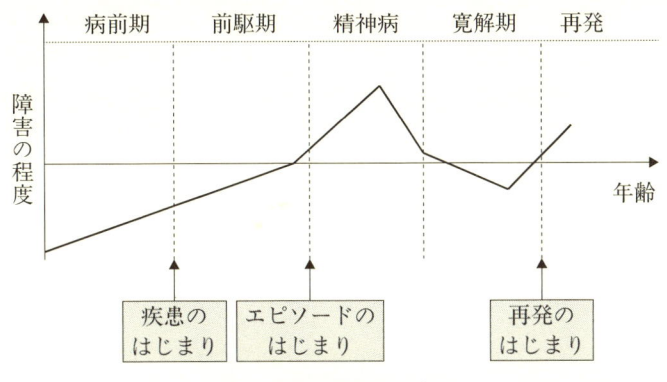

図3 統合失調症の病期[4]

神病に対する危機介入（早期介入）と，再発予防のための危機介入である。

(2) 危機介入とは
a．初回エピソード精神病に対する介入（早期介入）

近年先進諸国においては，精神障害の初回エピソードを早期に発見し適切な介入を行うことによって，慢性化を防ぎ社会的な予後を改善することができるという考え方が徐々に浸透しつつある。実際に，オーストラリア，欧州，カナダなどでは早期介入のためのサービスが次々と広がりをみせ，日本でも早期介入の重要性が注目されてきている。

実際の介入は若年者が対象となることが多い。若年者が次第に社会的に引きこもっていく場合，学校や職場などで問題行動が持続する場合，感情の変化（不安，抑うつ，イライラなど）が大きいにもかかわらず理由がはっきりしない場合などには，精神障害である可能性を考慮する必要がある。当事者が精神科医療のサービスを希望しない場合でも，キーパーソン（家族，担任の教師等）と定期的に連絡をとることが望ましい（早期介入の具体的な方法論に関しては，『精神疾患早期介入の実際』[4]を参考にしていただきたい）。

b．再発予防のための介入

継続的に地域精神科医療のサービスを受け服薬が遵守されている場合でも，再発の危機に直面することはまれではない。再発の危険を早期に察知し適切な介入を行うために重要なポイントは，

①ライフイベントに注意すること
②早期警告サインを見逃さないこと

図4　自殺と精神疾患

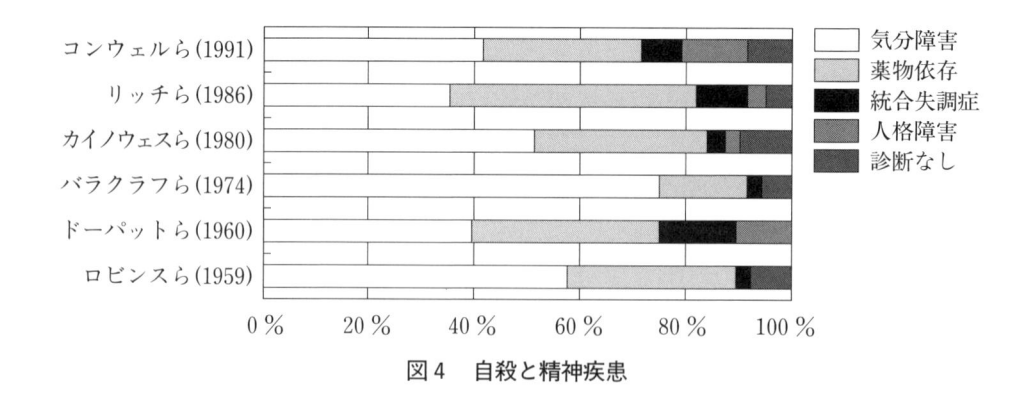

表1　自殺の危険因子

> 男性
> 年齢（年齢が高くなるほど自殺率も上昇）
> 最近の大きなストレス（特に喪失体験）
> サポートの不足（未婚，別居，離婚，死別など）
> 自殺の家族歴
> 精神疾患の既往
> 自殺企図の既往

である。

　当事者のストレスレベルを急速に高めるようなライフイベント（近親者の死，結婚，転居，事故など）は，再発のリスクを高める。このような出来事があった場合には，再発の兆候がなくても当事者あるいはキーパーソンと頻繁に連絡を取り合うなどの配慮が必要となる。再発の早期警告サインをみつける援助については，第III部第2章の5で詳述する。

(3) 自殺予防の3ステップ

　多くの先行研究が示すとおり，自殺の背景には精神疾患が大きく関与している（図4）。青年期発症の統合失調症に罹患した人の5人に1人が自殺を企図していたとの報告もあり，自殺予防は地域精神科医療の重要課題のひとつであると言える。自殺予防には3つの段階があり，それぞれプリベンション（prevention），インターベンション（intervention），ポストベンション（postvention）と言われている。プリベンションとは，自殺の原因となるものを事前にとらえて，自殺の危険性が低い段階でその予防をすることであり，啓発教育などもこれに含まれる。インターベンションは，今まさに起こりつつある自殺の危険を早期に発見して介入し，自殺を防ぐ段階である。ポストベン

ションとは，不幸にして自殺が生じてしまった場合，他の人々に与える影響を可能な限り少なくすることである。

a．プリベンション

自殺の危険因子としては表1のようなものが知られているが，自殺を試みる人を正確に予測することは，実際には非常に困難である。しかし地域で自殺予防に取り組み，成功したいくつかの実例は存在する。これらの成功例ではいずれもうつ病の早期発見，早期介入に重点が置かれている。うつ病対策を効果的に行うためにはプライマリケア医の協力と，地域住民に対するメンタルヘルスの基礎知識に関する教育が不可欠であり，これについては後に詳述する。

すでに精神保健のサービスを利用している人に関しては，精神疾患に罹患しているということ自体が自殺の危険因子のひとつであることを忘れてはならない。アルコールや薬物の乱用が認められる場合には，さらにその危険性が高くなる。それ以外の危険因子を多く満たす場合にも，特にサポートを強化する必要がある。自殺をする人の心理には，いくつかの共通点が認められるが，その中でも特に注目すべきは「強い孤立感」である。精神疾患に罹患したことにより，周囲の人々との絆が断ち切れてしまう例は少なくない。この絆を回復させること，あるいは新しい人間関係をつくる援助をすることが，生きる力を回復させる大きな原動力となりうるのである。

b．インターベンション

明らかな自殺念慮が確認される，自殺未遂に及ぶなど，今まさに自殺の危険が迫っていると判断された場合には，直ちに以下のような危機介入を行うべきである。

①主治医と連絡をとること。精神科医療サービスを利用したことがない場合には，精神保健の専門家に連絡をとり受診の必要性について検討すること。
②自殺の手段となりうるもの（薬，ナイフ，ひも類など）が当事者の目に触れないような処置をすること。アルコール類も自殺の危険性を助長させるため，確実に遠ざけること。
③自殺の危険を十分に理解している援助者が常時付き添うこと。場合によっては入院も考慮する。

重要なことは，援助者が管理的に対応するのではなく，当事者の「死にたいほど苦しい気持ち」を受け止め，生きるための援助を惜しまないという姿勢を示すことである。

c．ポストベンション

いかに優れた精神科医療サービスが提供されたとしても，自殺者をゼロにすることは不可能である。不幸にして自殺が起こった場合は，その影響を最小限にとどめる努力を

```
　強い絆のあった人が亡くなるという体験は，遺された人にいろいろなこころの問題を引き起こしかねません。病死や事故死よりも，自殺はさらに大きな影響を及ぼします。このような体験をした人の中には以下に挙げるような症状が出てくることがあります。時間とPTSD（心的外傷後ストレス障害）を発病して，専門の治療が必要になることさえあります。
　次のような症状に気づいたら，けっしてひとりで悩まずに，誰かに相談するようにしてください。
（自分ならこの人に相談するという人の名を挙げてみてください。
_____　_____　_____）

連絡先：保健師○○○○○○　　　カウンセラー○○○○○○
　　　　専門医○○○○○○

・眠れない                              ・不安でたまらない
・いったん眠っても，すぐに目が覚めてしまう  ・ひとりでいるのが怖い
・恐ろしい夢を見る                      ・心臓がどきどきする
・自殺した人のことをしばしば思い出す      ・息苦しい
・知人が自殺した場面が目の前に現れる気がする ・漠然とした体の不調が続く
・自殺が起きたことに対して自分を責める    ・過呼吸
・死にとらわれる                        ・落ち着かない
・自分も自殺するのではないかと不安でたまらない ・悲しくてたまらない
・ひどくビクビクする                    ・涙があふれる
・周囲にベールがかかったような感じがする  ・感情が不安定になる
・注意が集中できない                    ・激しい怒りにかられる
・些細な事が気にかかる                  ・どことなく体がだるい
・わずかな事も決められない              ・食欲がわかない
・誰にも会いたくない                    ・やる気が起きない
・興味が湧かない                        ・仕事に身が入らない
```

図5　知人を自殺で失った人へ[14)]

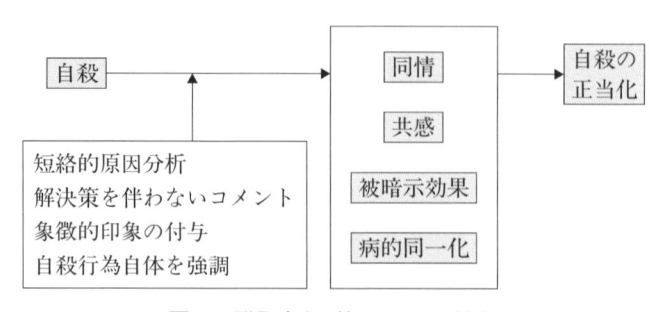

図6　群発自殺が起きる心理機制

するべきである。自殺が遺された人々に与える影響は，病死や事故死よりもいっそう複雑で，長引くものである。遺された人々がうつ病やPTSD（心的外傷後ストレス障害）などを引き起こし，精神科医療の対象となることもある。しかし日本では自殺をタブー

視する傾向が依然として強く，遺された人々が自分から援助を申し出ることはまれである。また自殺が起こった直後には動揺が激しく，援助を受ける心の準備ができていない場合も少なくない。したがって，図5に示すようなパンフレットを手渡すという方法も考えられる。

　ひとたび自殺が起きると，第2，第3の自殺が引き起こされる現象は「群発自殺」として知られている。学校のように共通点の多い人々が集まる場所では特にこの現象に注意が必要である。群発自殺が起きる心理機制を，図6に示した。ある人が自殺した場合多くの人は，その人が何らかの悩みを抱えていて，その悩みに耐えきれずに自殺したという図式を思い描く。このため，「いじめられていた」「受験のことで悩んでいた」等「原因らしきもの」を見つけると，短絡的に「それが原因だったに違いない」と考えがちである。原因が単純化されると，故人の境遇に同情したり，共感したりといった人が多くなる危険性がある。また「自殺は防げないものである」という印象を与えられたり，自殺行為そのものを詳細に知らされたり，自殺行為が美化されたりすると，被暗示効果が高くなり自殺行為を正当化してしまう心の動きが出てきやすくなる。このような現象を防ぐために，学校などで自殺が起きた場合，精神科医療サービスの専門家が現場と連携をとり，適切な情報提供や自殺予防に関する教育，場合によっては個別のケアを実施することが望ましい。特に次のような人には注意する必要がある。

- 自殺した人と強いつながりがあった
- 自殺した人と境遇が似ている
- 自殺が起きたことに責任を感じている
- 自殺の現場を目撃した，あるいは遺体を搬送した
- 葬儀で特に打ちひしがれていた
- 自殺が生じた後，態度が変化した
- さまざまな問題を抱えている
- 周囲からのサポートが十分に得られない
- これまでに自殺を図ったことがある
- 精神疾患にかかっている

　精神科医療のサービスを受けている人の身近で自殺が発生した場合には，速やかに主治医に情報提供をすることも必要である。

(4) 危機介入と自殺予防のための基盤づくり

　危機介入や自殺予防対策が有効に機能するためには，サービスが提供される地域にこ

れらのサービスを受け入れるための基盤ができていることが前提となる。特に，精神疾患に対するスティグマを減らすことは，より早期の介入を行ううえで非常に重要である。

a．啓発教育と広報活動

当事者やその家族が精神科医療の援助を求めることに抵抗を感じる大きな要因は，精神疾患に伴うスティグマや，精神疾患そのものに対する知識の不足からくる誤解である。近年では，メンタルヘルスに関する講演会や出版物も多くなり，正しい知識を身につける機会が増えている。これらの講演会や出版物はさらに充実していくことが望まれる。しかし，精神的な危機に陥る前に自ら積極的に情報を収集しようとする人は未だ少数派であるという問題がある。

突然の病気や外傷により身体的な危機状態となった場合には，119番に連絡すればよいということは誰もが知る「常識」である。しかし，自殺の危機をはじめとする精神的な危機状態に陥った場合に，どこに助けを求めればよいかを知っている人はほとんどいない。これからの地域精神科医療の課題のひとつは「無関心層にいかにして訴えるか」であろう。このためには，メディアの協力が不可欠である。先進諸国の中には，テレビコマーシャルや映画のスポットで自殺予防を訴えたり，インパクトのあるポスターに危機的精神状態に陥ったときの連絡先を掲示したりする試みを始めている国もあり，わが国でも参考にすべき点は多い。その他，電車の中吊り広告，インターネットの活用など，メンタルヘルスに関する情報が自然に目に入ってくる環境をつくる工夫が必要である。

b．プライマリケア医の教育

精神的な問題を抱えた人が援助を求めようとするとき，前述のスティグマの問題などから，まずプライマリケア医のもとを訪れる可能性が高い。特にうつ病は身体的な不調から症状が始まることも少なくないため，精神的な病気とは気づかずに内科や整形外科などを受診することも多い。したがって精神疾患の早期発見と早期介入を行うためには，地域のプライマリケア医に対して精神疾患のスクリーニングの方法および専門機関への照会方法についての教育を行うことが望ましい。この際注意すべき点は，教育効果の持続期間はそれほど長くはないということである。このため数年ごとに再度教育を受けられるように配慮すべきである。

c．ゲートキーパーの育成

ゲートキーパーとは，精神的危機に陥った人々を早期に発見するための「見張り番」である。学校や職場でメンタルヘルスに関心のある人，適性のある人を選出し，精神疾

患の初期兆候や対応の仕方に関する継続的な研修を行う。

d．学校教育

現在の学校教育では，精神科医療についての教育はほとんど行われていない。薬物乱用に関する教育が行われることがあるが，これも十分であるとは言いがたい。しかし学校教育がその後の物の見方に与える影響は無視できないものがあり，精神疾患に対する偏見を持たないうちから正しい知識を与える意義は大きい。まずは「メンタルヘルスの話題は子どもには難しい」という先入観から排除する必要があるかもしれない。実際に英語圏では対象年齢に応じて内容を吟味したメンタルヘルスに関するテキストが作られている。これらを参考にしながら，日本の実情に合った子ども向けのメンタルヘルス教育資料の作成を検討する必要があろう。

（山下　千代）

4．QOLの視点

(1) はじめに

先進国の現代医学においては，病める人間をケアしていくにあたり，単に疾患の症状面での転帰のみならず，疾患を抱える個々人がどのような生活を実際に送るのか，その満足度や生きがいに重点を置く潮流がみられる。「臓器は治したが生活が破壊された」というのでは，科学的探究心に富む医学者としての目標は達成できても，臨床家として恥ずべきことであるし，当事者，家族，周囲の者の幸福へはつながらない。

生活の質（quality of life：QOL）とはまさに，その人の生活の総括的な良好度である。疾病からくる諸症状のコントロールも大切であるが，同様に，家族，友人との交流，趣味の構築，経済状況，自らを取り巻く安全の確保，社会参加，宗教的安寧なども，その人のQOLにとってなくてはならないものであろう。世界保健機関（WHO）によるQOLの定義は，「個人が生活する文化や価値観の中で，目標や期待，基準，関心に関連した自分自身の人生の状況に対する認識」と表現される。ここで述べられているように，QOLとは多分に主観的なものであるから，これを医療のアウトカムとしてとりあげるのは，科学的批判に耐えないとみる向きもあろう。しかし現実には多くの研究や調査で，QOLを重要な指標としてとりあげる傾向が強まっている。がんのターミナルケアや，糖尿病，高血圧などの慢性疾患に関するQOLは関心が高い。臨床治験の中でも評価され，また経済効果の面でも評価されるなど極めて重要な臨床評価上の地位を与えられつつある。

(2) 精神科領域における QOL

前項で述べたように，症状が完全には「治らない」または「治りづらい」慢性的な疾患が多い精神科領域において，QOL は必然的に重視されてきている。しかし精神科領域における QOL の概念は，身体疾患におけるそれよりも一段と複雑であり，十分に理解されているとは言いがたい。

統合失調症の QOL 評価に対する関心は，入院治療から地域での生活へという世界的動きの中で，1980 年代に始まり 1990 年代になってしばしば語られるようになった。他の身体的分野に比して，精神疾患，特に統合失調症の QOL 研究が遅れた理由としては，注意の持続をはじめさまざまな認知機能障害のために評価の趣旨を理解できなかったり評価に協力できなかったりすることがあり，QOL 評価に適さないと考えられてきたこと，また当事者自身による自己評価としての QOL はその機能障害のために信頼性，妥当性に欠けると推測されてきたこと，などが挙げられよう。

ようやく近年になり，多くの研究で統合失調症当事者の QOL 評価について，その信頼性，妥当性が確保されてきたと言われるようになっている。ただし，そのために重要なことは，当事者の QOL を当事者からの情報により一方的に評価するのではなく，家族，友人や介護者，あるいはケアする専門スタッフなど周囲の者からの視点で客観的評価を加え，経済水準や住環境，治安等の外観的条件も取り入れた，多面的評価をしなければならないということである。

例えば，長期入院中の当事者では，毎日ほとんど変化のない生活をし，面接しても「大丈夫です。変わりないです」とだけ答えたりすることがある。その日のテレビ番組が最大の楽しみであり，何か望むものを尋ねてみても「いや，別にないです」と単調に答えたりする。こうした場合，この人は自分自身の生活にどの程度満足しているのだろうか。もちろん，入院していても幸せ，満足であるという人もいるだろう。当事者にとっても家族にとっても，病院にいれば地域社会と違って常に医療的支援が直ちに得られるという意味では，なるほど幸せかもしれない。しかし自宅で同じような環境で生活する当事者と比べて著しく自由度は少ないし，社会参加も十分ではないし，また自宅でも必要な医療は望めば享受できる。したがって健康な地域生活を知っている者からみれば，入院当事者が恵まれているとは言いがたいだろう。以上のような齟齬は，いわゆる施設症（ホスピタリズム）によって生じたものと思われ，当事者が長期の入院環境に適応して，自らの求める生活水準を低く補正しているために生じたものであろう。この場合，当事者の自覚する生活満足度だけで評価すると，慢性的入院が正当化されることになりかねない。最近の研究によれば，客観的な生活条件を併せて考慮してみると，長期

入院当事者はグループホーム入所者より，グループホーム入所者は一般的な地域生活当事者より，QOLが低いことが示されている。

　精神科領域におけるQOLの概念を理解するために，もうひとつ薬物療法に関連する例を挙げてみる。非定型抗精神病薬によって当事者のQOLは向上した，という表現がしばしばなされる。単に精神病理学的症状の改善のみならず，薬物の副作用やそれによるスティグマからの解放は，長年にわたり服薬せざるを得ない統合失調症当事者にとっては福音である。しかしここでも，生活のさまざまな面を考慮して，当事者個人が感じとるQOLの側面も考慮して再評価すると，少々複雑な話になる。現在，日本の精神科医療では通院医療費公費負担制度の充実により当事者の薬剤費用負担は軽減されている。しかし今後の国家的経済状況によっては負担増がないとは言いきれないし，制度をあえて利用しない当事者にとって，新しくどんなに優れた薬剤でも高価な薬品の処方は，そのメリットとデメリットを天秤にかけてようやく選択しうるものであろう。また副作用チェックの採血のために頻回の通院を要するようになり，そのための時間や交通費は少額では済まされないかもしれない。そうなると非定型抗精神病薬に切り替えることが，当事者にとって本当にQOLを上昇させているのかという問題は，薬効のみから一面的に議論できる問題ではないことに気づかされる。錐体外路症状の出現や再発率の低下のような客観的条件の改善が，当事者のQOLの改善に直結するとは限らない例である。

　精神病理学的症状は，もちろん精神科治療上の最大の標的でありその解決は極めて重要な課題であるが，当事者自身のQOLという点からは常に問題視されるべきであるとは限らない。例えば，当事者の生活にあまり直接的に影響しないような妄想や幻覚は，臨床医学的には無視できないものかもしれないが，当事者が生活上あまり困っていないのであれば，QOL的観点からはさほど問題視されない。一方，自閉や感情平板化などの陰性症状は比較的QOLとの関連が強く，負の相関を報告する研究がある。

　対象となる当事者の重視する生活面を個別的に考慮し，客観的生活条件を調査し，テーラーメイドに治療プログラムを組んでいくことが個々のQOLの向上につながることをあらためて認識したい。

(3) 脱施設化とQOL

　脱施設化に伴うQOL問題はいくつかの報告がある。ここでは総論的な点について述べたい。

　統合失調症当事者のQOLは退院によって改善するのだろうか？　これまでの研究報

告によれば,「少なくとも短期的には,当事者のQOLは入院時と比べて有意に向上する」とされている。諸研究によれば,退院後半年から1年の間,QOLは上昇するがその後低下するのが一般的である。しかし脱施設化前すなわち入院時以下になるという報告はほとんどない。

なぜ退院後時間が経過すると,QOLは低下してしまうのだろうか。多くの研究者は,現実世界と自分の能力とのギャップを時間の経過とともに再認識するためであろうと考えている。当事者は退院してから,知らず知らずのうちにも周囲に住む健常人と自己の状況の比較をしてしまうことがある。就労問題を例にしても,一般就職は厳しい競争に耐えぬく必要があり,よりエントリーのたやすい作業所の賃金では十分な自活はできないため,生活保護に頼ることも多くなる。また,性の問題はQOLの中でも重要な課題のひとつであるが,薬物の副作用により性行動が制限されることがあるだけでなく,出会いの少なさ,人間関係構築の難しさなどから十分満足した生活を得られないかもしれない。結婚の話題をとってみても,経済的負担に耐えられるか,子どもを作るなら妊娠に耐えられるかなど,新しい家庭をつくっていくうえでしばしば困難に直面する。

単に脱施設化のみを至上命題として,地域での支援を抜きに退院をすすめていくと,思いがけず当事者のQOLを損なうことがある。脱施設化すれば自動的にQOLが向上するということではないのである。現実の社会で自らを適応させていくのは,入院という不自由さに自らを適応させるよりはるかに難しいようである。

(4) おわりに―周囲の者のQOLも含めて

これまで,主に当事者自身のQOLを論じてきたが,同居する者や援助する者のQOLも,長期にわたる援助を維持していくうえでとても大切な課題である。また地域住民のQOLや精神科サービススタッフのQOLの向上も,本人のQOLに影響を与えかねない重要な問題であろう。

ことに脱施設化を進めていくなかで,援助者として中心的な役割を果たすのは家族である。家族は基本的に無報酬で介護にあたるわけだが,その負担感に対する評価までも考慮して支援方針を決めていくシステムはわが国には存在せず,ともすると当然の責務としてみなされる風潮すらある。当事者が退院したいという希望があるのに,そして現在は諸症状も治まっているのに,家族はかつての生活が当事者を中心に回っていたときの苦労を思い出し退院に躊躇することもある。粘り強い説得と,当事者や家族への教育,環境整備に努めるのは大切であるが,それでもうまくいかないとき,専門職が心の中で家族に対する陰性感情を膨らませていることはないだろうか?

地域住民の生活環境の中に，特に問題行動のない当事者を受け入れさせることは容易かもしれないが，何度も騒ぎを起こしては住民を巻き込んで入退院を繰り返している当事者が，また帰ってくるという事態に直面して，住民が不安を抱くのも無理はない。家族のみならず，地域住民がその当事者のストレスマネジメントに関わって，コミュニティーとして包み込むようにケアすることが望まれるが，現実にはなお時間がかかりそうである。そのための啓蒙活動も求められる時代になってきている。

（藤田　信明）

5．就労をめざして

(1) はじめに

就労は，社会生活を営むうえで重要な意味を持つ。精神障害者のみならず，すべての成人にとって就労が，社会活動への参加，経済的自立を獲得する手段のひとつであり，何よりも「自分の能力に自信を持ちたい」，「他人から認められたい」といった自我欲求や社会的欲求を満たしてくれる糧となりうるからである。

実際，みなとネット21の当事者たちも，長期ゴールを就労とする者が多い。しかしながら，発足6年目で主にボランティア専門家集団から構成されているみなとネット21が展開する統合的地域ケアの焦点は，「当事者（クライアント）の再発を防止しつつ地域での安定した生活を維持すること」に注がれ，それから一歩進んだ就労支援，特に民間企業や事業所への働きかけといった徹底した支援にまでは，なかなか手が届かない現状も否めない。これはみなとネット21だけの課題ではなく，多くの精神保健福祉関連施設に共通するものであろう。

そこで本節では，精神障害者の就労施策を整理したうえで，みなとネット21が実施している主に当事者や家族を対象とした就労支援のあり方について述べることにする。

(2) 精神障害者をめぐる就労施策

a．就労形態

就労の形態は，一般就労，福祉的就労の2つに大別することができる。

一般就労は，競争的条件下における民間企業，事業所，官公庁などでの就労を指し，一般雇用とも呼ばれる。この就労形態は，事業主との雇用関係を結ぶことによって労働し，最低賃金法などの労働法規が適用され，そのため，雇用者には一定の労働力が求められる。

これに対して福祉的就労は，一般就労が困難な障害者に対して，授産施設，福祉工場，小規模作業所などの福祉的なサポートの得られる場所での就労を意味する。授産施設や福祉工場は，「精神保健及び精神障害者福祉に関する法律（精神保健福祉法）」における精神障害者社会復帰施設として法的に位置づけられている。

授産施設は，相当程度の作業能力を持ちながらも，一般企業に雇用されることが困難な精神障害者を対象とした施設で，施設と利用契約を結ぶが，労働法規は適用されない。この施設は，通所型，入所型，小規模型の3種類があり，全国で325カ所（2002年4月1日時点）設置されている。

福祉工場は，授産施設とは異なり，その利用者と雇用関係を結び，労働基準法における最低賃金を保証している。しかしながら，福祉工場の設置状況については，全国で15カ所（2002年4月1日時点）と遅々として進んでいない。

小規模作業所は，精神保健福祉における地域活動の中で，家族会等の民間主導で草の根的に誕生した施設である。法律に規定されていない法外施設であり，共同作業所とも呼ばれている。小規模作業所の役割は，「作業の場」，「訓練の場」，「仲間づくりの場」，「ほっとする場」等と多岐にわたるが，その名の示すとおり何らかの作業を行うことを目的としているところが多い。「きょうされん」の調査によると全国で1722カ所（2001年8月時点）設置されていることから，当事者にとっては福祉的就労において最も利用しやすい施設であると言える。

b．障害者の雇用の促進等に関する法律（障害者雇用促進法）

日本において，障害者の一般雇用を推進する法律の中心となるのが，「障害者の雇用の促進等に関する法律（障害者雇用促進法）」である。同法は，そもそも身体障害者を対象とした法律として1960年に成立し，その後，精神に障害がある者も対象者として含むようになった。雇用率制度，雇用納付金制度，障害者に対する職業リハビリテーションサービスなどについて定めている。

雇用率制度は従業員の一定比率以上を障害者で占めることを事業主に義務づける制度で，現在のところ，その適用を身体障害者および知的障害者と限定しており，精神障害者は除外されている。精神障害者の雇用を促進するうえで，一刻も早く，精神障害者を雇用義務制度の対象にすべきであるという意見がある一方で，精神障害者の雇用率適用については，①企業の中に精神障害者に対する適切な雇用管理の方法が蓄積されていない，②多くの企業においては採用後に精神障害を持った者が多数存在し，彼らのすべてが自らの障害についてオープンであるとは限らず，雇用率を導入することによって，本人の意思に反して適用される「掘り起こし」の問題が起こる可能性がある，③企業に存

在する採用後精神障害者の対応について，企業はその雇用管理に負担を感じているため，その問題が解決されないと新たな雇用には結びつかない等の意見もあり，まだまだ検討が続いている。

雇用納付金制度は，障害者雇用率の未達成の企業が「不足人数分×月額」の金額を日本障害者雇用促進協会に納付する制度である。この納付金は障害者の雇用を促進するための各種助成金として還元されており，精神障害者にもこの助成金は支給されている。

職業リハビリテーションについては，公共職業安定所（ハローワーク），障害者職業センター，職業能力開発校等で展開されている。ハローワークでは，求職活動の窓口として，職業相談や職業紹介を行っている。精神障害者専門の「精神障害者ジョブカウンセラー」を配置しているところもあるが，その際「主治医の意見書」の提出が求められる。

障害者職業センターは，①地域障害者職業センター，②広域障害者職業センター，③障害者職業総合センター，と３つに分けられる。この中で，直接，障害者の相談・援助を行っているのが，地域障害者職業センターであり，各都道府県に１カ所設置され，日本障害者雇用促進協会が運営を行っている。ここでは，専門の障害者職業カウンセラーが配置されており，ハローワークとの連携のもと，主に職業評価，職業指導，職業リハビリテーションの策定のサービスが提供される。

さらに就職に至るまでに何らかの訓練が必要とされた場合は，地域障害者職業センターが実施している基本的な労働習慣を身につける職業準備訓練や，「技術支援パートナー」や「生活支援パートナー」のもとで実際の事業所で訓練を受ける職域開発援助事業，一定の訓練期間の後，引き続き雇用してもらう職場適応訓練等のほか，職業能力開発校などで訓練を受けることもでき，さらにこの場合，訓練手当ても支給される。

上記のように「障害者雇用促進法」においては，障害者の雇用促進のためのさまざまなサービスが規定されている一方，精神障害者にとっては，雇用義務が制度化されておらず，他の障害者よりも「後れ」をとっている面は否めない。そうしたなかで，2002年の同法の改正によって，法定化された職場適応援助者（ジョブコーチ）事業は注目に値する。同事業は，ジョブコーチが職場に直接出向いて，障害者が職場に適応できるように援助するものである。企業や事業所は一般的に精神障害の理解が乏しく，さらに精神障害者はその環境からストレスを感じ病気の悪化をきたしやすいことが多い。ジョブコーチは，精神障害者への支援のみならず，精神障害者が働きやすい職場環境づくりや仕事の内容についての事業者への支援，および障害者の職業生活を支える家族に対する相談を行うといった，まさに精神障害者の雇用に関して個人と環境への働きかけを行う

重要な役割を担う援助者として今後の活躍が期待される。

(3) 当事者と家族を対象とした就労支援のあり方
a．深い理解から始める

　精神障害を持つ個人の多くは，「働きたい，働きたい」と言う。しかし，問い詰めて理由を考えていくと，周りの誰かに言われて「働かなければならない」と思っているのか，社会での居場所が働く場でしか見出せないのか，それともただ単に病気が発症する前の自分に戻りたいがために「働きたい」と思っているのか，それは個々さまざまである。

　就労支援のスタートでは，当事者を含めた援助者チームがまず本人の「働きたい」という思いの意味を的確に理解するように努めることが大切である。特に当事者が，自分自身の障害を肯定し，それを踏まえて現実に対処していこうとしているのかどうかという点は，今後の就労支援の大きな鍵となるであろう。本人が自らの障害を適切に理解していない場合には，しばしば「～したい」という欲求が自己実現への建設的な希望というよりも，実情から乖離した非現実的な望みであることが少なくない。そうした場合に，その乖離を捉えて取り合わないのではなく，目標をより現実的，実現可能なものに変更できるように，さまざまなツールを用いて取り組む必要がある。

　病気の治療のはじまりから自らの障害の受容に至るプロセスは，長期にわたることが多い。援助者チームは，当事者が自らの障害を受容できるよう，根気強く付き合いつつ，「働きたい」といった当事者の思いを理解していく。そしてそこからはじめて真の就労支援が開始されるのかもしれない。

b．地域活動で交わる

　当事者への就労支援にとって，デイケアのような専門的で保護的な余暇活動は，就労に向けた過渡的なステップとしては非常に有効であるが，しかし逆に，そこに長期間関わることで，当事者の就労への意欲を低下させてしまうことにもなりうる。そこで，みなとネット21が実施している就労支援においては，当事者がまず普通に市民として地域でのさまざまな活動に参加するように援助することが重要であると考えている。

　例えば，施設でのボランティア，駅の清掃，ホームヘルパー研修への参加，インターネットでのチャット，カルチャースクールへの参加，ペットの世話，講演会等への参加，新聞配達，フリーマーケットでの出店，チラシの配布，求人の問い合わせ，教会への参加，買物，スポーツジムに通うこと，ホームページの立ち上げや情報発信等，このように実際に列挙してみるだけでも，当事者が参加できる地域活動の選択肢はかなり広

いことがわかる。精神障害を持つ人たちが地域生活を営むうえで，普通の市民として，障害を持たない人たちと関わっていくことはごく当たり前のことであろう。さらに地域に根強く存在する差別や偏見は，当事者ひとりひとりとの接触体験によって変容されうる。当事者が利用できる資源を「精神障害者専用」の地域資源に限定するのではなく，地域活動をより広く捉え，当事者がそこで交わり，そこからゆっくりと就労の場へ彼らを後押ししていくことが肝要であろう。

　c．問題解決技法で対処する

　職場状況に適応するための技能や実際の職場で求められる仕事の技能は，その職場状況や仕事の内容によってさまざまである。しかし，多くの職場に共通している技能として，OTPの提唱者であるイアン・R・H・ファルーン博士は以下の諸点を挙げている[5]。

　「求職／応募と面接／通勤と時間を守ること／身だしなみと清潔／会話の技能／問題解決技能／日課の計画／指示をよく聞くこと／批判への対処／規則的なペース／決まりきった仕事の繰り返しに耐えること／ストレスの管理」

　もちろんこれらの他にも，職場での服薬の問題，休憩時間の過ごし方，仕事の優先順位のつけ方等，さまざまな問題や課題が挙げられるかもしれない。しかし，このような問題や課題は，基本的にはみなネット21が多用する戦略のひとつである「問題解決技法」によって対処していくことができる（詳細は第III部第2章の2参照）。

　d．家族中心のリハビリテーションで支える

　みなとネット21の特徴のひとつとして，当事者とその援助者（主に家族）を中心とした多職種チームの協働が挙げられる。専門家によって構成される多職種チームが当事者とその援助者（主に家族）へのエンパワメントを行うことによって，専門家の介入を少なくしていく，といった方針で取り組んでいる。

　こうしたいわゆる，家族中心のリハビリテーションにおいては，家族ぐるみで当事者の就労を支援していくことが必要になってくる。なぜならば，家族は，当事者がストレスを乗り越えるうえで重要な役割を果たすことができるからである。具体的な方法としては，まず家族内でのストレス管理を行う。高い感情表出（expressed emotion：EE）の家族は，肯定的評価（ポジティブフィードバック）を用いつつ，その点を低減させていく。当事者のよいところを見つけ，それをきちんと言葉で伝えていくポジティブフィードバックには，EEを下げるだけでなく，当事者の自己評価を高めていくという効果も期待できる。次に，当事者が職場で感じるストレスを家族内での話し合いで取り上げ，対処していく。これには，第III部第2章で紹介されている「積極的傾聴」や

「問題解決技法」の戦略を用いることができる。

いずれにしろ，家族は当事者の就労を支える強力なサポーターであり，それゆえ専門家がいかにサポーターとしての家族をエンパワメントしていくかが重要になる。

(金田　知子)

6. 退院に向けての心理教育

(1) はじめに

1980年代に入り，心理教育という概念が欧米において注目され始めた。統合失調症の当事者やその家族に対する心理教育が重要視され始めたきっかけは，アンダーソン (C. Anderson) らによる感情表出 (expressed emotion：EE) から発展した家族介入研究において，家族のEEを下げることで当事者の再発率を下げる効果があるということが立証されたことであった。これ以外に，医療の現場においてインフォームド・コンセントが重要視され，疾病に関する情報の提供が求められていること，脱施設化によって当事者が地域で生活するようになったことで，当事者自身やその家族の対処技能が以前より重要になってきたこと，といった時代背景も心理教育が注目され始めた理由として考えられる。日本においても近年，心理教育はかなり一般的なものとなり，多くの施設で実践され始めている。

心理教育は当事者やその家族に疾病に関する知識を提供するとともに，当事者本人や家族の認知と対処技能の改善をも目指すものである。当事者に対しては，自身の症状への対処法などの治療的行動の強化を目的とする。また家族を治療協力者として位置づけ，家族のエンパワメントを図ることにより当事者のストレスを減らし，再発予防や社会復帰促進を目指すことが心理教育の基本的理念である。

心理教育の効果については，再発率の低下，家族のEEの低下，疾病や服薬に関する知識の向上，対処技能の改善などの有効な結果が，欧米を中心に報告されている。

(2) 当事者自身への心理教育

心理教育という言葉は，特に日本において，家族教室もしくは家族療法のほぼ同義語として受け止められてきた経緯がある。そのため，わが国における当事者自身を対象とした心理教育の例はいまだ少なく，その内容も統合失調症の症状・経過と薬物療法に関する情報提供といった色合いのものが多い。

当事者自身に対して心理教育を行う目的としては，治療遵守性の向上，治療関係の向

上，病識の獲得，などが挙げられる。つまり，当事者本人が主体的に治療に参加することと，具体的な対処技能を獲得することで当事者自身のエンパワメントを図ることを目指すものである。

そのためには，前項でも述べたように病気の症状や薬についての知識を与えるだけではなく，再発の前駆症状や持続する症状に対する対処技能についての教育を行う必要がある。そこで，生活技能訓練（social skills training：SST）などの技法を用いて，獲得した知識を用いるための技能訓練を併せて行うことも多い。また，当事者が主体的に参加するためには，スタッフが当事者のニーズを知り，その知りたいという欲求を受け止めたうえで，それに最大限応えようとすることが重要であると考えられる。こういった当事者に対する心理教育と，家族に対する心理教育を併せて行うことが最も効果的であると考えられている。

前述のように，当事者本人を対象とし，疾病に関する知識を与えるだけでなく対処技能の獲得をも目指した心理教育の例は日本ではまだ少ない。筆者の勤務する都内の精神科単科病院において，多職種チームが協力して実施している上記を目的とした心理教育について，その具体的な内容，現在の問題点，今後の展望に関してご紹介したい。

(3) 心理教育の実践例
a．入院当事者を対象とした心理教育
【実践方法】
○時間

作業療法のプログラムのひとつとして週に1回，約1時間半。

はじめに，メンバー同士が近況報告を行い，終了後に質問を交えながら一言感想を述べる時間をとるため，実際にテキストに沿って話を進める時間は1時間程度となる。スタッフ側としてはこの時間は決して十分とは言えないが，メンバーの集中力が保たれること，負担感をなるべく少なくすることを考慮すると，これが適当な時間のようである。

○メンバー

登録制のクローズドグループで5～8人。

当事者本人から希望があった人，主治医や病棟看護師，作業療法士などのスタッフから要望のあった人を挙げ，各主治医や心理教育に関わるスタッフ間の話し合いによって参加の可否を決定している。

参加メンバーは大きく分けると2つのグループに分かれる。急性期の症状が改善

し，退院間近の比較的若いメンバーと，長期入院者で新たに退院を目指している人である。前者については，クールの途中で退院してしまう人も出るが，ほとんどのメンバーはそのまま最後まで参加している。後者については，具体的に退院の話が出ていなくても，退院へのひとつの動機づけとして利用することも多い。このプログラムを始めた当初は，前者を主に対象とする予定であったが，長期入院中でスタッフとも気軽に話ができるメンバーが数人加わると話がスムーズに進み，作業療法にまだ十分なじんでいない若いメンバーも発言しやすくなるような印象を受けている。そのため，両者が適当な割合で混じるようにメンバーを選ぶ際には考慮している。1回の人数を5～8人と少なめに設定しているのは，各々が主体的に参加できるようにするためである。

○スタッフ

担当作業療法士，担当医師，記録係となるスタッフの計3人。

そのほか，内容によって薬剤師や精神保健福祉士（PSW）などが参加する。おおよそスタッフ1人に対してメンバーが2人くらいの割合であり，話の流れについてこられないメンバーのフォローも可能で，各々が自分のテキストやシートなどに記入する際なども個別に対応できる人数となっている。

【プログラムの内容】

1クールは全8回で，その内容は下記のようになっている。

○パート1：病気の特徴と回復までの経過

ここは医師が担当し，疾病に関する正しい知識を提供する。ここで問題になるのは病名の告知の問題である。このプログラムに参加する前から，主治医に病名の告知を受けているメンバーは毎回1～2人程度である。我々はいつも，「精神疾患」という言葉を用いて説明し，病名を知ることよりもそれが脳で起こる化学的バランスの乱れによって起こること，その原因にストレスが大きく関与していることを理解してもらうことに努めている。

○パート2：薬の作用と副作用

○パート3：薬との上手な付き合い方

ここは薬剤師が担当し，医師はアドバイザー的な役割を務めている。薬に関する正しい知識へのメンバーのニーズは，毎回非常に大きい。ここでは抗精神病薬，抗不安薬，睡眠薬などに関する一般的な効果や副作用について説明する。その際，薬の副作用に対して自分でできる対処法や，薬を忘れずに飲む工夫などが，なるべくメンバー自身から挙がるように配慮しながら，話を進めている。

○パート4：困ったときの対処法

　ここまでの3回で，メンバーにとっては新たな知識を多く提供されることになるため，この回は作業療法士が担当し，ざっくばらんに困っていることを話し合う場としている。時間の制約があるため，具体的な問題解決法にまではなかなか話が及ばない。しかし，ここで日常困っている問題や，日頃悩んでいることを話すことで，メンバー同士が打ち解け，その後の話し合いをスムーズに行うことができる印象を受けており，重要な場であると考えている。ここでは主にメンバーからの話題で話を進めるが，誰にでも家庭，病院，地域に多くの相談相手がいることを強調し，最後に自分の相談相手となる人を一緒に確認するようにしている。

○パート5：無理のない生活をするために

　ここでは，パート1を振り返りながら，ストレスマネジメントについて医師が話をする。誰もが用いるストレスという言葉を正しく理解し，ストレスが身体的，精神的コンディションに大きく関与していることを理解することに重点を置いている。この回では，自分のストレス発散法をメンバーやスタッフから挙げてもらうが，2つ3つしか挙がらないメンバーもいて，ほかの人の意見が非常に参考になったという意見がいつも聞かれるのが印象深い。

○パート6：再発の予防

　主に早期警告サインに重点を置いて，医師が話をする。ここでは，スタッフがメンバーに個別に対応しながら，病棟スタッフや主治医の助けを借りて各々の早期警告サインを明らかにする。そして，自分のストレス発散法や，早期警告サイン，身近な相談相手などを明記した，「再発予防シート」を作成している。こういうシートを作るのは，自分の調子の良し悪しに自ら気づけるようになることと，そのメンバーに関わるスタッフに，メンバーのことをよりよく理解してもらうことが目的である。このシートを，新たに行くようになった作業所のスタッフに見せたり，訪問看護スタッフに見せるなどして，うまく利用しているメンバーもいるようである。

○パート7：よりよい社会資源のために

　ここでは，社会資源について，PSWから情報を提供してもらっている。社会資源も多岐にわたり，1時間程度の時間ですべてを説明してもらうことは不可能なため，お金，住居，仲間，仕事，といった項目を挙げて，メンバーからの要望の多かったテーマについて話をしてもらう。ここで印象的なのは，メンバーの要望が多いのはいつもお金と仕事についてであるということである。今までほとんどのクールにおいて，この2つの項目に関する説明で終わっている。この回の延長として，希

望者を募って作業所への見学にも行っている。

○パート8：今までの自分からこれからの自分へ

ここは，振り返りとまとめの時間である。そして，自分のこれからについてなるべく具体的で，近い将来実現可能な目標を各自が立て，最後にテキストに書き記している。

【実施状況とその効果】

このプログラムを立ち上げてから約1年半の間に7クール終了した。参加者は，59人である。参加者のうち，外来当事者として初めから参加した人は6人であった。入院中から参加した53人のうち43人はプログラム中もしくは終了後に退院したが，そのうち6人は何らかの理由で再入院している。また，再入院した人を含めて11人は未だ入院中である。

プログラムを行った効果について科学的，統計学的には検討していないが，メンバーからの反応はおおむね良好で，病棟のスタッフからも好意的な意見が寄せられている。また，すでに参加したメンバーから勧められて参加を希望する当事者も多い。

【現在の問題点や限界】

ここまで1年半にわたって，多少の改良を加えながらこのような内容の心理教育プログラムを作業療法プログラムの一環として行ってきたが，やはり問題点もあり，いくつかの点で困難も感じている。

まず1つ目に，入院期間が短いことによる限界である。入院期間が短くなっていることは非常に喜ばしいことであるが，こういったプログラムを週に1回というペースで行うには限界が生じてくる。作業療法に参加できるほどに回復してから，さらに何カ月も入院している例はほとんどなく，そのために内容を最小限に絞って1クール8回，約2カ月という期間を設定している。しかしこの期間では（1）の項で述べた心理教育の目的のひとつである当事者自身の対処技能の獲得という点では，全く不足していると言わざるを得ない。例えば，問題解決技法や，症状や強迫観念へのコーピングなどを，実際の日常生活で活用できるように練習する時間はとれず，どうしても知識や情報の提供という面に偏りがちになってしまう点は問題であると感じている。

2つ目は，このプログラムで得た知識や情報が，その場限りのことになりがちであるということである。これは，スタッフ側の問題という面も大きいが，早期警告サインがスタッフ間で共有されていなかったり，少し時間がたってから外来での診察時に話題にすると，全くと言っていいほど覚えていなかった，ということもある。このプログラムに参加した後退院したメンバーに，怠薬によって再入院した人が数人いることも，残念

ではあるが現実である。

b．外来当事者を対象とした心理教育

【実践方法】

○時間

デイケアのプログラムのひとつとして週に1回，約1時間半。

デイケアでは，もともとメンバーが知りたいことをその分野の専門家に聞く，といった意味合いのプログラムが発展して，現在のような心理教育的プログラムになった。間に5〜10分の休憩を挟んで1時間半行っている。

○メンバー

オープングループで，10〜20人。

その日デイケアに参加している人のうち，自ら参加したいと希望した人は誰でも参加できる。そのため，毎回参加している人もいれば，1回限りで終わってしまう人もおり，人数もかなり日による。メンバーのほとんどは統合失調症であるが，他の疾患の人も参加しており，年齢層もさまざまである。

○スタッフ

臨床心理士，看護師，医師の3人。

そのほか話の内容によって薬剤師，PSW，栄養士などに話をしてもらっている。

【プログラムの内容】

こちらは前述のプログラムとは違い，何回かで完結するのではなく，同じ内容を繰り返しながら継続して行っている。したがって，決まったプログラムはない。作業療法で用いているテキストに必要な項目を加えたものを用い，おおよその流れは同じようにして行っている。ここでは，作業療法におけるプログラムとの違いに重点を置いて説明する。

まず最も大きな違いは，メンバー間でのミーティングの時間を必ずとっていることである。例えば，病気について勉強する日であれば，知識を提供する前にグループで，自分はなぜ薬を飲んでいるかを話し合ったり，薬について話を聞く日には薬の副作用に対する対処法を話し合うなどしている。ミーティングのグループは大体，スタッフ1人にメンバー5〜6人という構成であり，グループ内の司会と書記はメンバー同士で決める。こういったミーティングの形式をとるのは，一方的な情報の押しつけにならないようにする意味もあるが，メンバーにとってはスタッフが前に立って話したことよりも，同じメンバーが口にした意見のほうが何倍もの重みがあることを感じることが多いこともある。ミーティングを行うようになった当初は話がそれがちで，なかなか実りある話

し合いが行えなかったが，最近は徐々にメンバーが慣れてきている印象を受ける．

次に，先ほど問題点に挙げた当事者の対処技能の獲得を目的とした実践的な練習を行っている点が違いとして挙げられる．問題解決技法は，そのためのシートを配り，グループに分かれて実際に困っている問題を挙げて，一緒に解決しながらその技法の獲得を目指す．ストレスマネジメントについても，家で行える簡単なリラクゼーションを一緒に実践したり，ストレス発散法についてもグループミーティングでより具体的な話し合いを行っている．

さらに，デイケアという場が生活支援という意味合いも持つため，精神疾患に関する情報のみならず，生活習慣病をはじめとした他の身体疾患について情報提供する場も頻回に設けている．便秘の対処法を看護師と考えたり，生活習慣病にならない食事法を栄養士に教わるなど，実際の生活に生きるような話が多く聞ける場ともなっている．また，月に1回は健康チェックとして，参加メンバーの血圧や体重，体脂肪率などを測定し，健康への意識づけも行っている．

【実施状況とその効果】

前述のように毎回参加者が違うため，何人の人が参加したかを正確には把握できていないが，こういった心理教育的プログラムの形が整ってから約2年がたつ．疾病に関する情報提供から始まって，薬のこと，問題解決技法，ストレスマネジメント，早期警告サイン，社会資源，生活習慣病などの身体疾患など一通りの内容をおおよそ半年前後かけて実施して，3回以上は反復していると思われる．一番はじめから継続して参加しているメンバーもいるが，疾病に関する知識や自らの早期警告サインに留意する姿勢などは，ようやく定着してきた，といった感がある．

【現在の問題点】

入院当事者へのプログラムと比べこちらは期間の制約がないために，メンバーがきちんと理解して，自身の生活に生かせるよう時間をかけることができる．しかし，まだ多くの問題点があり，今後改良が必要と思われる．

最も大きな問題点は，オープンのプログラムであり，参加はメンバーの意思に任せているため，毎回の参加者がまちまちになってしまうという点である．そのため，そのメンバーに関わるスタッフとの連携や，その後のフォローが思い通りに行っていない状態にある．前述のように，2年前から継続して参加しているメンバーにようやく定着してきた，といった状況であり，その場限りの参加では十分な効果は得られないと思われる．ミーティングにおいても，初めて参加するメンバーには戸惑いがあり，うまく話し合いに乗ってこられず，このことが次回の参加を躊躇させる面もあるだろうし，以前よ

り参加しているメンバーにとってはもどかしさもあるだろうと推測される。

(4) 今後の展望

今後，ますます多くの統合失調症の当事者が退院し，地域で生活することになる。したがって，当事者が自分自身の疾患を正しく理解すること，自分自身の症状に自らの力で対処できることがますます重要視されていくこととなる。そのため，心理教育的プログラムの充実が急がれる。

前述した問題点を解決するために，入院から外来への連携をさらに綿密に行うことや，プログラムで得た知識や技能を日常生活において生かせるような援助を個別に行っておくようにしていかなければならないと考えている。また，メンバーのみならずスタッフ側の知識や技能の向上のため，心理教育に関わるスタッフの勉強会も継続して行っている。

さらには，こういった取り組みが病院の中だけでなく，地域でも行うことができ，地域で当事者をサポートする人たちと協力できるような体制を整えていかなければならないと考える。

（山澤　涼子）

◆文献

1) C・アンダーソン（鈴木浩二，鈴木和子抄訳）：再発予防と家族療法（I）．家族療法研究，6；28，1989．
2) Birchwood, M., Smith, J., MacMillan, F. et al.：Predicting relapse in schizophrenia：the development and implementation of an early signs monitoring system using patients and families as observers, a preliminary investigation. Psychol. Med., 19；649-656, 1989.
3) Ciompi, L.：Learning from outcome studies：toward a comprehensive biological-psychosocial understanding of schizophrenia. Schizophrenia Res., 1；373-384, 1988.
4) J・エドワーズ，P・D・マクゴーリ（水野雅文，村上雅昭訳）：精神疾患早期介入の実際．金剛出版，東京，2003．
5) イアン・R・H・ファルーン，グレイン・ファッデン（水野雅文，丸山晋，村上雅昭ほか監訳）：インテグレイテッドメンタルヘルスケア．中央法規出版，東京，1997．
6) Falloon, I. R. H：Expressed emotion; current status. Psychol. Med., 18；269-274, 1988.
7) Herz, M. I., Lamberti, J. S., Mintz, J. et al.：A program for relapse prevention in schizophrenia：a controlled study. Arch. Gen. Psychiatry, 57（3）；277-283, 2000.
8) Hogarty, G. E., Ulrich, R. F.：The limitations of antipsychotic medication on schizophrenia relapse and adjustment and the contributions of psychosocial treatment. J. Psychiatry Res., 32；243-250, 1998.
9) Kane, J. M.：Treatment program and long-term outcome in chronic schizophrenia. Acta Psychiatry, 358（suppl. 2）；151-157, 1990.

10) 慶應義塾大学医学部精神神経科総合社会復帰研究班（イアン・R・H・ファルーン，鹿島晴雄監修，水野雅文，村上雅昭編著）：精神科リハビリテーション・ワークブック．中央法規出版，東京，2000．
11) Kraepelin, E.：Psychiatrie. Ein Lehrbuch für Studierende und Artze. 7th edition, vol.2. Leipzig, Barth, 1903.
12) Olfson, M., Mechanic, D., Boyer, C. A. et al.：Assessing clinical predictions of early rehospitalization in schizophrenia. J. Nerv. Ment. Dis., 187（12）；721-729, 1999.
13) Perkins, D. O.：Predictors of noncompliance in patients with schizophrenia. J. Clin. Psychiatry, 63（12）；1121-1128, 2002.
14) 高橋祥友：自殺，そして遺された人々．新興医学出版社，東京，2003．
15) Yung, A., McGorry, P. et al.：The prodromal phase of first episode psychosis：past and current conceptualizations. Schizophrenia Bulletin, 22；353-370, 1996.

◆参考文献

Freeman, H., Katschnig, H., Sartorius, N.：Quality of Life in Mental Disorders. John Wiley & Sons Ltd., England, 1997.（中根允文監修：精神疾患とQOL．メディカル・サイエンス・インターナショナル，東京，2002．）

第Ⅲ部

統合型地域精神科治療プログラム（OTP）における介入と援助

第1章　介入の実際にあたって

(1) はじめに

　この章では，OTPを用いた介入の実際にあたってのいくつかの留意点について説明を加える。本書でとりあげている方法論は，欧米を中心として新しく展開されている医学的根拠に基づいた介入の実際であるが，なぜこのような新しい方法論が重要な意味を持つのかを説明するためには，むしろわが国における従来型の医療的枠組みについてまず説明しなければならない。

(2) 従来型の精神科医療

　従来の精神科医療の枠組みは，どちらかといえば治療者側から当事者側に向かっての一方通行的な形態をとることが多かった。例えば，「この薬を飲みましょう」とか，「入院しましょう」，「退院しましょう」，「デイケアや作業所を利用しましょう」などで，そのような提案は治療者側から一方向的に当事者に向かって発信されていたことを指摘しなければならない。もちろん当事者がいわゆる急性期の状態にあって，症状の激しさのために現実的に物事を考えたり実行していったりする力が損なわれている場合においては，支援する立場の人々が本人に対していろいろな提案・促し・指示を表明することは，むしろ当事者を保護する観点から重要と言える。よって従来型の医療は急性期にある本人を保護するためには有用であったと思われるが，問題はその急性期型の医療的枠組みを急性期から脱した後も続けていることにある。例えば，比較的症状が安定して本人なりに社会参加へのニーズを表明できる段階になっているにもかかわらず，社会参加に向けての道筋を担当医の側から提案するような設定があると，結果的にプログラムに当事者のニーズが反映されず，当事者自身が自らを変えていこうとする意欲や，取り組みをしていこうとする力がかえって損なわれてしまう。つまり精神疾患を有しているか否かにかかわらず，周囲から言われて何かに取り組むよりも自らが「やりたい」と思うことを実践することが，結果として物事を推進する。社会参加を推進するには，当事者のニーズ・意志（will）を専門家は尊重するべきであろう。

　社会参加のために必要なプログラムが複数ある場合，例えば病院のデイケアや地域の

作業所の利用，もしくはリハビリテーションセンターのリハビリテーションプログラムの利用など，いくつかの社会資源が選択肢として挙げられると，従来型の医療的枠組みでは専門家がその中から1つを優先的に採用して，当事者に促していく形が多かったと言えよう。しかし筆者らの体験では，むしろ当事者にとって利用可能な資源が複数あった場合にはそれらを直截に提示し，それぞれの利点や欠点について十分に当事者を含めて検討を加えながら，最終的に当事者に選択をしてもらうようにしている。

　従来型の医療においては，施設症（ホスピタリズム）の問題が指摘されることが多かった。もちろん施設症に陥る当事者自身の精神的な病理もその原因として否定はできないが，一方で当事者をめぐる周辺の環境設定，もしくは関わりの枠組みの形態自体が施設症の原因や促進因子になっていたと考えられる。よって筆者らの介入では当事者側からの情報発信をむしろスタッフの側が待つという姿勢を維持し，それを社会参加への担保にしていくように心がけている。

(3) 本人や家族の意志（will）を尊重する

　すでに記したように本人の意志が関わりの出発点として重要であることは言うまでもないが，同時に当事者と生活を共にする家族の意志もスタッフは把握し尊重するべきである。一部の家族では当事者に対して医療的に適切でない態度をとることもある。例えば服薬をしないように働きかけたり，当事者に対して一方的に無理を強いるような要望をしてしまったりするなどである。そのような場合には，スタッフが「あのご家族は十分に物事を理解していない」とか「薬の大切さをわからないこのご家族には困ってしまった」などと認識することも少なからずあったであろう。しかしながら，家族は医療的に必要とされる知識を当然ながら持ちあわせていないことが多いし，さらにここで強調したいこととして，家族自身も当事者への応対に「疲れて」おり，関わりの中で苦痛（distress）を持っている人も少なからず存在するということである。そのような家族にとっては，当然ながら医療的に望ましいと言われるような関わりを発揮できる余地はなく，結果として当事者との間での混乱状況がみられることもあったであろう。

　よって今後は家族にも，よりいっそう焦点を当てることが大切である。つまり疲労した家族にも焦点を当てて，家族なりの苦悩・苦痛を十分にスタッフが傾聴し，家族の気持ちを大切にしながらその負担感をむしろ減らしていこうという取り組みが重要となる。家族はいずれ当事者にとっての良き理解者となりうるであろうし，医療的枠組みを家庭でつくる際の第1の援助者となる可能性がある。だからこそ家族の気持ちをまずスタッフが受け止め，冷静にしかも適切に家族に情報提供や医療的に必要とされる技能の

提供を行っていかなければならない。

(4) 家庭への訪問を原則とする

　従来型の医療的枠組みにおいては，ほとんどの場合において当事者や家族の側が病院や診療所に出向き，診察室でわずかな時間担当医と面接をする。しかしながらわずかな時間で，しかも医療機関という極めて構造化された空間におけるセッションそのものが，果たしてどれほど当事者や家族の抱える問題点もしくは今後への要望などを充足されうるだろうか。診察室という人工的な空間においては，一部の当事者や家族は，いわゆる「取り繕う」，もしくは「言いたいことのうち1つか2つのみしか言わない，言えない」，さらには担当医からの一言に対して反応する時間も余裕もないなどの状況が多くあると思われる。このような従来型の枠組みにおけるセッションそのものは，決して社会参加に向かって，もしくは再発予防について効果的とは思われない。よって筆者らは，家庭への訪問を原則にしながらセッションを展開している。

　もちろん家庭への訪問に際しては，事前にこれに対する当事者と家族の了解が必要である。家庭に伺うことの意義をスタッフは十分に説明し了解を得てから訪問することになるが，その際もあまり大人数では出向かないように心がけている。なぜなら家庭の中に医療的な雰囲気を「突然」に「強く」吹き込むことになると，かえって家庭の中に多少の混乱状況が起きる可能性も否定はできないからである。

　筆者らが家庭を訪問して感じるのは，どの家庭にも独特の雰囲気や環境が存在するということである。ある家庭では，とてもにぎやかな雰囲気で照明も明るく家族がなごやかに談笑する光景がよくみられることもあれば，別の家庭では，あまり物音もせず静かで，家族同士の話し合いも少ないように感じられることもある。家庭ごとのこれら自律性を尊重することはとても重要である。家庭ごともしくは家族員ごとに独自の生活習慣や生活様式などがあり，たとえそれが周囲から見て，特に医療的な側面において不適切なものであったとしても，一時的にはそのような自律性によって家庭内の均衡が保たれていることがある。端的な例を1つ示す。家族のうちの誰かが当事者に向かって比較的に否定的な発言をすることが多い場合がある。これは医療的には，かえって当事者のストレスを増大させ症状の悪化をもたらすという懸念を否定はできず，決して望ましいものとは言えない。しかしながら，その否定的な発言をする家族にとってみれば，日々の当事者との関わりの中での苦悩・負担感などがそのような発言を生じさせている場合もありうる。そのような家族自身の抱える苦悩を解決せずして発言の内容だけ訂正するように一方向的に強く促しても，かえってそれはその家族におけるストレス状況を強くさ

せる結果につながってしまい，より当事者への適切な関わりができなくなってしまう状況になりかねない。

よって筆者らは何よりもまず家庭内の自律性を尊重することを心がけている。これは当事者がひとり暮らしをしている場合や施設で生活している場合などでも同様である。ひとり暮らしの当事者が非常に乱雑な生活空間の中で生活しており，ごみが散らかっている，片付けができていない，布団が敷きっぱなしになっているなどの状況があったとしても，その生活環境を衛生的に「劇的に」変えようとはせずに，まずは当事者自身の状況についての認識や気持ちを把握し，その中で当事者自身が問題として自覚したことについて関わりを始める。

(5) 目標指向性の関わり

目標指向性の関わりはとても重要である。すなわち，従来型の医療においては当事者自身の病状や生活上の能力などについて，もしくは家族の状況について，「どこが問題なのか」ということに焦点を当ててしまい，その問題点を「正す」という立場をとることが多かったように思われる。もちろん問題点を放置しておいた場合には，よりゴールへの道のりが遠くなってしまうことは言うまでもないが，むしろ筆者らは，当事者や家族の側がどのような目標を持っているかを把握し，それを達成できるように関わりを深めている。例えば，「友人をつくりたい」とか「映画を観に行きたい」，「薬を減らしていきたい」などの要望が示された場合には，これらがどうすれば実現できるかについての十分な話し合いを行い，本人が取り組むべきトレーニングや家族側の工夫などをプログラムのテーマとする。

つまり当事者にとって自らの問題点を必要以上に認識させるような状況をつくるのではなく，むしろ「自分がやりたいことをやれるようになる，なりたいものになれる」という明るい希望を持てるような枠組みを保証している。

このような目標を当事者の側から十分に表明してもらうためには，スタッフはひとつの大切なスキルを身につけてそれをセッションの中で実施しなければならない。それは，「積極的傾聴（アクティブリスニング）」である。スタッフ自身が質の良い「聞き役」となることで，まずは当事者もしくは家族の側からどのような目標を持っているかを表明してもらうように働きかけて，それを可能とするプログラムを決めていく。このようにして決まったプログラムには，当然ながら当事者や家族も十分な積極性を示し，結果として効率よくこれが展開されていくことは言うまでもない。

(6) 心理教育から始める

　当初のプログラムとして心理教育を実施することが求められる。統合失調症をはじめとする多くの精神疾患は脳の神経機能に問題があり，それがために薬物も治療上必要になることが多いので，このような疾患についての十分な医学的知識の提供は大切である。例えば，原因，症状，見通し，薬物の良い作用と副作用，副作用が出現したときの対処法などについての情報提供をする。このような医療情報を質の良い形で提供することは，当事者にとっても家族にとっても起こっている状況を適切に理解し良好に対処することに役立つ。

　当事者がひきこもりがちで家族ともあまり関わらない場合，これは医療的にみればいわゆる陰性症状としての意欲低下などがその原因となっていることが多いが，一部の家族においてはその様子をただ単に当事者がさぼっているだけ，怠けているだけと認識してしまい，その結果として当事者に対して叱責の声を出してしまうような場面もある。よって適切な心理教育の実施によって家族が起こっている現象を科学的に理解することは，家族自身への助けとなるし，当事者にとっても良い生活環境を維持・増進することに役立つのである。

(7) セッションの内容

　セッションの内容は多岐にわたる。持続する症状への対処法や，家庭内でのコミュニケーションを向上させる方法，深刻な再発に先立ってみられる早期警告サインの同定と出現時の対処法を設定する方法，金銭管理や食生活その他生活習慣全般を良好に維持・増進する方法，活動性を高める方法などである。すでに記したように，セッションの当初は心理教育を実施することが前提となるが，その後にどのような内容のセッションを実施するかは，当事者や家族のニーズによって決定される。例えば，幻聴に絶えず悩まされてつらいという当事者には持続する幻聴への対処を確立するセッションを実施するし，家庭内でのコミュニケーションがうまくいかず争い事が絶えない場合にはコミュニケーションを向上させる方法について検討するセッションを実施する。このようにケースごとにどのようなプログラムを展開するかは当然ながら違い，必要とされるプログラムをアラカルトで選択していくことが肝心である。

　いずれのプログラムにおいても重要なことは，肯定的評価のフィードバックである。プログラムを実施し何かに取り組んだからといって，必ずしもすぐに良い結果が出るとは限らない。結果はたとえ悪かったにせよ皆がそれぞれ努力をしたということを肯定的に讃え合ったり褒め合うことがとても重要である。スタッフはセッションにおいては絶

えず肯定的な評価を当事者と家族に表すように心がける。これによりプログラムを推進しようという意欲が当事者や家族に生まれる。

さらにブレインストーミングも重要である。ブレインストーミングとは，セッションに参加しているすべての人が自分自身の意見や価値観を強固に主張するのではなく，まずいったんそれらを自分の中から取り去って，どのような解決策があるか，もしくはどのような考え方がありうるだろうかなどについて，等しく皆がゼロから自由に意見を出し合って検討し直すことである。このようなブレインストーミングを徹底するようにスタッフが配慮することによって話し合いは実り多いものになり，当事者と家族の間での認識の共有や解決策の一致が可能になる。

(8) どのような評価が大切か

本書でとりあげた取り組みは医学的な根拠に基づいた方法であるので，医療的な評価において望ましい改善を期待できる。しかしここで留意点がある。従来型の評価方法では，臨床家の側からの一方向的な評価が多かった。例えば，精神病の症状をどのように医師が評価するか，もしくは当事者の生活技能をどのようにスタッフが評価するかなどである。もちろんそのような評価も重要であることを否定するものではない。しかしながら，社会参加を推進する取り組みは当事者や家族のニーズに基づいた目標指向性のプログラムを礎とするので，当事者自身もしくは家族自身による評価を定期的に行わなくてはならない。すなわち，セッションを実施してきて何らかのトレーニングに取り組んできた結果，当事者自身がどのように自分が変わったと認識するのか，それを当事者から語ってもらうように心がけ，もしその結果「自分はまだまだ十分ではない」との認識がみられた場合においては，それをプログラムに立ち返り，プログラムの内容自体をより望ましいものに変えていく工夫をする。つまり最終的に筆者らが目指しているのは，当事者の主観における良好な生活の獲得である。

主観的に良好な生活の実現は，スタッフにとってもひとつの最終到達地点になりうる。すなわち，たとえ他者評価によって幻聴が残存していたとしても，当事者自身が自ら目標としていた作業所への参加であるとか友人の獲得などが果たせ，その状況に「自分はとてもうまく生活できている」と認識するならばプログラムは成功したと判断する。従来の他者評価に偏ったプログラムの設定においては幻聴が残っている以上プログラムは成功していないと判断されうるのかもしれないが，それよりも当事者の希望が叶うことのほうが大切であるとの前提に立ちたい。

このようにして，関わりにおいては当事者や家族の意志・要望をまず把握し，目標指

向的にプログラムを進め，当事者自身の自己評価を最終的な判定材料とする。この流れにおいては，各プログラムでの双方向性のやりとりが重要となる。このようなプログラムにおいては各回に双方向性のやりとりを確保して主観的に良好な生活を実現できるように筆者らは心がけている。

(9) エンパワメントとストレスマネジメント

本書で紹介する取り組みにおいては，単に病状を改善するということのみが目標なのではなく，当事者や家族がどのように力をつけていくか，すなわちエンパワメントされていくかにも十分な注意を払う。ある時点において当事者や家族のみでは問題を十分に解決できなかった場合に，スタッフがこれを補い社会資源を導入することは福祉的な観点からもちろん重要であるが，これのみでは当事者や家族が「力をつける」ことにはならない。むしろ中・長期的には，それ以前には「できなかったこと」が，プログラムの結果「できるようになった」という結果を得られるようにする。当事者や家族がエンパワメントされることによって，最終的にはスタッフがあまり関わらなくとも問題点が上手に処理され目標の達成が可能になるように働きかけるのである。当初は一見するとスタッフ側の負担の度合いがとても多いように見えたとしても，質の良いプログラムが展開されれば，必ずやスタッフがあまり関わらなくとも当事者と家族で良好な生活を獲得・維持できるようになるので，この時期にはスタッフ自身が労を要することは少なくなる。

エンパワメントされることによって問題点を克服できることは，すなわちストレスマネジメントが達成されることにつながる。例えば家庭内での争い事や職場や学校での対人関係の問題，もしくは仕事の能力や勉強に取り組む能力の問題などが残っていると，これがストレスとなり結果として症状がぶり返すことも少なくはないが，ストレスになるような問題点を克服する力を獲得できればストレスレベル自体を低めることが可能になり再発の危険性も減っていくと考えられる。これは同時に深刻な再発による服薬量の増加を防ぐことにもつながると言えよう。

（三浦　勇太）

第2章　認知行動療法の諸技法

1．積極的傾聴（アクティブリスニング）

(1) はじめに

　この節では，当事者の主観を把握するために必要な技能である「積極的傾聴（アクティブリスニング）」を取り上げる。これは話し合いの中での「上手な聞き役」となるために必要な方法であり，よって当事者の要望や直面している問題点などの表明が推進されると言われている。

(2) 従来の医療設定の問題点と今日における望ましい臨床・支援設定

　この節では，家族やスタッフが「積極的傾聴」を用いて当事者の主観を尊重することの重要性について考えていくが，その前に従来型の医療機関（病院など）におけるスタッフ側の当事者への「関わりの形」について多少批判的に振り返らなくてはならない。従来の医療的設定においては「疾病を有する患者の症状を薬物療法を中心として治す」ことが多かったと言えよう。もちろん，著しい興奮の状態にあったり，激しい幻聴や妄想によって社会的生活もままならないばかりか睡眠や栄養も不十分となり身体が衰弱の傾向にあったりした場合には，時には非同意の入院（医療保護入院や措置入院など）を実行するなどしながら医師の判断を端緒とした向精神薬の使用などで経過の改善が可能となったことも多くあった。そしてこのような医療設定において当事者を保護しながらも，時には激しい症状と「闘い」，服薬や清潔の保持などについて強い促しを粘り強く行ってきたスタッフの努力は賞賛されなくてはならないし，今後も急性期状況の入院や臨床場面での危機的状況などでは同様のアプローチが推奨される可能性は高い。

　一方で近年は世界的にも脱施設化のよりいっそうの推進や地域での社会参加を促進する資源の拡充などが強く求められている。特に日本は欧米に比べて入院が長期になることが多い傾向もあり，早期退院や地域での維持，さらには社会参加に向けた取り組みをより効果的なものにする工夫が必要となる。従来型の医療設定では当事者の主観よりもスタッフ側の客観的な判断に基づくプログラムの設定が一般的であったが，その結果，

多くの当事者は「受け身的態度」をとることが多かった。しかしながら社会参加への取り組みは，あくまでも当事者自身の要望の実現や自覚する問題点の解決を通して推進されるのであり，その意味でも当事者自身から意志（will）を表明してもらうことが前提となる。さらにスタッフの関わりは，あくまでも当事者から現実的に表明された要望や問題点の実現・克服に軸足を置くべきである。当事者の主観の尊重に基づいたアプローチは，結局は最も実際的で実行可能性が高いはずである。問題への認識を深め行動を強化するためには当事者の動機づけが必要であり，動機なしの行動は疾患を有していない人間であってもありえないし，十分な動機づけのないままの行動は，まさしく施設症や陰性症状による精神機能の問題の存在を意味する。よって，たとえ時間がかかったとしても当事者の主体的なニーズの表明を待つことが，結局は最も早い社会参加や再発・再入院予防の実現を可能にする。

(3)「積極的傾聴」の5つの手がかり

「積極的傾聴」は以下の「5つの手がかり」から成る。

①相手（話し手）をよく見ること，相手のそばで聞くこと

②相手の話すことに注意を向けること

　　聞き手は新聞を読んだりテレビを見たりしながら話を聞く態度はとらず，他の作業は中断して話し合いに集中する。

③相手の話に興味を示し，うなずく。相づちをうつときには声も出す

　　「うん，そうですね」「そのとおりですね」。

④わからないことがあれば質問をする

　　相手の話している事柄の主旨が不明確である場合には，聞き手から詳細を明らかにするような質問をする。例えば，「今日食べたいもの」をテーマにした話し合いをしているときに話し手の意見がまとまらないようであれば「では，今日食べたい物は和食ですか？　中華料理ですか？」などとより具体的に質問する。

⑤自分が聞いた内容は，よく覚えておく

　　話し合いの最後には話し手から表明された事柄を聞き役はまとめて，話し手に確認する。そして，それを忘れないようにしておく。「今日おっしゃっていたことは，『できれば自動車の免許を取って，好きなときにドライブに行きたい』ということですね？」。

聞き役はこれら「5つの手がかり」を常にこころがけて話し合いに臨むようにする。筆者らは実際のセッションにおいて当事者や個々の家族員と話し合う際には，絶えず

「5つの手がかり」を実施するように意識づけしている。これら「5つの手がかり」について「取り立てて目新しい技能ではなく，ごく自然で当たり前のもの」と受け止めている読者が相当数いると推測する。日本の文化においては，言語の直接的なやりとりによるコミュニケーションよりも，言葉を介さない意思の疎通が多いように思われる。実際に，日本には「行間を読む」「あうんの呼吸」「言わずもがな」「雰囲気で察する」などという風潮がある。このような非言語的やりとりは，互いの意見の相違が顕在化し決定的な決裂に至るという事態を未然に防ぐことには一定の役割を果たしてきた。しかしながら，認知機能障害を有する多くの当事者は，まさしくこのような非言語的やりとりに困難を自覚しており，よって関わりに際して，「互いの気持ちをできる限りわかりやすく表明し合う」ことが大切である。

(4) 誰が「積極的傾聴」をするべきか

『精神科リハビリテーション・ワークブック』[4]においては，当事者・家族間の相互作用を改善するために「積極的傾聴」を取り上げている。しかしながら，まずすべてに優先するべきはスタッフ自身が当事者・家族に対して「積極的傾聴」を徹頭徹尾実施することである。統合的なプログラムは当事者・家族の側にある自覚的要望や問題点を取り上げることから始まるのが原則であり，よってセッションの当初はスタッフが「質の良い聞き役」としてどのくらい機能できるかが，関わりの成否を決める大きな要素になる。

そして次に，家族に「積極的傾聴」のスキルを手渡す。第1の支援者である家族が当事者の主観を肯定的な雰囲気の中で受け取ることは，当事者の情緒を安定させ，治療的環境の設定にも役立つ。

さらに，プログラムの進展に伴って当事者にも「積極的傾聴」の大切さを伝え，家族の側にある苦悩や「思い」を受け取ることの重要性をセッションにて扱う。

(5) 「積極的傾聴」の対象

前述したように，「積極的傾聴」の対象者は，原則的にすべての当事者，そして家族である。しかしながら，いわゆる「超急性期」にあり著しい混乱をみせている当事者，例えば幻覚や妄想，躁状態，興奮が激しい場合や抑うつ感の顕著な場合には，「積極的傾聴」の実施がかえって当事者の混乱を増す可能性があり，よって慎重な応対が望まれる。このほかにおいては，対象疾患に制限はない。健常者の日常的コミュニケーションにおいても積極的に取り入れられ，活用されるべきであろう。いわゆる性格傾向に何ら

かの偏り・問題を有する当事者に対しても,「積極的傾聴」は効果的な技法となる。

(6)「積極的傾聴」の焦点

　他者との関わりにおける「積極的傾聴」は,わが国においてもすでに多くの病院,診療所,作業所,生活施設などでスタッフ自身が発揮する技能として展開されている。しかしこの中で,「積極的傾聴」の実施をめぐる混乱も散見される。例えば,当事者に受容的な態度で傾聴を行っているうちに当事者から妄想内容が語られるようになり,現実的な話し合いの継続が不可能となることがある。また,性格傾向に偏り・問題を有する当事者への「積極的傾聴」において,当事者からの一方的なスタッフへの批判ばかりが表明されることもある。この問題点を解決するために筆者らが強調したいのは,当事者のいわゆる病理性ではなく,現実的生活を送るうえでの苦悩や要望に焦点を当てるべきであるということである。この点について以下に若干の説明を加える。

a．幻聴や妄想を有する当事者への「積極的傾聴」

　初期的な面接においては幻聴,妄想に強くとらわれており,一見して現実的な認識を持つことに困難があるケースであっても,当事者自身の苦悩,苦痛（distress）が存在することは多い。このような当事者に対しては,医学的評価としての問診であれば幻聴や妄想の内容,頻度などを聴取することが薬物療法の設定をはじめとする医療的介入の根拠となるが,一方で,スタッフからの「1日に5回も6回も自分をバカにする声が聞こえる気持ちはどうか」,「街を歩くと誰かに狙われていると実感するあなたには,どのような辛さがあるのか」などの問いかけは,当事者の苦悩・苦痛に焦点を当てるものであり,これによって当事者の病理とは違う主観が表明される。

　この主観こそが認知行動療法的介入を実践する端緒になる。つまり,幻聴や妄想などへの対処（coping）を設定するためには,当事者の苦悩・苦痛を扱うことこそが,セッション自体への当事者の積極的取り組みを促すのである。そして,最終的には症状に対する当事者の自己効力感（self-efficacy）を獲得・向上させるのである。

b．性格傾向に偏り・問題を有する当事者への「積極的傾聴」

　一般的に「積極的傾聴」をしない専門家と当事者との関係性は,より困難を増す傾向にある。例えば当事者が他者に対して批判的言辞を続けていたりリストカットなどの自傷行為を頻回に行っていたりするなどの言動があると,スタッフの困難感,疲弊感は増し,結果として当事者への否定的評価（ネガティブフィードバック）をしてしまい,かえって状況が混沌とする。ある場面での混乱の端緒はたしかに当事者のいわゆる病理であったかもしれないが,経過の中ではスタッフ自身の当事者への捉え方,関わり方も状

況への悪影響性を持ってしまう可能性を否定できない。

　このような問題を防ぎ，支持的精神療法的配慮を確保するためにも「積極的傾聴」は重要である。スタッフは当事者に対する評価をいったん基線まで戻し，「まだ相手について何も知らないのだ」という前提に徹頭徹尾立ち，本人の気持ち，考え方を聞く。そのうえで「リストカットが多かったみたいだけれど，それはなぜ？　教えてください」などと質問しながら，いわゆる「無条件の肯定的配慮」を履行するのである。もちろんセッションは複数回にわたることがほとんどである。この経過において当事者から「今まで何だかわからずにリストカットしていたけれど，どうやら母親のことを考えるとイライラして，自分を傷つけてしまうらしい」などと語られるようになる。過食行動がみられるケースなども同様である。生活施設に住む当事者の多くにおいては，現在症としてのリストカットや過食，周囲への攻撃的言動などを有していたとしても，スタッフが「積極的傾聴」を実践するなかで語られるのは，幼少時の親からの無視，虐待，友人からのいじめ，思春期以降の挫折などである。そして，「自分がこの先本当に独り立ちして生きていけるかわからない」，「自分を認められない」，「本当は家族と仲良く暮らしていきたい」との表明がなされるようになる。つまり，結果としての自己肯定感（self-esteem）の低さそのものが，より本質的な苦悩になっているのである。

　この苦悩を共有することが，質の良い関わりの端緒となる。筆者らの関わりでは，この後に認知行動療法的介入を行う。例えば，家族関係の問題に原因がある場合には，家族に心理教育を行い，当事者・家族間の相互作用を改善するための行動療法を行う。また，リストカットや過食への衝動が高まった際の対処法を設定し，セッションを繰り返して，自己効力感を高めるようにしている。つまり，問題点を当事者側の病理にのみ帰するのではなく，「『問題点』を机の上にお互いから等距離に置き，共通の課題として語り合う」ことから，良質な医療・支援的配慮が始まるのである。

　いずれにせよ，目的はあくまでも当事者の主観の共有である。日常の場面ではスタッフがその責任性を強く自覚するあまり，問題点の「解決」を急ぐ傾向にあるようだが（当事者自身もスタッフによる「解決策の迅速な明示」を求める傾向にある），より良質な解決策を設定するためにも，まずは十分に当事者の主観を傾聴することが必要であることは言うまでもない。

　また時に筆者らが経験することとして，「積極的傾聴」を行った結果当事者は幻聴体験への苦痛はあまり自覚しておらず，むしろ家族との関わりのストレスを強く認識している場合がある。客観的医学情報のみによる従来型の医療設定では後者についての当事

者の主観を把握できず，スタッフが幻聴のみに焦点を当ててしまい，薬物量を増やしたり幻聴への対処法の設定を急いだりすることになっていたと思われる。しかし「積極的傾聴」を実施すれば，このケースではむしろ当事者・家族間の相互作用をセッションで取り上げるべきことが明らかとなるし，よって優先的なプログラムもその改善策の検討となる。

(7) スタッフのトレーニング

「積極的傾聴」への習熟にはやはりスタッフ自身のトレーニングが必須である。以下にその手順を示す。

① 「5つの手がかり」を繰り返し読み，関わりにおいてこれを実践するイメージを繰り返し想起する。
② スタッフがあえて「積極的傾聴」をせずともある程度良好にコミュニケーションをとれる状態にある当事者に協力を求める。
③ そしてはじめは当事者も容易に考え，表明できるテーマについて話し合う。例えば「好きな食べ物」「今度の休みに行きたい所」などである。
④ これらをテーマにしながら話し合いを進めている最中に，スタッフは「5つの手がかり」を意識的に実行する。発揮されていない「手がかり」に気づいたら，これを励行する。
⑤ 話し合いの終了時には，スタッフはその内容をまとめる形で口頭にて当事者に確認する。
⑥ その後スタッフ自身がセッションを振り返り，「5つの手がかり」のうち比較的に実践できたものと，できなかったものを検証する。
⑦ 当初はスタッフ間で「話し手」と「聞き手」を交代しながらトレーニングしてもよい。ただしプライベートな内容をテーマにすることには慎重を要する。
⑧ 簡単なテーマを話し合う際には要する時間は短くても構わない。さらに当事者を対象とした場合には，あえて面接の時間・場所を設定せずとも，病院や施設内でのわずかな関わりのタイミング（検温時，食事の際，朝・夕の声かけなど）でも実施は可能である。

トレーニングの自己評価の補助となる「積極的傾聴（アクティブリスニング）ふりかえりシート」を添付する（図1）。

```
┌─────────────────────────────────────────────────────────────┐
│           「積極的傾聴（アクティブリスニング）」ふりかえりシート           │
│                                                             │
│  ○実践した日　　　　　　年　　月　　日                              │
│  ○練習した人                                                 │
│    氏名（　　　　　　　）　所属機関（　　　　　　）                  │
│  ○練習相手（あてはまる人に○をつけてください）                      │
│    当事者，家族（あなたにとっての続柄：　　　），                    │
│    仕事や学校の仲間，友人，その他（　　　　）                       │
│  ○話し合ったテーマ（いくつでも構いません）                         │
│    1．                                                       │
│    2．                                                       │
│    3．                                                       │
│    4．                                                       │
│  ○テーマについての本人の主観（上記の設問と番号を一致させてください）   │
│    1．                                                       │
│    2．                                                       │
│    3．                                                       │
│    4．                                                       │
│  ○5つの手がかりのうち，最もよく実践できたと思うものに1つだけ○をつけてく │
│    ださい。                                                   │
│    1．話し手を見る。できるだけそばで話を聞く。                      │
│    2．話をよく聞く。                                            │
│    3．話している内容に興味があることを示す。あいづちをうつ。           │
│    4．何が一番の問題点で目標が何であるのかを明確にする質問をする。      │
│    5．相手が話したことを自分がきちんと理解しているかどうか確かめる。    │
│  ○5つの手がかりのうち，上手にできなかったと思うものに1つだけ○をつけてく │
│    ださい。                                                   │
│    1．話し手を見る。できるだけそばで話を聞く。                      │
│    2．話をよく聞く。                                            │
│    3．話している内容に興味があることを示す。あいづちをうつ。           │
│    4．何が一番の問題点で目標が何であるのかを明確にする質問をする。      │
│    5．相手が話したことを自分がきちんと理解しているかどうか確かめる。    │
│  ○備考（関わりの中で何かあったら，自分の意見や疑問点など，記入してください） │
└─────────────────────────────────────────────────────────────┘
```

図1　積極的傾聴（アクティブリスニング）ふりかえりシート

(8) 家族への「積極的傾聴」の手渡し

家庭内のコミュニケーションをより良質にするためには，「積極的傾聴」のスキルを家族に提供することが必要である。以下にその流れを記す。

①まずスタッフが「積極的傾聴」を用いて，家族の主観を把握する。

②当事者・家族間のコミュニケーションに何らかの困難がある場合，スタッフより「互いの主観を把握し尊重する」ことの大切さを伝える。

③上記に家族が了解を示したら，（その後のセッション時でも構わないが）「積極的傾

聴」の「5つの手がかり」のリーフレット（『精神科リハビリテーション・ワークブック』[4]のp.55）をセッションへのすべての参加者に渡す。

④スタッフとすべての参加者が「手がかり」を1つずつ読み上げ，スタッフは「手がかり」ごとに簡単な説明を加える。

⑤そして，その場で簡単に話し合えるテーマを決め，話し合ってもらう。

⑥この間，スタッフは直接的介入を避けるが，参加者のいずれかが「積極的傾聴」の趣旨から大きくはずれる発言をした際にはいったん話し合いを止め，行動修正を促す。

⑦話し合い自体が円滑に進行しない場合は，むしろスタッフが議長役となり，率先して当事者に対して「積極的傾聴」をする。これは家族へのモデリングにもなる。

⑧話し合いの最後にはスタッフがまとめて行う。この際，各参加者が当事者の主観を傾聴しようと努力していたところを具体的に指摘して，肯定的評価（ポジティブフィードバック）をする。

⑨セッション以外のスタッフがいない家庭内の話し合いにおいても「積極的傾聴」のスキルを実践することを推奨する。

筆者らが各地で行っている家族を対象にした講演会において時に一部の参加者から「私の家庭では関わりがかなり混乱し，切迫している。このような状況であるにもかかわらず，好きな食べ物や趣味に関する話し合いをすることにどのような意味があるのか」との疑問が提出されることがある。しかしながら，家庭内のコミュニケーションが混乱をきわめているならば，なおのこと誰しもが共有しやすく簡単に話し合えるテーマから徐々に取り上げていくことのほうが，結果として混乱を終息させるのに役立つのである。

（9）プログラムの全経過を通しての「積極的傾聴」の重要性

筆者らは「困ったときには『積極的傾聴』」を合い言葉にしている。他のプログラムを行っていても，当事者の意志と家族・スタッフのそれとが「何かずれている」と実感することは少なくない。例えば「問題解決・目標達成ワークシート」を用いたセッションを行っている際に，十分な「ブレインストーミング」や具体的計画の設定に困難がある場合には，話し合いの出発点である問題点や目標について参加者間の認識の相違が存在することが懸念されるので，よっていったんセッションそのものを止め，スタッフも交えた「積極的傾聴」を互いに行い再度認識の共有を図る。

このように，プログラムのいずれの場面においても，スタッフは「全体の認識は一致

しているか？　自分は当事者や家族の苦悩を受け取れているか？」と自問し，不具合があると判断される際にはセッションをいったん止めて互いの「積極的傾聴」を促すようにする。

（三浦　勇太）

2．問題解決と目標設定

(1) 認知機能障害と社会的機能

統合失調症では幻覚や妄想など急性期症状が消退後も注意，記憶，遂行機能などの要素的な認知機能障害が残存する。これは社会的な場面での行動障害となり，円滑な社会生活を困難にする。反対に幻覚や妄想といった症状がありながらも，結婚や仕事をして社会に適応できている例もある。社会的な場面において適切な行動をとる能力の低下は，「社会的機能」の低下と言い換えることができる。いくつもの実証的研究により，社会的機能は陽性症状とは相関せず，陰性症状や認知障害と相関することがわかっている。また認知機能障害は予後の指標のひとつとも考えられている。

このような社会的機能や適応を考えるうえで必要となる概念に，社会的認知機能障害がある。社会的認知機能とは社会的文脈における情報の知覚・理解・処理に関する認知機能と定義され，全体を見通す能力，問題解決能力，対人関係維持，道徳上の判断，会話の技術などを含み，年齢とともに発達する。ところが，統合失調症では役割遂行や対人場面での常識的な作法や約束が理解できず，そのため周囲の人々と摩擦を生じやすい。また物事の全体を把握するのが困難で，慣れない状況や予想外の展開に混乱をきたしやすい。この社会的認知機能のひとつに「社会的問題解決技能」がある。これは日常生活で出会う諸問題に対処する効果的な手段を識別して発見する認知─感情─行動プロセスであり，統合失調症においても障害されると考えられている。このため，統合失調症の当事者の社会的問題解決技能を適切に評価して治療的介入をすることにより，社会的機能を向上させることができると考えられる。社会的問題解決技能は受信─処理─送信の3段階に分けて考えることができる。「受信」技能とはその場の状況に関した社会的情報を正しく受け取る能力，「処理」技能とは受け取った情報を評価していろいろな対処の選択肢の中から適切な方法を選択する能力，「送信」技能とは処理した内容を効果的に相手に伝えるための能力である。社会的問題解決技能には主に処理技能が必要と考えられている。

処理過程には，①問題への感受性（問題が存在しているということを認識する能力），

②代替的思考（代替可能な解決策を産出する能力），③手段―目的思考（目標に達するのに適切な手段を概念化する能力），④帰結思考（帰結を予想する能力），⑤パースペクティブ獲得（他人の視点で状況を知覚する能力，共感能力）が含まれる。

　社会的問題解決技能のアセスメントにおいては，問題解決能力と問題解決遂行行動とを区別することが重要である。問題解決能力とは，問題解決に必要とされる技能と能力が適切に備わっているのかということが問題とされる。これには知能も含まれる。これに対し問題解決遂行行動とは，これらの技能や能力を特定の問題に適用し実行する過程を指している。したがって自発性の低下をはじめとする陰性症状でも妨げられることになる。

(2) 問題解決技法の実際

　ここではみなとネット21やささがわプロジェクトにおいて採用しているOTPにおいて使用している「問題解決・目標達成ワークシート」[4]を用いた問題解決方法を紹介する（図2）。これを用いることにより問題はわかりやすい形に整理され，話し合いが円滑に進められる。

　問題解決は以下のステップに沿って行う。
　○ステップ1：問題点や目標を明らかにする
　○ステップ2：あらゆる可能な解決方法をリストアップする（ブレインストーミング）
　○ステップ3：リストアップした全ての意見の利点と欠点について検討する
　○ステップ4：最も実際的な解決方法を選ぶ
　○ステップ5：きめ細かい計画を立てる
　○ステップ6：計画の進行状況を振り返る

　統合失調症を持つ当事者とその家族や仲間のコミュニケーションを見ていると，誰かがひとりでまくしたてていたり，肝心の当事者が話し合いの輪の中に入っていなかったり，結論だけが得られてもその実行過程が具体的に検討されていなかったりという場面に出合うことがある。上述したように当事者に問題解決技能の低下が認められるだけでなく，家族員や，家族の総体がこうした技能の低下をきたしていることがある。

　スタッフはこうした混乱を目の当たりにしたとき，単に喧嘩の仲裁をするような関わりをするだけでなく，積極的に問題解決技能を向上させるように働きかける必要がある。

　それでは実際にどのように話し合いが進められるのか見てみよう。ごく初歩的な理解を深めるためにここではAさん一家の話し合いを例に挙げて説明する。

問題解決・目標達成ワークシート

○ステップ1：問題点と目標は何ですか？
　ここに自分の言葉で問題点と目標を正確に書けるまで話し合いましょう。
　よりはっきりさせるため，お互いに質問をしてください。大きな目標は小さな部分に分けて考えましょう。
　飼い犬のポチが運動不足になっている。毎朝，誰かが散歩に連れて行く

○ステップ2：あらゆる可能な解決方法を挙げましょう（ブレインストーミング）
　あらゆるアイデアを挙げて下さい。あまり良くないと思われるものでも結構です。
　周りの人にも助けてもらいましょう。この段階ではそれぞれの利点については話し合わないでください。
　1：太郎が毎日，連れて行く
　2：花子が毎日，連れて行く
　3：皆が交代で連れて行く
　4：朝早く起きた人が連れて行く
　5：お昼にお母さんが連れて行く

○ステップ3：主な利点と欠点を簡潔に挙げましょう
　上記の各項目についてその主な利点と欠点を簡潔に話し合いましょう。メモは取らないでください。

○ステップ4：最も実際的な解決方法を選びましょう
　現時点で手にしている資源（時間，お金，その他）で最も容易に実行できる解決方法を選び出しましょう。
　毎朝，交代で連れて行くが，お父さんや花子が行けない時は太郎が行く

○ステップ5：上記の解決方法をいかに実行していくか，具体的な計画を立てましょう
　必要な資源を用意し，どのように対処するか計画を立てましょう。
　難しいステップはロールプレイで練習しましょう。
　毎朝7時に散歩に連れて行く　お父さんや花子が忙しい時は太郎が行く　太郎が起きられない時は花子が行く　太郎→花子→父→母の順番で行く
　進行状況を確認する日：次の日曜午後2時に家族ミーティング

○ステップ6：計画の実行過程を振り返ります
　各自の努力を褒めましょう。各ステップでの過程を振り返ります。そして計画を練り直しましょう。別の解決方法も試みましょう。問題が解決されるか目標が達成されるまで問題解決技法を継続しましょう。
　太郎は頑張ったが，2日間起きられないことがあった
　花子も忙しくてお父さんが出勤前に行った日があった

図2　問題解決・目標達成ワークシート―記入例

ある日スタッフがAさん宅を訪問すると，いつになく家庭の雰囲気が暗く，空気にはこわばったものが感じられた。早速「積極的傾聴（アクティブリスニング）」を用いてその理由を聞き出してみると，太郎さんが終日ごろごろしているだけで何もしないでいることにお父さんが腹を立てたことから一家の言い争いが起きたらしい。スタッフは3週間前にも実施した「問題解決・目標達成ワークシート」を取り出して，今回は家族員だけで問題解決を図るように促した。

Aさん一家では太郎さん（当事者で作業所へ週3日通所している），お父さん（会社員），お母さん（主婦），妹の花子さん（大学生）が話し合いに参加している。問題解決の話し合いの前に，まず議長役と書記役を決める。今回はお父さんが議長役，花子さんが書記役を務めることになった。議長役は話し合いがステップを踏まえて進行していることを確認しながら意見をまとめる係である。議長役は全員をうまく乗せながら，的外れな方向に行かないようリードし，さまざまなアイデアが出せるように働きかける。それではAさん一家が6つのステップに沿って話し合いを進めていく様子をみてみよう。

○ステップ1：<u>問題点と目標を決める</u>

まず今回話し合う問題点と目標を決める。15〜20分間程度で話し合えるような負担の少ないものを選ぶのがよい。具体的でイメージしやすい内容が望まれる。

最初は太郎さんが終日ごろごろ過ごしていることを非難していた父親も，ごろごろしてしまうのは陰性症状と呼ばれる症状の一部であることを思い出し，もっと具体的な方法で太郎さんの活動性を上げることで問題解決を図ろうと考えていた。

そこで一家は今回，「飼い犬のポチが運動不足になっている」ということを問題点として取り上げ，「毎朝，誰かが散歩に連れて行く」という具体的な目標を決めた。これらを決める際に大切なことは，最初のうちからあまり複雑であったり実現不可能な問題を選ばないようにすることである。まずは15〜20分間で話し合える程度の簡単な問題で練習し，慣れてきたら徐々に難しい問題に取り組むようにしよう。

○ステップ2：<u>あらゆる可能な解決方法を挙げる</u>（ブレインストーミング）

次にステップ1で取り上げた目標を達成するための方法をできるだけたくさん挙げていく。

太郎さんたちはワークシートに書いてあるような6つのアイデアを出すことができた。このステップでは出されたアイデアの利点や欠点については話し合わない。すべてのアイデアが出尽くした後，次のステップで行う。

ブレインストーミングとは1939年にアメリカの広告会社の副社長だったオズボーン（A. F. Osborn）が開発した技術で，「頭の中に嵐を呼び込む」と本人が言った

ように，話題があちこちに広がることに妙味がある。この結果，アイデアがアイデアを呼び，上質のアイデアを生むことになる。基本はアイデアの質より量を重視すること，他人のアイデアを批判しないこと，他人のアイデアを利用してより良いアイデアにすることである。

○ステップ3：各アイデアの利点と欠点について話し合う

ステップ2で挙がったそれぞれのアイデアについて，その主な利点と欠点を簡単に話し合おう。メモを取る必要はない。太郎さんたちの話し合いでは，次のような意見が出た。

・太郎が毎朝，連れていくと，起きられないことがある。
・お母さんが毎朝，連れていくと，太郎が関われない。
・各自が交代で連れていくと公平だが，お父さんや花子は忙しくて行けない時がある。

全てのアイデアについてその利点と欠点を出し終えたところで次のステップに移る。

○ステップ4：最も実際的な解決方法を選ぶ

ステップ3の話し合いをもとにして手持ちの資源（時間，技能，予算など）で最も容易に実行できる解決方法を選ぶ。太郎さんたちは「毎朝，交代で連れていくが，お父さんや花子さんが行けないときは太郎さんが連れていく」という解決方法を選んだ。

○ステップ5：具体的な実行計画を立てる

ステップ4で選択した解決方法をどのようにして実行していくかという具体的な実行計画を立てる。必要なものを用意したり時間を決めたりしよう。難しいことをする場合はそれをどのように練習するかについても計画を立てる。

太郎さんたちは「毎朝7時に連れていく」「お父さんや花子が忙しいときは前日に太郎にお願いする」「太郎が起きられないときは花子が行く」「太郎→花子→父→母の順番で行く」などを計画した。

最後にこの計画がうまくいっているかどうか確認する日を決めて，今回の話し合いを終了する。太郎さんたちは次の日曜午後2時に家族ミーティングで計画の進行状況を振り返ることにした。

○ステップ6：計画の実行過程を振り返る

進行状況を確認する日のミーティングで計画がうまくいっているかどうか，計画通りに進まないところはどこか，などについて話し合う。まず計画を実行するための

各自の努力を褒め合う。計画通りにいかなかった場合も，叱ったりけなしたりするのではなく，少しでも実行しようとした姿勢を認め，そのことを褒め合う。それからなぜうまくいかなかったのかについて穏やかに話し合う。そして計画を練り直したり他の解決方法を考えたりする。

Aさん一家の場合は計画通りに実行できたようである。この計画をさらに1カ月続けてやってみることになった。

計画を練り直す場合には問題解決技法のステップ2〜5を繰り返す。問題が解決するまでこの「問題解決技法」を続けよう。

この技法の利点は全員で1つの課題に取り組むため凝集性が高まること，問題の解決策は1つではなくいろいろとあること，そしてそれぞれの解決策には長所と短所があることを学ぶことができることである。大事なポイントは比較的短期間で達成できる具体的な目標を設定することである（第Ⅲ部第3章の2「目標を持つための援助」を参照）。

(茅野　分)

3．自分の気持ちを上手に伝えるための援助

(1) はじめに

統合失調症をはじめとする精神障害では，しばしばコミュニケーション能力が障害されると言われている。なかでも情緒的な内容を相手に伝えることは，その内容を言語化することに加えてジェスチャーや声の抑揚などさまざまなコミュニケーション技法を用いるなど，細かなスキルを必要とするコミュニケーション手段を要し，苦手とする当事者が多い。本節では，喜怒哀楽に代表される自身の気持ちの伝え方を，わかりやすく簡便に練習する方法を概説する。

(2) 感謝の気持ちの伝え方

a．感謝の表明の意味

感謝の気持ちは素直に伝えたい。「ありがとう」と言われれば誰だって嬉しい。しかし，他人には言えても身近な人には「ま，いいか」とおろそかになりがちである。その背景には言わなくても「察する」ことを良しとする文化がある。精神障害者を抱えた家族は，感情的に揺れ動いていたり，感情が隠蔽されていたりして感謝の表現は難しい。したがって，私たちはコミュニケーションの促進や，望ましい交流に対する肯定的なフ

ィードバック，状況に応じた適切な言葉と態度で自分の気持ちを相手に伝えるなどの援助を行う。この節では，自分の気持ちを上手に伝えて，人間関係上のストレスを少なくしていける方法を学習する。

b．家族における「感謝」とは何か

家族はいないと困るしさびしい。しかし，何かしてもらって当たり前だと思い，相手の好意に慣れすぎているためにありがたさを実感しない。まして，建設的ではなく有意義でもない話し合いや，否定的もしくは攻撃的なコミュニケーションが家族間で行われていると，お互いの中に不快感を生み人間関係は悪化する。精神障害を抱えた家族員には当事者に対して「否定的な感情」しか表出しないなど，感情表出（expressed emotions：EE）の高い家族がいる。このEEの高さは当事者を刺激し症状を悪化させる。よって家族員が互いに心を開き，それぞれが自分の思いや考えていることを表現するなど感情や認識をありのままに伝え合う明瞭なコミュニケーションを行うことが重要である。相手の自己表現によって家族の方向性が決まり，具体的な方策を選択して，その方向で家族関係も調整することが可能となる。

大切な家族だからこそ感謝の気持ちを伝えたい。「ありがとう」の一言を伝えようとする気持ちを持つことが良い関係を保つための最初の第一歩になる。そこで我々は当事者や家族に対して，素直になり，自分を取り巻くさまざまなものへ感謝の気持ちを持つ心がけができるように援助していきたい。そのためのテクニックとして，ワークシートを用いて，日々の生活において感謝の気持ちを表現していくことができるように練習を行う。

c．感謝に気づく

「ありがとう」を育てるために，まず私たちは周囲からさまざまな援助を受けていることに気づくよう働きかける。表1を参照して毎日，何気なく行われているために，当たり前と思ってしまっていること，やってもらったら嬉しいのにあらためて「ありがとう」を言っていないことを示す。またQに示したような質問をしながら，そして人間関係をスムーズにする第一歩は，周囲の人が自分にしてくれる小さな心遣いに目を向けることから始まることを話し，自分の体験に照らし合わせて考えてもらう。また，「ありがとう」の言葉が持つ魅力について考える機会を設ける。相手から「ありがとう」と言ってもらったときに，どういう気持ちになるかを考え，「ありがとう」という言葉が持つメリットに気づいてもらう。表現に困ったら参考例として表2を活用し，手順としては次のワークシートに従って行う。

表1　日常生活を便利で快適に過ごすために周囲の
　　　人と助け合っていること

・料理を作ってくれる
・家の掃除や洗濯を手伝ってくれる
・買い物に行ってくれる
・食器を洗ってくれる
・話し相手になってくれる
・アドバイスをしたり相談にのってくれたりする
・自分のしていることに興味を示してくれる
・電話をかけてきてくれる
・薬を取ってきてくれる
・一緒に散歩に出かけてくれる
・ペットの世話をしてくれる

表2　感謝の気持ちの表現例

・嬉しかった
・幸せだった
・楽しかった
・とても感激した
・うきうきした
　　　　　　　など

＊ 恥ずかしがらずに積極的に使う。

Q. もし，自分がしてあげたことに対して，その人が嬉しかったと言ってくれたら，どんな気持ちがしますか？

Q. この数日間を思い出してみて，他人が皆さんにしてくれたことで嬉しかったことは何ですか？

Q. 嬉しかった気持ちをどのように伝えればよいでしょう？

d．感謝の気持ちの伝え方

　感謝の気持ちを伝えることは簡単で，誰にでもできることであるが，簡単であるがゆえに，私たちは省略してしまうことが多いことを話す。「感謝をしているけど，いちいち言うのは照れくさい」，「言わなくてもわかってくれているだろうと考えてしまう」等を示して理解を促す。そして感謝の気持ちを表現するには普段から言うことを習慣にする必要があること，普段言うことを習慣にしていないと言葉というものはスムーズに出てこないものであることを説明する。

【感謝の気持ちを伝えるための手順】

　下記のような質問をしながら感謝の気持ちを伝えるために，最近の体験の中からやってもらったら嬉しかったことを思い出してもらう。

Q. 嬉しくなるようなことをしてくれたのは誰ですか？
　　それはいつ，どこであった出来事ですか？
　　そのとき，どういう気持ちがしましたか？

表3 感謝の気持ちの伝え方

①相手に近づく。
②相手の顔を見る。
③笑顔で優しい声の調子で話しかける。
④何をしてもらって嬉しいのか，はっきり具体的に伝える。
⑤嬉しい気持ちをはっきりと言葉で表現して伝える。例えば「嬉しかった」「幸せだ」「楽しかった」「とても感激した」「うきうきした」……といったような表現を恥ずかしがらずに積極的に使う。

【ロールプレイで感謝の気持ちを伝える練習】
①場面の再現による練習
　感謝の気持ちを相手に自然に伝えられるようにするために，以前に嬉しいと感じたことが起こったときとまったく同じ状況で練習する。嬉しいと感じた場面を再現し，以前伝えることができなかった感謝の気持ちを伝える練習をする。表現例として表2を，手順として表3を参考にする。
②スタッフが模範例を示す
　「今朝，私の役割である新聞取りを代わりにやってくれてありがとう。おかげで寒い思いをしなくてすんで嬉しかった」など。
③フィードバック
　ロールプレイで感謝の気持ちの伝え方を行い，どこが良かったのかを家族も含めて話し合ってもらう。話し合いを通して，家族の全員が良いと思える感謝の伝え方を考える。
④毎日の生活の中で実践
　自分の感謝の気持ちを表現する練習をした後は，毎日の生活の中でも実践できるように自分なりの表現の仕方を考えていくようにする。
　周囲の人に感謝の気持ちを伝えることができたと思ったときは，それをシートに記録しておくようにする。自分なりの表現を見つけられたときは，それを実践できるように記録したシートを目につくところに貼るなど，シートを活用できるようにする（図3の「感謝の気持ちを伝えようワークシート」を活用）。
▶ロールプレイの例
　A君（本人）が最近，嬉しいと感じたことは，昨日，お父さんがA君と一緒に裏手にある門まで行ってくれたことだというので，その時のことをA君とお父さんに思い出してもらいながら再現してもらう。
A君：門のところに警察が来ている。ずっと見張られている。怖いよ。

曜日	嬉しい気分にしてくれた人	どんなことをしてくれたのか	気持ちを伝えた言葉
月曜			
火曜			
水曜			
木曜			
金曜			
土曜			
日曜			

図3 「感謝の気持ちを伝えよう」ワークシート

お父さん：警察が来ている？ お父さんはそう思わないけど。
A君：机を壊したから，僕を連れていこうとしているんだ。ずっと，見張っているんだよ。
お父さん：じゃあ，警察がいるかどうか，見てみなさい。いないから。
A君：やだよ。怖いから。
お父さん：しょうがないな，じゃあ，見てきてあげるから一緒に来なさい。
A君：……
お父さん：いないことを自分で確認しよう。何かあったらお父さんが言ってあげるから。
A君：わかった。
（スタッフ：A君に「ありがとう」を言うように促す）
A君：ありがとう。
お父さん：どういたしまして。
（スタッフ：A君に気持ちを聞いてみる）
A君：良かった。昨日はありがとうって言えなかったけど，言えた。（表情も和む）
（その他，「～しなさい」より「～しよう」のほうが会話は弾み，よい雰囲気が作れることもアドバイスする）

(3) 上手な頼み方

a．他の人にお願いするということ

他の人に私たちがあることを「お願いする」ということは，その相手の立場からする

と私たちの「お願い」をかなえてあげる機会を得たことになる。しかし，通常，私たちはそのように考えず，逆に人に「お願いする」ことには抵抗を覚える。

　子どもの頃は何か欲求が生じると，思いのままにその欲求を満たそうとして親にねだったりせがんだりする。しかし，そうした欲求や主張は，しばしば親から拒否される。そしてこのような経験の中で，あまりしつこく要求をすると親を怒らせ叱られることを知る。そして一般的に自分の要求が受け入れられたり拒否されたりするといった経験を経ながら，成長するにつれて多かれ少なかれ合理的で適切な要求の仕方を学んでいく。

　ここでは当事者が人に何か頼むのは躊躇してしまうといったときの援助を述べる。

b．上手な頼み方

【上手に頼むための手順】

　下記のような質問をしながら，具体的な場面を想定して練習を促す。

　気持ちの良い頼み方をしたからといって，助けてくれる保証はない。しかし，上手な頼み方をすることで相手に嫌な思いをさせたり，言い争いをしたりすることは避けることができる。

Q. 皆さんが誰かに助けてもらいたいと思っている問題を書き出してみましょう。

Q. その問題について，誰かに頼んだことがありますか？

【ロールプレイで上手な頼み方をする練習】

　頼み事をするときの頼み方は，何をしてほしいのかを明確に伝え，協力してもよいという気持ちになってもらえるように配慮するのが一般的には上手な頼み方と言える。表現としては表4のような表現がよく使われる。このような表現を用いることで自分がどのように感じているのかを相手に伝えることができる。

①ロールプレイで上手な頼み事をする練習

　　スタッフがいる場合は模範を見せるが，いない場合はまず誰かにやってもらい，その後，皆で良かった点や改善点について話し合ってもらう。手順としては表5を参考にする。

②場面を設定しての練習

　　より自然な場面を作って，いかにも日常で起こりそうなことについて練習する。実際に頼み事をする場所に行くか，もしくは似たような場所に行く。そこで事前に話し合った内容を実践し，成功するかどうかを確認してもらう。

表4　頼み方の表現

- 〜していただけますか。
- 〜だとありがたいのですが。
- 〜だと嬉しいな。

表5　上手な頼み方

① 相手に近づく。
② 相手の顔を見る。
③ 笑顔で優しい声の調子で話しかける。
④ もし頼み事を引き受けてくれたら，自分はどんな気持ちになるかということを相手に伝える。
⑤ 「〜していただけませんか」「〜だとありがたいのですが」「〜だと嬉しいな」等の表現を使う。

③スタッフが模範例を示す

スタッフが，誰かに対して頼み事をしてみせる。

④フィードバック

ロールプレイで誰かに頼み事をして，その頼み方のどこが良かったのかを話し合う。そしてさらに向上させるにはどうしたらよいか意見を聞く。そして，改善点に気をつけてもらいながら再度，試みてもらう。

⑤毎日の生活の中で実践

「誰かに頼み事をする」練習をした後は，毎日の生活の中でも実践できるように自分なりに練習していくように促す。練習の前には表4を参考にして，自分なりの表現を考えてもらうようにする。表4を大きく紙に書いて目につくところに貼っておくのも効果的である。また，次回のセッションで検討できるように「上手に頼み事をするワークシート」を使った記録も取ってもらう（図4）。

（4）嫌な気分を軽くするために

当事者は精神疾患を起因とする精神機能障害，その障害から派生する生活能力の低下，付随して生じる社会的不利，これらの状況における暮らしの体験から，主観的な障害も抱えている。私たちは精神障害が慢性の脳機能障害であり，「当事者である本人は，他の慢性疾患と同様に自分自身の症状を管理する必要がある」ことを認識し，社会の中で普通の日常生活を営めるよう支援していく。

社会で生活する以上，ひとりでは生きていけず，人との付き合いが必要となる。付き合いによる人間関係は，時に不快な感情を生む。不快な感情，嫌な気分はそのまま放置しておくと精神症状にまで影響を及ぼすことになる。よって社会での生活を営むためには不快な感情である「嫌な気分」への対処方法を身につける必要がある。

【嫌な気分を軽くする方法】

嫌な気分やストレスを取り除くには，嫌な気分を起こす原因となっている問題を解決

曜日	頼み事をした相手	何をどうやって頼んだのか	頼まれた相手の反応
月曜			
火曜			
水曜			
木曜			
金曜			
土曜			
日曜			

図4 「上手に頼み事をする」ワークシート

表6 嫌な気分を軽くするために

①相手の顔を見て、今の自分の感情にふさわしい表情をつくる。
②真剣な態度で話しかける。
③何がストレスの原因になっていると思っているのかを正確に伝える。
④そのことについて、どう感じているのかも話す。
⑤問題を解決するために相手にどうしてほしいのか伝える。その際には「上手な頼み方」を活用する。

することが最良である。人間関係を悪化させずに最良の解決策を得るためには最初に問題の明確化が必要である。どういう状況で何に困っているのか、自分で気づき、かつ他者に伝えていくことで問題が明確になる。問題が明確になれば解決策も見えやすくなる。表現方法が不十分なために他者に誤解を招くことがないように表6、表7を示し、参考にしながら表現の練習をする。

拒否する気持ちであっても、時には明確に伝えないと相手の要求のほうを自分の要求よりも大事にしたことになり、抑圧された自分の要求は不快感やストレスを生み出す。さらに自分の要求より相手の要求を優先して行うことに伴う不快である「嫌な気分」も招くことになる。

ところが断るのは多くの人が苦手とする。それは精神障害の有無に関係ない。困難を感じる理由としては、①もし断れば相手は傷つくだろうし拒否されたと思うだろう、②「NO」と言ったら相手から今後、自分は良く思われないだろう、③自分は要求したことがあるのに相手の要求を断るのは申し訳ない（罪悪感）、などがある。だからといって相手の要求ばかり聞き入れていたのでは、こちらの心身に不具合が生じる。

表7　上手な断り方の例

【例】
　先輩：A君，最近がんばっているね。今夜，飲みに行こう，ごちそうするよ。
　A君：（今夜は早く帰ってほしいと妻に頼まれているから困った）
対応①〜③のどれが先輩・A君共に心地よいものでしょうか？
　①A君：はい，お供します。→奥さんとの約束は守れない
　②A君：すみません，今日はちょっと用事が。
　　→先輩：（私の誘いは嫌なのか！）
　③A君：大変嬉しいんですが，今日は地方から上京した友人が家に来るので，大変残念なのですが。
　　→先輩：そうか，じゃあ仕方ないな。
　　→A君：ぜひ，また時間を作ってください。

【ポイント】
③のように「上手な気持ちの伝え方」を生かしながらはっきり伝えることが大事である。

　上司から「これ今日中にやってくれる？」と依頼されたとき，自分に予定があっても断りにくいという経験は誰にもあるだろう。自分の気持ちを上手に伝える技能は社会生活の中でとても実用的なスキルである。

（広瀬　会里）

4．正しく服薬するための援助

(1) はじめに

　服薬を中断した統合失調症を持つ当事者では，中断から1年以内に約70％が再発するという報告があるように，再燃・再発を防ぐためには服薬を遵守することが大変重要である。
　病気の自覚や理解に乏しい当事者や，副作用に悩む当事者の服薬のコンプライアンスが悪化することはしばしば目の当たりにするが，その他にも服薬のコンプライアンスに関わる要因にはさまざまなものがある。これらの要因のひとつひとつに注意を払い援助することや，規則正しい服薬のための工夫を実行することなどによってコンプライアンスを良好に維持することができる。
　この節では，服薬のコンプライアンスに関わる要因と良好なコンプライアンスを維持する方法などについて提案する。

(2) 服薬のコンプライアンスを悪化させる要因

　服薬コンプライアンスを悪化させる要因としてはさまざまな要因が考えられるが，実際に服薬の中断に至るケースではいくつかの要因が重なっている場合も少なくない。このため，日頃から以下の要因を念頭に置いた関わりや援助を心がけるべきである。

　ワイデン（P. Weiden）の文献[5]を参考に著者の経験に基づく私見も含め，統合失調症の服薬のコンプライアンスに関連した要因について大きくa～fの6つに分けて挙げてみる。

a．精神症状に基づく要因

①陽性症状

　「薬を飲むな」と幻聴に命令されたり「薬に毒が混ざっている」といった被毒妄想のために服薬を拒絶する場合がある。

②陰性症状

　陰性症状が強まると意欲や自発性が低下し服薬が困難になる。

③拒絶

　拒絶症状が強い場合は，服薬に限らずあらゆる治療的な介入が困難となる。

b．薬物療法の制約に関する要因

①費用

　高価な薬剤の投与や長期間服用を続けなければならない場合の薬剤費の負担は大きく，経済的な理由で服薬を中断する場合がある。また通院費用などの割りに治療の効果が期待したほどに十分でないことを理由に，通院を中断する場合もある。

②副作用

　副作用に悩む当事者のコンプライアンスは悪化することが多く，アカシジアなどの苦痛を伴う錐体外路症状は服薬を中断する原因になりやすい。また非定型抗精神病薬の使用による高度な肥満もコンプライアンスを低下させることが少なくない。さらに，実際に副作用がない場合でも，副作用の出現を心配して服用を控える場合があり注意が必要である。

③剤数や剤型

　剤数が多い，錠剤が大きく飲み込みにくい，粉薬は飲みづらいなどの薬剤そのものの印象や原因によってもコンプライアンスは悪化する。

④効果の認識

　服薬によって幻聴や妄想が改善する，気分がリラックスするなど，薬剤の効果を日々自覚できない場合は服薬の動機も稀薄となる。また，寛解期など全く症状がな

い時期の服薬には日々の効果の認識がないため,「飲まなくても大丈夫なのでは」という思いから服薬の中断につながる場合がある。

c．当事者—医療者間の相互作用

①主治医との関係

実際に処方する主治医への不信感や嫌悪感はコンプライアンスの悪化を招く。また,当事者が主治医から圧力や強制力を感じている場合も同様である。

②精神科スタッフとの関係

看護師や精神保健福祉士（PSW），作業療法士，心理士，など当事者に関わるすべての医療者との信頼関係は服薬のコンプライアンスにも大きな影響を及ぼす。

③他の医療者からの助言

精神障害に関する知識に乏しい,かかりつけの他科の医師や看護師,薬局の薬剤師などが向精神薬の依存性や副作用などについて過剰な助言を行ったことにより,コンプライアンスが悪化したケースがしばしばみられる。

d．当事者本人に関する要因

①再発・再入院の不安

再発や再入院に対する不安があり,薬物治療は再発を予防すると認識している場合は治療にも協力的で服薬のコンプライアンスが良好な場合が多い。しかし,強制的な入院を経験した当事者では再入院を恐れるあまり「病院に行くと入院させられるのではないか」と通院を中断するケースも少なくない。

②病識の欠如

病気であるという自覚がない場合は,服薬の必要性が理解できないためコンプライアンスは不良となる。

③ライフイベント

進学や就労を機に生活が不規則となり服薬が滞る,同級生や同僚の前で服薬できない,眠気などの副作用のため勉強や仕事に差し支えるなどさまざまな理由でコンプライアンスが低下する,また結婚した際は配偶者に病気の説明をしていない,配偶者の理解が得られないなどの理由が挙げられるが,挙子希望・妊娠の際に子への薬剤の影響を心配し服薬を中断するケースが多いことは留意すべきことである。

④物質・依存性薬物の使用

アルコールや覚醒剤などの物質の摂取により,向精神薬の併用を恐れたり服薬の必要性を感じなくなるなどにより,服薬を中止する場合がある。

e．家族や援助者が関わる要因

①家族の態度

　家族や親しい友人・知人など，当事者が信頼する人物が服薬をすすめることは大変重要である。しかし，反対に家族や友人・知人の抗精神病薬への誤解などから服用をやめるように本人へ助言することがある。

②家族からの圧力

　家族からの圧力や強制力を感じている場合はコンプライアンスが低下する場合がある。

③援助者の有無

　服薬を促したり確認をする援助者がいる場合は服薬のコンプライアンスが良好に維持される。

f．精神科サービス全般的な要因

①偏見

　向精神薬は依存性がある，副作用が強い，感情がなくなるなどの誤解や偏見から服薬を恐れる当事者は多い。また，精神障害や精神科医療機関に対する偏見も依然根強く，当事者が近所や周囲の人に知られたくないと考えている場合には通院が中断されるおそれがある。

②困惑・気後れ

　向精神薬を服薬することや精神科への通院に対しての困惑や気後れがある場合はコンプライアンスは低下する。

③治療の受けやすさ

　自宅から病院までの距離やアクセスの良し悪し，診察の待ち時間など治療の受けやすさが通院の中断・服薬の中止に関わってくる。また，就労している当事者では平日の日中に受診することは困難であるため，夜間や休日に受診できるかどうかということも重要である。

(3) 援助の実際

a．個別的な援助

　上記のような服薬のコンプライアンスを悪化させる要因を踏まえた個別的な対応・援助が必要である。本人だけでなく家族に対しても病気の知識や服薬継続の必要性を説明する必要がある場合など，本人・家族に対する心理教育は非常に有用である。また，経済的な問題のある場合は，治療費の負担を軽くするために通院医療費の公費負担制度の

表8 「飲み忘れ」防止の工夫例

> サトルさんは寝る前に，必ず歯磨きをしています。彼は歯磨きチューブの隣に1日分の錠剤を置くことにして，寝る前に歯を磨くときに必ず服用することにしました。母親も同じ洗面所を使いますので，錠剤がなくなっているかどうか簡単に知ることができ，サトルさんがうっかり服薬を忘れたときには，母親が彼に一声かけるようにしました。この方法をはじめて以来，サトルさんは薬を強制的に飲まされているという感じがなくなり，自らの問題として積極的に服用するようになりました。

利用を検討したり，利便性が悪い場合は転医を検討する場合もあるだろう。また，本人に剤型を選択させるなど本人の薬物治療に対する意見をよく聞いて，治療への参加を意識づけることも必要である。

b．「飲み忘れ」防止の工夫

服薬の必要性を理解し，治療にマイナスイメージを持っていないにもかかわらず服薬が中断されたり不規則となる原因の多くは「飲み忘れ」である。この飲み忘れを防止するために，いくつかの工夫を提案したり，本人や家族がアイデアを出し合い話し合ってもらうことも必要である。

以下にいくつかの方法を挙げる。

①1回分ずつに分ける

　ヒートで処方される場合は1回分ずつ小袋に分ける，ホチキスでとめるなどすることによって，1種類だけ飲み忘れて余ってしまうなどということが防げる。薬局で調剤する際に，ヒートではなく1包化してもらうよう依頼すると自分で仕分けする必要がなくなる。

②表示をする

　1回分ずつ分けたものに「朝」「就寝前」などの表示をすることも有用である。また，あらかじめ日付を記載しておくのもよい。

③ピルケースを使う

　小さな箱や市販のピルケースを利用してその日に飲む薬を1回分ずつあらかじめ分けておく。

④目につきやすい場所に薬を置く

　日常生活の中で最も目につきやすい所に薬を置き，いつも定位置に置くことを習慣づける。できるだけ家族の目にもつく所を選べば，家族が飲み忘れに気がついて服薬をすすめることも期待される。

⑤カレンダーにチェックする

薬を飲んだらすぐにカレンダーや手帳にしるしをつける。

　上記は一般的な工夫であるが，個々で生活環境が異なるため，それぞれの生活スタイルに最も適した，飲み忘れ防止の工夫が必要となる。服薬を生活習慣に結びつけることで，より日常的なものとすることも有用な工夫のひとつである。食事や入浴，歯を磨くといった日常行為と一緒に服薬することで，服薬の違和感が解消されることが期待される。このような工夫は問題解決技法（第Ⅲ部第2章の2参照）などを用いて家族で話し合い検討することが有効であるが，参考までに表8に例を示す。

（冨田　敦子）

5．早期警告サインを見つける援助

　日常生活の中で警告サインを早期に気づくことは大切であるが，普段と何か違っていると思ってもそのまましばらく様子を見ているうちに，かなり症状が進んでしまったということは多く経験するところである。また早期警告サインを自分で気づくことが難しい方もいるかもしれない。

　そこで普段の自分を定期的にチェックしながら自分自身を理解していくことが重要になってくる。ここで説明する「早期警告サイン・チェックシート」は，本人がチェックしながら自分を理解していくことに役立つものである。しかし本人が気づかないで周囲の誰かが気づいたときには，この早期警告サイン・チェックシートをチェックすることにより，普段とどう変化しているかを当事者自身や周囲の関係者が客観的に理解する指標になりうる。また施設内のスタッフによるチェックであれば，ケースカンファレンスにも活用することもできる。

　もちろん理想的には，本人がその変化にいち早く気づき，事前に決めた手順でできる限りストレスを軽減するように対処することが望ましい。しかしながら長年入院していた当事者に，はじめから自分で対処することだけを求めても，なかなかうまくいかないばかりか，せっかく早期警告サインに気づいても症状が増悪するまで専門家へ相談せずに過ごしてしまうということも生じうる。早期警告サインに気づいた場合の対処方法については，各当事者の対処技能の程度に合わせて，決めていくことが大事である。

　外来通院者の場合には，早期警告サイン・チェックシートを診察時に主治医に見せることで，表面には見えない本人の内なる気持ちを理解してもらえる手段としても利用できる。長期入院であったり症状が長年寛解状態である場合，本人が早期警告サインを忘れてしまっていることも多々ある。そのような方への自分の早期警告サインを導き出す

〈早期警告サイン・チェックシート〉
早期の警告サインに気づこう

氏名　笹川　花子　様　　　　　　　　　　　　　記入日　○年　10月　16日

①現在の自己チェック。　0〜10の範囲で記入してください。
（例えば、ないときは「0」，時々あるときは「5」，頻回にあるときは「10」の10段階を個人のレベルで記入する）
②過去に具合が悪くなる前にみられた症状を○で記入してください。

チェック項目	① 自己チェック	② 過去に症状がみられた
1．食欲がなくなり，食べる量が減る。	5	
2．(なかなか眠れない。)または眠りすぎる。（どちらかを○で囲む）	0	○
3．いつもより早く目が覚める。	0	
4．何もする気がしない。（何もしたくない）	0	○
5．いつもより物忘れがある	3	
6．何かに対して不安になる。	5	○
7．心配事に悩まされる。	3	○
8．何かに対して恐怖感がある。	0	
9．憂うつになり落ち込んだり，自分がつまらないと感じる。	3	○
10．考えることが非常に早くなるので，自分でそれについていけない。	4	○
11．イライラしたり，神経質になる。	3	○
12．声が聞こえてきたり気になる。（自分が殺されるような気がした）	0	○
13．自分や他人を傷つけたくなる。（ある方は自分・他人を○で囲む）	0	
14．頻繁に体の痛みや苦痛を感じる。	0	○
15．誰かが自分のことについて，話したり笑ったりしていると思う	3	○
16．自分の話し方や行動がおかしいと人から言われた。	0	○
17．自分の体や環境がいつもと違っていると感じる。	3	○
18．何かに集中したり，はっきりとした考えを持つことが難しい。	2	○
19．家族や友人とトラブルをおこす。（具合が悪くなって）	3	○
20．アルコールや薬物（シンナー・覚醒剤等）をたくさん使用する。	0	

★　この他につらいことや気になることがありますか。

母の3回忌について、まだ兄弟と自分の気持ちがまとまっていないので、そのために気持ちがすっきりしません。

図5　早期警告サイン・チェックシート―記入例1

〈早期警告サイン・チェックシート〉
早期の警告サインに気づこう

氏名　笹川　花子　様　　　　　　　　　　　　記入日　〇年 11月 17日

①現在の自己チェック。　0〜10の範囲で記入してください。
（例えば、ないときは「0」、時々あるときは「5」、頻回にあるときは「10」の10段階を個人のレベルで記入する）

②過去に具合が悪くなる前にみられた症状を〇で記入してください。

チェック項目	①自己チェック	②過去に症状がみられた
1．食欲がなくなり、食べる量が減る。	0	
2．(なかなか眠れない。)または眠りすぎる。（どちらかを〇で囲む）	5	〇
3．いつもより早く目が覚める。	0	
4．何もする気がしない。（何もしたくない）	0	〇
5．いつもより物忘れがある	0	
6．何かに対して不安になる。	0	〇
7．心配事に悩まされる。（母の3回忌の兄弟の意見がわからない）	7	〇
8．何かに対して恐怖感がある。	0	
9．憂うつになり落ち込んだり、自分がつまらないと感じる。	6	〇
10．考えることが非常に早くなるので、自分でそれについていけない。	8	〇
11．イライラしたり、神経質になる。	0	〇
12．声が聞こえてきたり気になる。	0	〇
13．自分や他人を傷つけたくなる。（ある方は自分・他人を〇で囲む）	0	
14．頻繁に体の痛みや苦痛を感じる。	0	〇
15．誰かが自分のことについて、話したり笑ったりしていると思う	0	〇
16．自分の話し方や行動がおかしいと人から言われた。	0	〇
17．自分の体や環境がいつもと違っていると感じる。	0	〇
18．何かに集中したり、はっきりとした考えを持つことが難しい。	0	〇
19．家族や友人とトラブルをおこす。（具合が悪くなって）	0	〇
20．アルコールや薬物（シンナー・覚醒剤等）をたくさん使用する。	0	

★　この他につらいことや気になることがありますか。

（　精神科に入院していた妹（現在は退院している）の病気のことが心配です。　）

図6　早期警告サイン・チェックシート—記入例2

表9　早期警告サイン・チェックシート利用の実例

【経過】
　11月17日に，花子さんは訪問看護師の顔を見るととても感激して「ワー。今日会えてよかった。うれしー！」とニコニコして話しかけてきた。看護師は「花子さんはいつもがんばりすぎるから無理しないようにね」と声をかけた。花子さんは「大丈夫です」と上機嫌であった。看護師は普段より元気がよすぎることが気になり，花子さんに警告サインのチェックシートをつけることをすすめた。

【結果】
　前回（10月16日）にチェックしたシートと比べてみて今回のチェック項目では「心配事がある」が「7」と記入されていた。看護師が理由を尋ねると「自分の母親が昨年亡くなっていたことを今まで知らなかった。最近，義理の姉からハガキが送られてきてわかってショックを受けた。来年の2月頃に3回忌の法事があるので行きたいけど，遠方で自分ひとりでは行けないからどうしたらいいか心配している」ことがわかった。
　看護師は兄弟の中で一緒に行ける人を探すことをすすめると同時に，支援センターへ依頼し家族調整へのサポートを依頼した。

表10　再発の早期警告サイン

・独り言をつぶやく	・薬を飲むのを嫌がる
・引きこもり，家族と会いたくなくなる	・周りの人からにらまれているような気になる
・胸や腹部が痛いと言い出す	・仕事や趣味に興味がなくなる
・身体状態を心配し出す	・忘れっぽくなる
・同じことを繰り返し尋ねる	・集中力がなくなる
・結婚したいと言い出す	・多弁になったり無口になる

材料としても利用可能である。
　ここではまず，ささがわヴィレッジに住む花子さんの例を紹介する（図5，図6，表9）。

　また家族と同居していたり，就労して社会生活を共にするような仲間がある場合には，早期警告サインは単に助けを呼ぶとか援助を求めるだけのツールとしてではなく，自らストレスに対処し，危機を避けるための手段として活用されるべきである。精神障害の有無にかかわらず，ストレスがかかったときの身体の反応は，不眠，不安，緊張，イライラ感，頭痛，疲労感，食欲の亢進や減退など，ごく一般的な症状が中心となる。これらが精神症状の再発や増悪へは一足飛びにはつながらないと思われる程度の段階で，何らかの対処がなされることが望ましい。しかしこうした状態が長く続いたり，これにアルコールの多飲や抗精神病薬の不足などが加わると，脳内の化学バランスが乱れ，精神症状の再発兆候がみられることになる。再発の早期警告サインとしては，表

```
早期警告サイン

氏名  笹川 花子        記入日 ○年10月16日

私の早期警告サインは
 1. 3日間不安が続くとき
 2. 2日間くらい眠れないときが続くとき
 3. 誰とも話したくない日が3日間続くとき

サインのどれかに気づいたら，私は
 a) 訪問看護師（    さん）に相談する。
 b) 主治医（    先生）に相談する。
 c)
 d)

私の担当は        ○○幸子      電話番号
私の主治医は      ○○一郎先生   電話番号
私の家族で連絡するのは  ○○花江（妹）  電話番号
```

図7　早期警告サイン―記入例

10に挙げたようなものがある。さまざまな症状が並んでいるが，各人の再発サインを振り返ると気づかれるように，同一人では再発のたびにたいてい同じ兆候が繰り返されることが知られている。そこでそれらのサインをよく思い出しておき，各人の早期警告サインとしてカードや表にして活用することが望ましい（図7）。

さらに大事なことは，早期警告サインに気づいた場合の対処方法について，当事者本人だけでなく，家族や援助者を交えて相談をしておく。また対処方法については実行可能なものを具体的に決めておき，それを当事者だけでなく関係者全員が共有しておくことが大事である。

（大谷　典子）

6．幻聴への対処方法について

(1) はじめに

統合失調症がその罹病者にもたらす不快・障害は数多くあろうが，幻聴が大きな一角を占めていることに異を唱える者はないだろう。当事者は幻聴を不快なものとして体験し，困惑し，敵対し，時に迎合しながら，どうにか折り合いをつけるべくさまざまな対処をしている。しかし，統合失調症による全体把握の障害などのため，対処の結果が妄想となることもある。この妄想がさらに当事者の不快感を増悪させることも多いだろ

う。この一連の悪循環を断ち切るためには、幻聴の消失が最も有効である。そのための介入として、薬物療法はその黎明期、大きな期待をもって迎えられたことであろう。だが現実には、いわゆる治療抵抗性の幻聴（精神症状）がしばしば認められた。そのため、精神療法がさまざまな形で見直され、試みられることになった。近年、認知行動療法への注目が集まっているが、対処技能の向上はその重要な手技のひとつである。

　OTPで使用されるさまざまなシートは対処技能を模索するためのものである。当事者がしばしば示す、課題解決に際しての既得概念の柔軟な運用の困難と洞察・検索能力の低下をシートの使用が補完する。さらに、試行錯誤学習におけるエラーが自己評価の低下に容易につながってしまう当事者を勇気づけ、新たな行動へと向かわせることも目的としている。同時にセッション施行者にとっても、漫然とした対処方法模索への流れを整理し、より効率的に効果を挙げうるツールとして有用なものとなるだろう。

(2) 幻聴に対する対処の実際

　あらためて、統合失調症では当事者はしばしば幻聴に悩まされている。もちろんほかにも、不安や妄想、被害感、社会的孤立など、さまざまな精神症状や環境にも悩まされているが、ここでは幻聴に着目してその対処を模索する方法を示す。

①幻聴の存在が確認され、それに不快感を感じ悩まされていたら、対処方法の検討を始める。「幻聴」という言葉を使っても、抽象的に「声」とだけいっても構わない。当事者が表現した言葉をそのまま使用する。まず、幻聴はコントロールできることを理解する。幻聴の不快感は変化しており不快感の少ない時もある、という事実を再認識してもらうことが対処方法検討への第一歩になる。幻聴を完全に消失させられれば最上であるが、なかなか達成は難しい。そして、服薬だけでは幻聴のもたらす不快感が耐えうる程度にまでならないこともしばしばある。しかし幻聴は変化するものである。環境や身体の状態によって、聞こえ方や聞こえる内容が変わる。個人個人異なるそのパターンを見つけ出し、より不快感の少ない生活が選択できることを理解してもらう。

②次に、ストレス―脆弱性モデルに基づいて、現在のストレスの対処・制御方法を検討することで、幻聴の頻度や持続時間、その不快感を減らすことを試みる。「問題解決・目標達成ワークシート」を使用して、ストレスの原因となっている問題を明確にして対処方法を検討する。詳細は第Ⅲ部第2章の2「問題解決と目標設定」を参照されたい。

③さて、服薬やストレス対処・制御をしてもなお出現するような幻聴に対して、

OTPスタッフや家族はどのように援助することができるのだろうか。まず概略を記す。

- 幻聴が生じる前兆や，幻聴が聞こえやすい環境・状態を明らかにする。
- これまで本人が行ってきた幻聴への対処方法を特定しその効果を評価する。
- 新しい対処方法を検討する。
- 新しい対処方法を実際に試し，その効果を判定する。
- その判定に基づいて対処方法を洗練する，あるいは新しい対処方法を検討する。

以上を必要に応じて繰り返し行っていく。次にそれぞれの段階の詳細をみていこう。

④幻聴が起きやすい状況や幻聴の前兆を検索するため，そして当事者がこれまで行ってきた対処方法を検討するため，セッションではどのように尋ねるのがよいだろうか。「幻聴が聞こえる兆候はありますか」や「これまでどのように対処してきましたか」と直接尋ねるのは徒労に終わることが多い。むしろ幻聴が生じた状況をできるだけ「具体的」に描写していくことが早道である。まず，幻聴が聞こえ不快だった場面や日時を「限定」し，その前に何をしていたのか，何を考えていたのかを尋ねる。次に，声が聞こえたときに何をしたのか，何を考えたのかを尋ねる。場面，日時を「限定」することが，疾患由来の思考障害による話題の拡散を防ぐためのポイントである。場面，日時は最近のもののほうが状況や行動を想起しやすい。場面の想起が終了したら，これらの行動や考えが対処である可能性を教示する。これは，当事者がこれまで行ってきた努力をポジティブに捉え直し，無能力ゆえに不快感が増大しているわけではないという自覚を促すことが目的である。自己効力感を維持することは治療に向かうモチベーションを高める効果がある。もちろん，これらの行動が対処であることを認めようとしない場合もあるが無理に説得する必要はない。別の行動を話題にしているうちに本人がこれだと納得できる対処行動が見つかるだろう。次に，それらの行動をとった後に幻聴の強さや不快感がどの程度変化したかを尋ねる。点数化を促すことは効果的である。当事者も評価しやすいし，後で話題にする際も比較しやすい。

⑤セッション場面でここまで終了したら，後出の幻聴記録表Ⅰ（221ページ図8参照）の使用に入る。シートを使って幻聴が生じた日付，時間を1つ目のコラムに記録してもらう。これは幻聴の頻度を確認する際の資料にもなる。2つ目のコラムに，幻聴が聞こえる前の状態（考えていたことや行っていたこと）を記録してもらう。これは前兆を検索するための資料である。3つ目のコラムにはそのときに自分が何をしたかを記録してもらう。実際に行っている対処方法の検討である。さらに

自分や周囲の反応も書いてもらう。効果の判定である。

セッションで練習をしているためシートの記入はある程度はできるが，それでも焦点が外れている場合は少なくない。うまくできないからと，申し訳程度に書いてくる場合もある。練習，調整はセッションを通して繰り返し行う必要がある。

家族がセッションに参加できる場合は，一緒に練習してもらう。家で幻聴記録表Ⅰを使用する場合，共同作業をしてもらえるよう練習してゆく。

⑥幻聴記録表Ⅰにより前兆と現在の対処方法がわかった。さらに，3つ目のコラムから対処方法の効果も評価できた。次は新しい対処方法の検索である。

このためには問題解決・目標達成ワークシートステップスの要領を使用し，ブレインストーミングをする。実際のセッション場面では，当事者はしばしば，できそうなこと，してきたことなどの条件を自ら設定してしまい，柔軟な発想が阻害されることがある。例を数多く示しながら，条件がないことを繰り返し説明する必要があるであろう。ところで例を挙げる際には少々注意が必要になる。統合失調症では周囲からの働きかけを侵襲と感じやすい傾向があるため，提示された例を「治療者に押し付けられた方法」と感じる場合があるのだ。

これを防ぐ第1は良好な治療関係である。これはセッションを効果的なものとするためにも必須であり，十分な時間をかけるだけの価値がある。第2は治療主体を常に当事者に置くように努めることである。OTPの提唱者であるイアン・R・H・ファルーンはOTPを航海に例え，「キャプテンは当事者本人である」と言った。援助者は，意見はもちろん言うべきであるが，最終的にゴールを決定するのは当事者である，という意味であろう。押し付けられたと感じないためにも，治療のモチベーションを維持するためにもこれは重要である。

対処の例を表11に示す。これはファルーンの分類[2]とバック（M. Bak）[1]らの分類を参考にして筆者らが作成したものである。対処方法の分類はさまざまあり，この分類方法が絶対ではないので縛られる必要はないが，分類の型を知っておくと面接場面でより効率的に他の対処方法を考えつくことができるだろう。しかし我々は，当事者に表11をはじめから見せることは少ない。見れば確かに参考にはなるが，書いてあることに縛られ柔軟な発想が邪魔される可能性が高いうえに，量に辟易してしまい読めなかったり複雑だと感じてセッションそのものを実行するモチベーションが低下したりするおそれもあるからである。やはりはじめはセッション施行者が参考とするにとどめるのがよいのではないか。セッションが進み，ブレインストーミングにも慣れてから表11を示すと，当事者も新しい対処方法を考え出す手が

表11 対処方法リスト

身体活動	気晴らし	音楽やラジオを聴く TVを見る ゲームをする 本や雑誌, 新聞を読む 歌ったり音楽を奏でたりする 踊る 歩く スポーツをしたり身体活動をしたりする 文章を書いたり芸術活動をする
	体位の変換	ベッドに横になったり椅子に座ったりして他には何もしない 椅子やベッドで位置を変えて座ったり横になったりする じっとしている
	作業をする	仕事をする 掃除をする 買い物をする 料理をする 洗濯をする
物質使用	処方された薬物	処方された薬を服用する
	処方以外の薬物	市販の薬やアルコール, マリファナ, マジックマッシュルームなどを使用する
	飲食物	食べる たばこを吸う お茶を飲む
対人接触	社会順応	他人に会いに外出する 社交的活動をする 他人がいる所に行く 家族と話す
	孤立	社会的接触を減らしたり避けたりする 人に会わないように閉じこもる 感情を隠す
	援助の希求	主治医に相談する ケースワーカーに接触をとる 助けの情報やアドバイスを求める 家族に相談する 集団療法に参加する
認知調節	問題解決	合理的に考えて苦しいことを整理する 問題の現実らしさを再検討する 現実的な解決策を考える 割り切る 開き直る あきらめる
	抑圧	不快な感情や経験を無視する 打ち消す 忘れる
	注意を逸らす	別のものに注意を向けたり気を逸らしたりする 楽しい出来事について考える
個別的特定活動	不特定な活動	症状の不快さを減らそうとして特別でないことをする 瞑想する お経を唱える 個人的儀式を行う 自分にプレゼントを買う 新しい髪形にする ろうそくの火を見つめる 着替える
症状的行動	非適応的行動	症状に従ったり言う通りになったりする 症状の命令に従う 自分の殻に閉じこもる 強迫的行動をする 症状に起因する攻撃や自傷行為をする 自衛のため拳銃や他の武器を持ち歩いたりする

かりとしてカテゴリー分けされた分類を活用できるようになっているだろう。

例として挙げる際に「他の人はこんなことをしていた」「こんなことを考えた」と伝えるのは有効である。方法に対して親しみが湧きやすいうえ，幻聴が聞こえるのが自分だけではないと知ることも安堵をもたらすようである。実際にセッションの最中にユニークな意見にめぐり合うこともしばしばある。これらを記憶，記録しておくことは，セッション施行者の柔軟性を向上させるであろう。筆者の出合ったユニークな方法として，ろうそくを点けて火を見つめる，着替える，自作の詩を朗読録音して自分で聞く，好きな脚本のセリフを言う，などがあった。

⑦ブレインストーミングの結果から，実際にできそうなことを決める。幻聴が聞こえる場面が，例えば夜，などと限定できる場合はそれに合わせて可能な対処方法も変

わるだろう。できるだけ具体的に，夕方ならこれとこれ，昼間ならこれとこれ，と，場面ごとに2つ以上の対処方法を選択し，それらを組み合わせて実行した結果を評価することが望ましい。場面と対処方法を細かく決めるのは，不快感に苛まれているときには柔軟な対応ができないケースがしばしばあり，行動が決まっていたほうが実行しやすいからである。そして対処のバリエーションは多いほうがよい。我々の研究でも対処方法のバリエーションが多いほど不快感の制御がよい可能性が示された。対処方法の数は例えるなら貯蓄額のようなものである。実際に使わないまでも，多いことが心理的余裕につながる。余裕は不快感の低下と自己効力感の増大をもたらすだろう。

⑧場面ごとに対処方法が決まったら，幻聴記録表Ⅱを記入してきてもらう（図9参照）。評価は1〜2週間ほど後のセッションで共に行う。考え，選び，実行した対処方法がどの程度有効であったかの評価である。当事者は完全に幻聴がなくなったか否かに注目しやすいが，幻聴による不快感が減少したか否か，そしてその減少の程度に注目するように促す。対処方法1つだけのときと2つを併用したときで，どのくらい不快感減少の程度が違ったかも検討するのが望ましい。併用しても変化がない場合は単独での有効性が高いほうを残し，併用できる別の対処方法を前回のブレインストーミングの結果から検討する。もちろんあらためてブレインストーミングをやり直してもよい。

⑨以上のプロセスを適宜繰り返し，場面ごとにより有効な対処方法を模索していく。実際の面接場面では当事者，家族，施行者のバランスで多彩な状況が想定される。幻聴場面がなかなか明確にならない場合もあろう，対処のブレインストーミングに慣れない場合もあろう。状況や当事者，家族の理解に合わせて流動的に利用することが肝心である。

(3) 事例

23歳，男性。妄想型統合失調症。罹患歴3年。入院歴1回。20歳時幻覚妄想状態で発症し入院。入院中に本人，家族に対する心理教育を行い，病名告知され服薬指導を受けている。退院後半年ほどで専門学校に就学。現在は就職活動と卒業課題に取り組む毎日。通院は規則的で月に1〜2回である。服薬コンプライアンス良好。

外来にて「通りすがりの人に噂されている。『あいつだ』とか『いなくなればいいのに』などと，すれ違いざまに言う。変だとは思うが，学校で噂されていることが漏れているのかもしれない」と話す。

氏名　○○○○

日付, 時間	どんな声や音が聞こえ, どのくらい困りましたか	声や音が聞こえる前はどんな状態でしたか（何をしていましたか, 何を考えていましたか）	音や声が聞こえた時に, 何をしましたか, 何を考えましたか, その結果どうなりましたか（あなたの反応は？ 周囲の反応は？）
×月×日 午後8時頃	帰り道で通りすがりに中年の男性に「あいつだ」「いなくなればいいのに」と言われた。 　　　　　不快感80点	卒業課題を遅くまでやって疲れていた。学校からの帰り道だった。歩いていた。	驚いて相手を見た。気にしないようにして家に帰った。 80　→　70点
○月○日 午後8時半頃	帰り道, 向かいの女子学生に「ああ, この人だ」と言われた。 　　　　　不快感85点	就職面接の練習をして遅くなった。就職に対して不安を感じた。	不安になった。気にしないようにして家に帰った。帰ってたばこを吸った。 85　→　50点

図8　幻聴記録表Ｉ―事例

　セッションでは，まず「通りすがりの非難」を受けるつらさに共感した。次に状況を明確にしていったところ，頻度は週1～2回くらい。課題で疲れた学校帰りや就職活動がうまくいかなかったときに発生することがわかった。相手は20代～50代の人間で性別は無関係。いずれも面識のない人たちであった。ここまででセッション施行者は，ストレス状況そのもの（卒業課題や就職活動）の軽減は困難あるいは不要と判断し，幻聴による不快感を標的とした対処方法模索が現時点で最適な選択であると考えた。ここで聞こえたときの不快感の程度を評価してもらったところ80点との答えであった。今度は，聞こえたときにどんなことを考えていたのかを尋ねると，疲れて落ち込んでいたことがわかった。聞こえた後どうしたのか，と尋ねたところ，気にしないようにして家に帰った，たばこを吸った，などという。これによりつらさがどう変わったかと尋ねると，最良で50点くらいになったとのことであった。これらの行動が対処である可能性を示唆したところ，理解を得たため，幻聴記録表Ｉに記入した（図8）。

　ここで対処方法のブレインストーミングをした。制限がないことを繰り返し強調した結果，さまざまなものが案出された。この作業は双方にとって想像を膨らませる愉快なものであった。数多くの案の中から，歩行中，夜間，独りでできるものとして次の対処方法を実行してみることになった。

・携帯MDプレーヤーで音楽を聴く。
・空を見て深呼吸する。
・家に帰ったらゆっくりお茶を飲む。
・相手は知らない人でそんなことを言う理由がないと自分であらためて検討する。

氏名　〇〇〇〇

日付，時間	どのような声や音が聞こえ，どのくらい困りましたか	声や音が聞こえた時どのように対処しましたか	その結果どうなりましたか，不快の程度はどのくらい変化しましたか
〇月〇日午後7時半頃	通りすがりに「やっぱりあいつだ」「だめなやつだ」と言われた気がした。　不快感85点	空を見て深呼吸した。	少し落ち着いた。　85　→　75点
		言われるはずがないと言い聞かせた。	言われたことが気になった。　75　→　70点
		家でお茶を飲んだ。	変わらなかった。　70　→　70点
		タバコを吸った。	楽になった。　70　→　50点
△月△日午後8時頃	「いなくなればいいのに」と言われた気がした。　不快感75点	音楽を聴いた。	気にしなくなった。　75　→　35点
		家に着いてからたばこを吸った。	楽になった。　35　→　10点

図9　幻聴記録表Ⅱ―事例
言葉づかいや配置を一部改変。

　幻聴記録表Ⅱを渡し，対処方法を実行してみた結果を記録してくれるよう依頼した。
　2週間後のセッションで「通りすがりの非難」について尋ねたところ，頻度が減ったと報告された（図9）。
　シートを見ながら話し合ったところ，聞こえたその場では音楽を聴くこと，家に帰ってからはたばこを吸うことが効果的という結論になった。幻聴がなくなりはしなかったが，生活上の障害は大きく軽減された点を本人も評価できた。

（4）おわりに

　幻聴が聞こえることに対して当事者はしばしば羞恥心や罪悪感を抱いている。よって，幻聴への対処方法を獲得していくことは，自己効力感のみならず自己評価の向上にもつながる可能性がある。これはひいては社会活動における自信にもつながり，さまざまな日常活動に伸びやかに対応していく可能性を広げるだろう。また，幻聴への対処方法を学ぶことは周囲にとっても重要である。周囲とは，家族はもちろん，援助するスタ

ッフも含む。幻聴という未知なるものに対して何ら有効な手段を自分たちが持たないという無力感にとらわれることなく，体験を共有し，不快な状態を共に解消・解決していくことができるからである。セッションを繰り返し，当事者，援助者ともがツール使用に習熟していくことは，双方の生活の質を向上させるであろう。

（渡邉　義信）

7．不安への対処について

(1) はじめに

　私たちは快，不快，喜怒哀楽など，さまざまな感情を抱きながら日々を過ごしている。なかでも「不安」は，高頻度に体験され私たちを苦悩させる感情のひとつと言え，それはしばしば身体における痛みや発熱に例えられるように，ありふれてはいるが重要な問題である。

　不安は一連の自律神経機能の変化による身体現象をしばしば伴い，心拍や呼吸は速くなり，発汗，口渇もみられ，意識はより用心深く清明になる。不安と類似した感情に「恐怖」があるが，恐怖は「ある特定の対象や状況に対する恐れ」であるのに対し，不安は「対象が不明瞭な漠然とした恐れ」であると言える。

　不安は誰の心にも生じ，それにより不快や苦痛に悩まされるものであるが，私たちは日常において意識的あるいは無意識的にこれらの不安に対処し，ある程度安定した生活を送っている。しかし精神障害者においては種々の対処技能が低下しているため，不安に対しても上手に対処できず，当事者はしばしば困難と苦悩に満ちた生活を余儀なくされている。

　人間なら誰しもが体験する「正常の不安」の存在の一方で，原因に対して極めて不相応に強度の不安が生じたり，長期に不安が持続したりする場合があり，これは「病的不安」と呼ばれる。病的不安は，内的葛藤の抑圧などの心理的メカニズムによる神経症性不安と，統合失調症にみられる妄想気分や世界没落体験のような精神病性不安に分けられる。統合失調症における不安に関しては一般に精神病性不安について論じられることが多いが，私たちが地域において主に統合失調症を伴う当事者の治療や支援活動を行ううえでは，むしろ「正常の不安」，ないし「通常の不安」に向き合うことのほうが多いと思われる。よって次項以後は地域で暮らす当事者も日常的に体験しうる「通常の不安」について論じ，単に「不安」と記載していく。

　ちなみに，精神病性不安に対しては疾患の症状として捉えて抗精神病薬による治療を

主体とすることが多い。また，精神障害者にパニック障害などの神経症性不安を主症状とする疾患が合併することも少なくない。神経症性不安に対しては薬物療法も行われるが，認知行動的治療技法も極めて有効であり，根本的な解決および自己効力感の獲得という観点からより望ましいアプローチであるとも言える。「通常の不安」や神経症性不安に対して我々が用いている不安への対処に関するワークシート形式のテキストを，本節の最後に記す。

(2) 地域で暮らす精神障害者の不安

社会情勢が流動的で不安定な今の時代は，誰しもが多くのストレスを抱え不安と対峙しており，それぞれの背景事情によって不安をもたらす状況も千差万別である。私たち地域精神保健活動に携わる者として，当事者の不安やその起源についての特徴を認識することは，支援の点から最も関心の高い事項のひとつであろう。

a．生活状況に関する不安

生活状況に関する不安について，当事者の生活状況を単身生活者と家族同居者に分けて考えてみたい。

自ら望んで単身生活をする者も少なくないが，家族から同居の受け入れが得られなかったり，すでに家族が他界していたり高齢となっており同居が不可能であるといった理由のために，やむなく単身生活をする者が多いのが現状である。生活保護を受給している者が多く，比較的老朽化した木造アパートで暮らし，住宅環境は良好とは言えない。また，精神疾患の再発時にアパートの立ち退きを要求され，援助者がその対応に追われることもしばしば経験することで，不安定な住環境事情であると言える。

家族同居者においては次項に述べる家族関係に基づく不安が大きいが，親亡き後の将来の生活についての不透明感が，当事者やその親のみならず同胞にも不安の影を落とす。

b．対人関係に関する不安

統合失調症者において，対人技能の低さが社会生活全般に大きな支障をきたしていることはよく知られるところである。多くの当事者が目標とする就労を妨げる大きな要因でもある。対人技能の問題が障害に基づくものであるにしても，そこから派生してくる不安は十分了解可能なものである。

家族同居者は衣食住にはあまり困らないものだが，家族との関係を通じて不安が増強することは多い。「家族との付き合い方がわからない」「いつまでも自立しないのに，そのくせ医療費ばかりかかると自分でも思うし，家族に暗にそう言われることもある」な

どの言葉はしばしば耳にするものである。

単身生活者はむしろ孤立感や孤独感などが問題となろう。医療福祉従事者が唯一の相談者であることも珍しくない。一方でデイケアなどを通じて極めて充実した対人関係のネットワークを築いている者も少なくない。

c．労働・学習能力に関する不安

筆者が勤務していた大泉病院のデイケアで就労希望などに関するアンケート調査を行ったところ，自分の労働・学習能力について満足度が低い者が多く，また作業能力に関するスタッフの客観的評価との比較においても，総じて自己評価のほうが低かった。これらのことから労働・学習能力における自信のなさがうかがわれる。デイケアから次の段階へのステップを踏み出せないでいる当事者が少なくないことは多くの施設で懸案となっているが，能力自体の問題よりも，むしろ能力に関する自信の欠如が不安を招き足踏みさせていることも多いのではないだろうか。

d．病識の獲得に伴う不安

統合失調症に罹患することは大災害に遭遇するよりも恐ろしいことだと多くの当事者が語ったという逸話からも察せられるように，自らの精神疾患についての病識の獲得に伴い恐怖や不安が高まることがある。これはなにも精神疾患に限らないことで，交通事故後に肢体に後遺症を生じた身体障害の例を考えても容易に想像がつくであろう。また，長期間の服薬や，それに付随する結婚や出産についての不安もよく聞かれる。病識の獲得は治療上極めて有益なことで，我々も当事者への疾患教育を熱心に行うが，その過程で生じる不安への配慮を常に忘れてはならない。

(3) 当事者の不安への対処や取り組み

a．さまざまなアプローチ

当事者の不安に対して，私たちは以下の手法をしばしば用いるだろう。

①積極的傾聴（アクティブリスニング）
②肯定的評価（ポジティブフィードバック）
③ピアカウンセリング
④認知行動的アプローチ，問題解決技法

上述したような不安はなかなか一朝一夕に解消されたり，驚くべき妙案があるというものではなく，多くの当事者もそのことはわかっている。しかし人は誰しも他の人に不安や悩みを打ち明けることで多少なりとも心が和らぐものである。また当事者にとって相談相手は我々スタッフだけということもある。私たちが専門家としての知識と経験に

不安の重症度：0＝なし　1＝ほとんどなし　2＝大変軽度　3＝軽度　4＝中等軽度　5＝中等度
　　　　　　　6＝中等重度　7＝重度　8＝大変重度　9＝非常に重度　10＝極度

日時	〈場所〉 不安が生じた時どこにいましたか	〈活動〉 何をしていましたか	〈感覚〉 どのように感じていましたか	〈思考〉 何を考えていましたか	どんな不安症状を体験しましたか 重症度（0〜10）	何をしましたか 良し悪しにかかわらず不安に対するあなたの反応をすべて記載してください	結果はどうでしたか 重症度(0〜10), 回復時間

図10　不安への対処記録シート

基づき，そして「積極的傾聴」を用いて共感をもって当事者に耳を傾けるならば，その中から時にはまさしく妙案が見つかることもあるであろうし，「話すことができて安心しました」との言葉を聞くこともできるであろう。

　当事者は障害に伴って生じる生活上のさまざまな失敗を通じて，上述のように自信を喪失していく。生活の些細なことでもよいから折に触れてポジティブフィードバックを行っていくと，成功体験の積み重ねから，実はおおむねは上手に実行できているのだという適切な判断を獲得し，自信を回復できるようになる。

　ピアカウンセリングのピア（peer）とは「仲間」という意味で，当事者同士の相互の心理的サポートと言える。デイケアなどでのグループ活動で利用者同士が話し合うスタイルだけでなく，就労に移行した卒業生を交えて話し合うのも大変意義のあることである。ピアカウンセリングでは，自らの考えや感情を「症状」という医療的判断を下されることなく自由にありのままに表現することができ，それを仲間にあるがままに受け入れてもらえるという，対医療者では得られない安心感と自己解放感を得ることができ

る。

　認知行動的アプローチは「受信－処理－送信」という情報処理理論に基づく支援技法を通じて，個々それぞれに最適な対処法を，援助を得ながら自ら見出し実践していくスタイルをとる。上述してきたような不安や，さらに神経症性不安にも有効であろう。

　一方，森田療法で強調されるように，不安を心の異物として排除するのではなく，あるがままに受容し，通常ありうる不安は抱えながらも日常生活を充実させることに主眼をおくという関わり方も有効な場合がある。

b．不安に対する認知行動的アプローチ

　最後に私たちが地域での精神保健活動において行っている，当事者の不安に対する対処技能の獲得と向上を目指した，認知行動療法的プログラムで使用する，ワークシート形式のテキストを紹介したい（図10）。個人およびグループを対象として用いることができ，スタッフや他のグループメンバーからのフィードバックを利用するようにも工夫されている。

（根本　隆洋）

8．活動性を高めるための援助

(1) はじめに

　活動性の低下を改善することは，精神科リハビリテーションの諸課題のなかでも最も重要にして，なかなか困難なもののひとつである。ここでは当事者や家族・援助者の力を発揮させながら活動性を高めていく工夫を考えたい。

(2) 活動を妨げる要因

　病気や外傷のため通常の生活から遠ざかると，元の生活を取り戻すのにはある程度の時間がかかる。仕事や趣味から遠ざかっていた時間が長いほど，これらを再開するのは困難となるものである。これが精神障害によるものであれば，身体疾患等とは違う以下のような要素が加わるためさらに困難が大きくなることが多い。

a．精神症状による活動性の低下

①陰性症状

　　いわゆる「陰性症状」とは，健康な時に普通にできていた精神活動が鈍った状態と考えればよい。自分の状態や要望を表現したり，何かを行動に移したりといったことが困難になるのである。「ぬかるみで動けなくなった車を運転しているような状

態」と例えることもできる。車のエンジンを全開にしても，どうしても前に進まないといった状態である。陰性症状がある人は，何もしていない，何も興味がない，あるいはあたかも怠けているようにさえ見えるかもしれないが，本人にとっては非常につらい状態なのである。

②抑うつ症状

「陰性症状」と「抑うつ症状」の違いを明確に説明することは，実際には困難であり，両者が合併することもある。抑うつ症状があると，興味や意欲が減退し，以前は楽しくできたことも楽しめないと感じる。この症状が重くなると将来に希望が持てなくなり，絶望してしまうこともある。

③陽性症状

急性期の激しい症状がおさまった後にも，残存する陽性症状によって活動が妨げられることは多い。例えば，幻聴に気をとられてしまい他のことが手につかない，他人の視線が気になるため外出したくない，といった状態である。これらの症状は当事者が自分から訴えてこないことも多い。活動性の低下をすべて陰性症状と捉えるのではなく，陽性症状が残存している可能性も考慮に入れながら，「積極的傾聴（アクティブリスニング）」を行うべきである。

④落ち着きのなさと集中困難

これらも，統合失調症でよく認められる状態である。常にあれをしようかこれをしようかと動き回っているのに結局何も手につかなかったり，無目的に動くだけで全く楽しいと感じられなかったりといったことが起こる。

b．薬の副作用

精神疾患に対して処方される薬のほとんどは，心を落ち着かせる作用を有している。しかしその副作用として，意欲がかえって減退することもある。また身体や気持ちがそわそわと落ち着かなくなる，協調運動が十分にできない，といった副作用により活動が妨げられることもある。

c．過剰な援助

当事者の周囲にいる人々が，精神症状や薬の副作用で活動が妨げられている当事者を心配するあまりに「世話をやきすぎる」こともよくある。病気になる前に比べると動作が鈍く，失敗も多いため，つい手を貸してしまいたくなるものである。しかし援助をしすぎることによって当事者のリハビリテーションの機会を奪ってしまうことにもなりかねないため，注意が必要である。

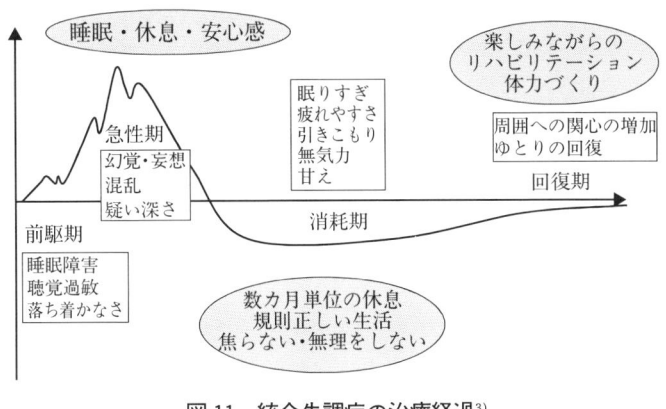

図11　統合失調症の治療経過[3]
一部改変。

(3) 活動性を高めるための援助の実際

a．介入を開始する時期

　活動性を高めるための援助は，その介入の開始時期を慎重に検討する必要がある。早すぎる介入は効果がないばかりか，当事者の焦りを助長させ，ストレスを増大させることにもなりかねない。この援助は回復期（図11）に行うことが望ましいが，消耗期から回復期に移行するまでの期間は個人差が大きいため，当事者の状態をよく観察し，介入時期を決める必要がある。少なくとも，急性期の症状がある程度消退してから数カ月は待つべきであろう。ある程度規則正しい生活ができるようになり，日中の眠気が軽くなってきた頃がひとつの目安である。

b．週間行動記録をつける

　活動性を高める援助では，週間行動記録をつけることによって現在の活動状況を把握することから始める。散歩をしたり，家の手伝いをしたりといった，実際に体を動かして何かをしたこと以外にも，「何もしなかった時間」（考え事をしていた，テレビをなんとなく見ていた，うたた寝をしていたなど）も書くように指導する。正確な時間にこだわる必要はなく，わかる範囲でスペースを埋めればよい。週間行動記録には「週間行動記録表」を利用する（図12）。原則的には当事者が自分で記録するものであるが，本人が思い出せない場合には家族が手伝ってもよい。

　実際に家で記録をつける前に，セッションの中で記録のつけ方を練習してもらう。セッション当日の朝起きてから今までどのように過ごしたか，表に記録させる。記録の仕方に関してとまどっているようであれば，この時に指導する。最初から細かく記録をつけることが難しいようであれば，既成のスケジュール表などにその日にしたことを箇条

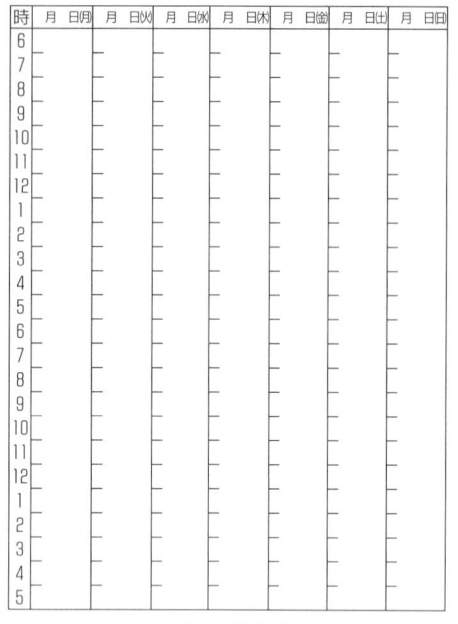

図12　週間行動記録表

書きに書き出すといった方法もある。

後で思い出して書くことが難しい場合には，常に携帯し，「週間行動記録表」に記入すること自体を作業として位置づけることも有効なリハビリテーションになることも多い。

　c．「週間行動記録表」の見直し

次のセッションでは，「週間行動記録表」の見直しをする。この記録によって，現在の生活の問題点を明確にし，どのように行動を変えていけばよいのかについて考える手がかりを得られる。記録が不十分であっても，記録からわかる範囲で検討すればよい。ほとんど記録がつけられなかった場合は，「問題解決・目標達成ワークシート」を用いてどうすれば記録をつけられるかを話し合う。場合によっては記録表の形式を変えたほうがよい場合もある。

セッションでは，以下のようなことについて検討する。

・記録をつけることによってどのようなことに気づいたか。
・1週間の中で，どの活動が最も楽しかったか。あるいはやりがいがあったか。
・改善したい点はあるか。

セッションで出た意見についてはその場で書き留めておく。このようなセッションを何度か繰り返し，記録表をつけることに慣れるよう援助する。

　d．行動計画を立てる

週間行動記録がつけられるようになったら，次の段階では，行動計画を立て，できるだけそれに沿って生活できるように援助する。これまでに週間行動記録の見直しのセッションで出された意見も参考にしながら，どのような点を改善したいか，新しく始めたい活動は何か，などについて話し合い，出た意見を書き留めておく。この際には，以下のような点に注意する。

・急激な変化は避ける。
・時間をとりすぎることは避ける。
・お金がかかりすぎないように注意する。

・楽しくできそうなことをする。
・単純なことで，他の人の協力がなくてもできることをする。
・あまり集中力を必要としないことをする。

　当事者や家族は，できるだけ早く以前のように活動できるようになりたいと焦ることが多く，いきなり難しいことから始めようとすることも少なくない。しかし，精神障害に限らず，どんな病気やけがでも，リハビリテーション開始当初は小さなステップから始めなくてはならないことを強調する。スポーツ選手が骨折をしたり，靭帯を痛めたりしたときのリハビリテーションを例に出して説明するのもよい。

　反対に，何から始めたらよいのかわからない，といった反応もよくある。この場合は，まずできそうなことをリストアップし，それぞれの選択肢の利点と欠点をよく考えた後，どれがベストの選択かを決めるようにする。

　次に，週間行動記録表を利用して次の週の計画を立てる。手順は以下のとおり。
①新しい週間行動記録表を出す。
②着替え，食事，入浴，掃除，休憩等，毎日必ずしなくてはならないことを書き込む。
③新しく始める活動を実行するのに一番適した時間帯を決める。
④活動をするための準備時間（材料をそろえる，買い物に行くなど）をつくる。
⑤その他，次の週にやりたいと思っている活動を書き込む。

　計画を立てる際には，あまり細かくなりすぎないように注意する。

　実際にどのように生活したかについては，別の週間行動記録表に記録してもらう。あるいは，行動計画を書き込んだ週間行動記録表の上に，赤鉛筆で実際の行動を書き込むという方法もある。

　次のセッションでは，週間行動記録表をもとに，計画が実行できたかどうかを検討する。最初から計画通りにできなくても落胆しないように励ますことも重要である。少しでも計画通りにできたところがあれば，それを評価する。計画に無理がある場合は修正し，できるだけ実行可能な計画を立てるように援助する。計画を実行に移すうえでの問題が明らかになった場合は，「問題解決・目標達成ワークシート」を使った話し合いが役に立つこともある。

e．努力を続けるために

　計画を立ててそれを実行していくこと，生活記録を続けること，という一見単純な作業でも，これを継続していくためにはかなりの努力が必要である。地道な努力を続けるためには，以下の例に示すようなさまざまな工夫が必要となってくる。

①周囲のポジティブフィードバック

家族や友人など，身近な人の役に立った，その人たちが喜んでくれた，認めてくれたといった経験は，努力を継続していく大きな原動力となりうる。早起きをしたら褒めてもらえた，料理をおいしそうに食べてくれた，掃除をしたら喜んでもらえた，といったささいなことがとても重要なのである。家族に肯定的評価（ポジティブフィードバック）の重要性を理解してもらい，小さな変化でも見逃さずに褒めたり，当事者と一緒にできたことを喜んだりできるように援助する。

② 「いいこと日記」をつける

週間行動記録をつけることに慣れたら，1日の終わりに，その日あった「よかったこと，楽しかったこと，嬉しかったこと」を何か1つ見つけて書き留める習慣をつけるとよい。「日記」というほど大げさなものでなくても，1行だけのコメントで十分である。「今日は天気がよくて爽やかだった」「デイケアでいつもよりたくさんお喋りができて楽しかった」「サッカーで日本が勝ってよかった」「お母さんと買い物に行けて嬉しかった」「ゆっくり昼寝ができて気持ちよかった」など，何でもよい。これを続けることによって，物事の「良い面」を探す練習になるとともに，よく思い返してみれば，一日中全くいいことのない日というのはほとんどないということに気づくことができる。一見変化がなく，単調に感じられがちな毎日でも，「ほっとできるひととき」「気持ちが明るくなる瞬間」があることに気づき，そのひとつひとつの瞬間を大切にすること，「明日もいいことがありますように」と小さな希望を持ち続けることが努力を継続する助けとなる。

③ 目標を持つ

週間目標，月間目標などの短期目標を話し合いで決める。それをノートや記録表に書き留めておき，達成状況を検討して次の目標を決めるということを繰り返す。このとき，「少し頑張れば達成できそう」という程度の目標にするのがコツである。「達成できた」という成功体験を積み重ねることが自信につながり，努力を継続しようという意欲を高めるのである（第Ⅲ部第3章の2参照）。

時として当事者が，とても達成できそうにない目標を口にすることがある（タレントになる，司法試験に合格する，など）。その際には，当事者の目標を最初から非現実的と決めつけるのではなく，どうしてそれを目標にしたのかを傾聴する。そのうえで，その目標は最終的に達成したい目標（あるいは「夢」）として別扱いにし，日常レベルの目標を別に設定する。

f．趣味を持つ

「趣味」とは，空いた時間があればいつでもやりたくなるようなもので，「楽しくでき

表12　趣味一覧

アート・工芸
絵画　イラスト　デザイン画　おもちゃ作り　洋裁　服のリフォーム　籐細工　盆栽　ガーデニング　フラワーアレンジメント　造花作り　インテリアコーディネート　短歌　俳句　華道　茶道　書道　彫刻　カリグラフィー　織物　編み物　キルト　レース編み　マクラメ細工　人形・ぬいぐるみ作り　ガラス工芸　縄細工　銀細工　粘土細工　彫金　革細工　染め物　刺繍　刺し子　ビーズ細工　押し花　陶芸　ステンシル　デコパージュ　トールペインティング　絵手紙　カード作り　紙模型　写真　詩　小説　童話　演劇　プラモデル　合唱　民謡　日本舞踊　声楽　楽器演奏　バレエ　作曲　落語　詩吟　ヘアメイク　ネイルアート

コレクション
コイン　切手　切符　カード　絵はがき　アンティーク収集

食べ物・飲み物
料理　ケーキ・お菓子作り　果物・野菜のジュース作り　保存食作り　ジャム作り　レシピの収集　キノコ狩り　山菜採り　みかん狩り　ぶどう狩り

日曜大工・庭いじり
家の修繕　車の修理　家具の修理　れんが仕事　電気製品の修理　庭の手入れ　ハーブ作り　野菜作り

スポーツ
テニス　バドミントン　スカッシュ　卓球　野球　キャッチボール　ゲートボール　バスケットボール　バレーボール　エアロビクス　ソシアルダンス　フラメンコ　フラダンス　ヒップホップダンス　ジャズダンス　スポーツジム　サッカー　サイクリング　ゴルフ　陸上競技　ジョギング　散歩　水泳　水中ウォーキング　サーフィン　ダイビング　ダーツ　ビリヤード　山歩き　乗馬　ボウリング　ボート　スキー　スケート　スノーボード　フェンシング　剣道　柔道　空手　合気道　弓道　相撲　アーチェリー　ソフトボール　ハンドボール　ヨガ　縄跳び　吹き矢

その他
コンピュータ　ペットの飼育　ウインドーショッピング　天体観測　トランプ　チェス　囲碁　将棋　オセロゲーム　占い　手品　ジグソーパズル　旅行　キャンプ　音楽鑑賞　読書　ビデオ・DVD鑑賞　映画鑑賞　ボランティア　語学　バードウォッチング　自然保護活動　リサイクル運動　カラオケ

ること」であれば何でも「趣味」と言って差し支えない。

　まず当事者が病気になる以前に趣味を持っていたかどうかを確認する。「どんな趣味を持っていましたか」と尋ねるよりも「何をしているときが楽しかったですか」「空いた時間には何をしていましたか」という質問のほうがよい。すでに趣味を持っているのであれば，それを再開することを勧めてみる。しかし趣味がない，今再開するには難しすぎるといった場合には，今できそうな新しい趣味を見つけることを勧めてみる。

　表12を参考にしながら，まず興味の持てそうなものをすべてリストアップしてもらう。市民講座や町内でのグループ活動の募集などがあれば，できるだけ情報を集めておく。通信講座や習い事に関する情報誌などを参考にするのもよい。

　興味の持てそうなものをリストアップしたら，当事者の現在の精神症状や障害の程度，時間的な余裕，予算などを考慮して，実行可能性について検討する。この際，当事者の意見を最大限に尊重すべきであることは言うまでもない。

どんなことをするかが決まり，それについてのさらに詳しい情報を手に入れる必要があれば，どのようにして情報収集をするかを検討する．はがきや電話で資料請求する，インターネットで検索する，教室に行って説明を受ける，などである．これらをいつどのようにして実行に移すかについて計画を立てる．

趣味を新しく始める前には，「週間行動記録表」を用いて計画を立てる．その際に，あらかじめ準備しておく物はないか，誰かに手伝ってもらう必要はないか，などについても検討しておく．

趣味を実行に移した後に，楽しくできたか，続けられそうか，などについて話し合う．「うまくできたか」よりも「楽しめたか」どうかがポイントである．思ったよりも楽しくなかった，続けるのが難しそうだ，という場合には同じ趣味に固執する必要はなく，もう一度リストから選び直せばよい．「趣味を持つこと」は「楽しい時間を過ごし，生活にゆとりを持つこと」の手段であって，趣味を持つこと自体が目的とならないように注意すべきである．

(4) おわりに

活動性を高めるために，考えうる最適の援助をしたとしても，回復にはある程度の時間がかかるものである．しかし回復のために必要な時間は個人差が非常に大きいため，当事者や家族のみならず，援助者でさえ，つい他の当事者と比べて回復を焦るということが起こりやすい．しかし援助をするうえで最も重要なことのひとつは，「焦らず，気長に取り組むこと」である．ゆったりとした時間の流れの中で楽しみながらリハビリテーションを行うことが，結局は回復への近道なのである．

（山下　千代）

◆文献

1) Bak, M. van der Spil, F., Gunther, N. et al.：Maastrichit Assessment of Coping Strategies (MACS-I)：A brief instrument to assess coping with psychotic symptoms. Acta Psychiatr. Scand., 103；453-459, 2001.
2) Falloon, I. R. H., Talbot, R.：Persistent auditory hallucination：Coping mechanisms and implications for management. Psychol. Med., 11；329-339, 1981.
3) 伊藤順一郎：SSTと心理教育．中央法規出版，東京，1997．
4) 慶應義塾大学医学部精神神経科総合社会復帰研究班（イアン・R・H・ファルーン，鹿島晴雄監修，水野雅文，村上雅昭編著）：精神科リハビリテーション・ワークブック．中央法規出版，2000．
5) Weiden, P., Rapkin, B., Mott, T.,：Rating of medication influences (ROMI) scale in schizophrenia. Schizophr. Bull., 20 (2)；297-310, 1994.

第3章　当事者への個別的援助

1．個別的な薬物療法とは

(1) はじめに

　慢性疾患である統合失調症の治療においては，いくつかの治療を統合することが望ましいとされている。薬物療法はその中心的な役割を担っているが，薬物療法のみでは1年後に約40％が再発するのに対し，統合的なリハビリテーションを同時に行うことで再発率が劇的に低下することは，多くのエビデンスに示されている。このことからもわかるように，薬物療法はあくまで統合失調症治療のスタートラインに立つための最低限必要な治療選択肢である。ただそうした薬物療法がその後の種々の治療を行うに際し足を引っ張るようならば逆効果となる。副作用を少なくし，認知機能を改善させ，治療そのものに反感を持たれないような薬物療法の実施が求められている。さらには個々の当事者の背景や環境に配慮した，当事者のニーズに見合った薬物療法を治療者は常に念頭に置く必要があると言えよう。本節では，そのようなテーラーメイドな薬物療法がどのようなものであるかについて述べてみたい。

(2) 非定型抗精神病薬の有用性

　1996年本邦でリスペリドンが紹介されてから，今日まで計4剤の新規非定型抗精神病薬（以下非定型薬）が使用可能となっている。非定型薬は錐体外路系副作用が少なく，十分な治療効果が得られるということは既知の通りである。諸外国のエキスパートコンセンサスガイドラインでも，ほとんどの精神病治療において非定型薬が治療の第1選択薬に挙げられている[1,2]。非定型薬の治療効果はいずれの薬剤も従来型抗精神病薬（以下従来型）と同等以上とされている。さらに図1に示されるようにリスペリドンかハロペリドールに割りつけられた当事者の再発までの時間（カプラン・マイヤー解析）で示されるように，その再発予防効果の高さも証明されている。

図1 リスペリドンかハロペリドールに割りつけられた当事者における再発までの期間（カプラン・マイヤー解析）[2]

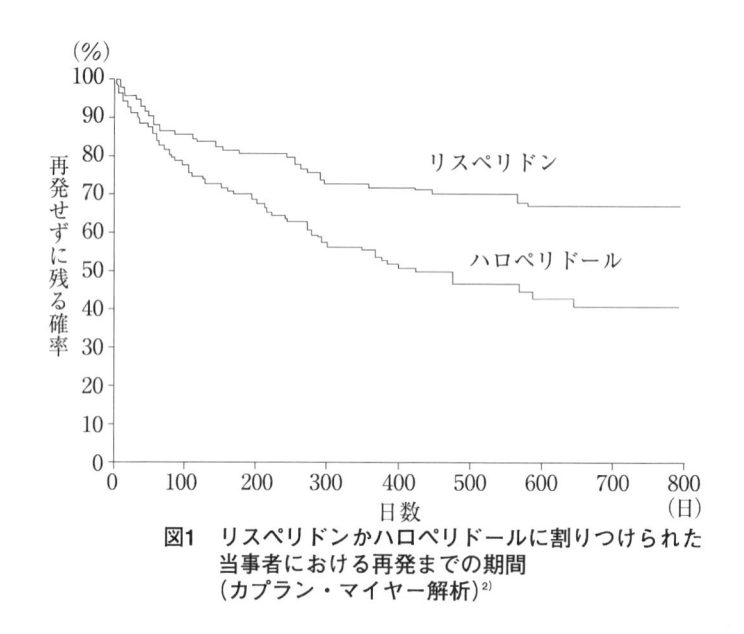

(3) 現在の薬物療法の状況

　実際には，わが国の薬物療法の実態はどのようになっているのだろうか。著者らは2002年9月に東京都内および近郊の精神科単科病院，総合病院精神科，診療所，企業・学校内医務室といった幅広い医療施設を含む計31施設を対象として，入院中および外来通院中の2000例を超える統合失調症例に対する処方実態調査を行ったのでここに紹介する。それによると外来，入院共に非定型薬の処方率は50％を超えており，浸透してきていることがわかる。しかしながら平均投与剤数では，入院例では従来型服用群2.2剤，非定型薬服用群2.4剤，外来例でも従来型服用群1.9剤，非定型薬服用群2.0剤と，非定型薬が「多剤併用」を改善するどころか，下手をすると助長しかねない結果であった。抗精神病薬のクロルプロマジン換算平均1日投与量は同様に従来型服用群と非定型薬服用群に分けてみると，入院例では従来型服用群813.8±712.8 mg，非定型薬服用群838.0±604.1 mg，外来例では従来型服用群491.9±597.1 mg，非定型薬服用群603.5±580.0 mgであり，いずれも非定型薬服用群のほうが有意に多かった[25]。結果だけ見ればわが国の「大量投与」の傾向は非定型薬導入によってむしろ悪化している，ということになる。このように非定型薬が導入されても用量は変わらず，薬剤数も変わっていないのである。

　抗精神病薬の多剤大量投与は海外と比較しても日本に顕著な傾向とされている。前述のように，抗精神病薬を使用する際にはできるだけ単剤でかつ少な目の量が望ましい。非定型薬はこうした多剤併用を是正しうるとされていたが，ここで示したように非定型

表1　多剤併用療法の問題点[17]

①有効な薬物の確定困難，至適用量の決定困難
②副作用発現時，原因薬物の判定困難
③少量ずつの併用では，どの薬物も有効血中濃度に達しない可能性
④併用薬によっては向精神効果が減弱する可能性
⑤薬物相互作用による副作用の出現や相乗的増加の危険性
⑥調剤ミス，投薬ミスや服薬ミス誘発の危険
⑦服薬コンプライアンスの低下
⑧医療費の増大
⑨副作用軽減や予防のための薬物の追加併用の必要性
⑩個々の薬物の特徴把握困難

一部改変。

薬が紹介されても，現状としてはより多剤，より高用量となっている現状がうかがわれ，そうした状況に今後陥らないよう，十分配慮する必要があると言えよう。ではなぜ多剤併用が問題となるのか。表1のように問題点が挙げられる。

(4) 統合失調症におけるノンコンプライアンス

慢性疾患である統合失調症において薬物療法の維持，良好なコンプライアンス（最近ではアドヒアランスと称されることも多い）の獲得が治療成功に際し非常に大きな比重を占めている。実際に服薬を中断した統合失調症例の1年以内の再発率は74％にまで上昇する。また統合失調症例の1カ月から2年間の経過中に認められるノンコンプライアンスの比率は平均55％（24〜88％）とされている。他の精神疾患と比較すると，双極性障害では20〜57％，てんかんでは54〜82％であった。身体疾患では，慢性関節炎で55〜71％，糖尿病では19〜80％がノンコンプライアントとなり，さらに高血圧では1年間で約半数が通院を中止するとされている[14]。このように精神疾患と同様，慢性身体疾患でもノンコンプライアントとなる当事者の比率が高いことがうかがわれる。このことから，統合失調症例のみがコンプライアンス不良となりやすいという偏見を持つこと自体が当事者のコンプライアンス悪化を招く可能性もあり，注意を要すると言えよう。

統合失調症のノンコンプライアンスに関連する因子は，表2のように考えられる。

当事者や処方関連のみならず，環境や治療者側の問題も同様に影響することに注目すべきである。

この中で，特に薬物に焦点を当てると，ノンコンプライアントとなる当事者の3分の2が抗精神病薬の副作用がその理由という。具体的には眠気・倦怠感，抗コリン作用，

表2　統合失調症のノンコンプライアンスに関連する因子[3]

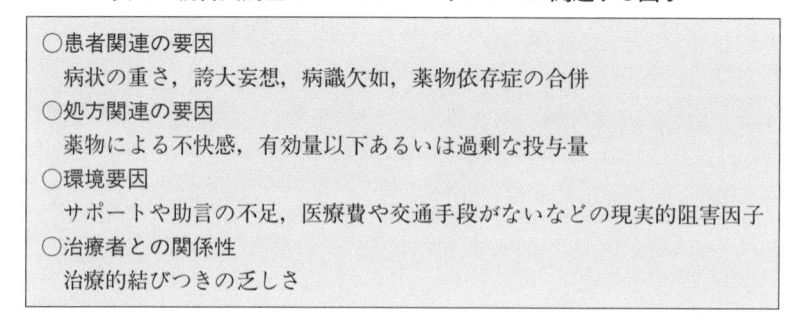

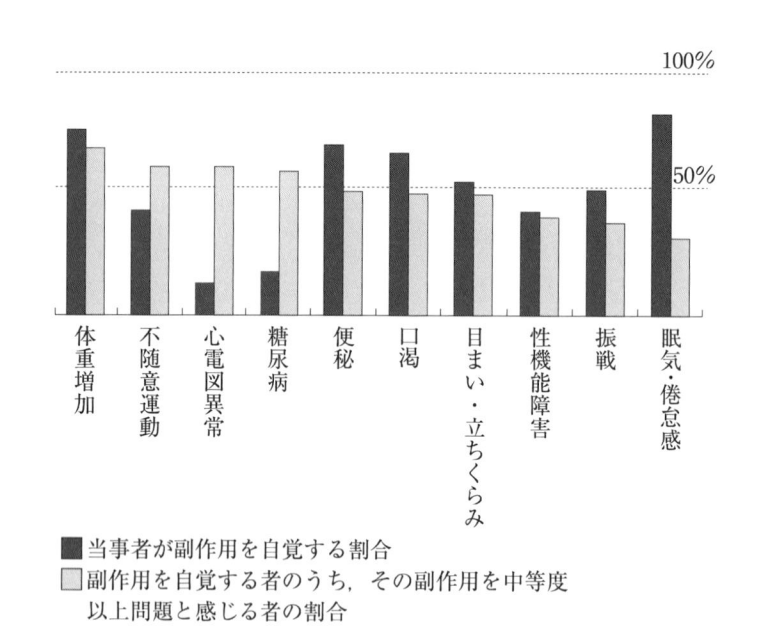

○患者関連の要因
　病状の重さ，誇大妄想，病識欠如，薬物依存症の合併
○処方関連の要因
　薬物による不快感，有効量以下あるいは過剰な投与量
○環境要因
　サポートや助言の不足，医療費や交通手段がないなどの現実的阻害因子
○治療者との関係性
　治療的結びつきの乏しさ

■ 当事者が副作用を自覚する割合
□ 副作用を自覚する者のうち，その副作用を中等度以上問題と感じる者の割合

図2　抗精神病薬の副作用の自覚および問題意識の比較

抑うつ，体重増加，性機能障害，錐体外路症状（ジストニア，アキネジア，アカシジア，パーキンソニズム，遅発性ジスキネジア），不快感といったものが挙げられる。それ以外にも薬物療法そのものとして，過剰な投与量や有効量以下の投与，処方内容の複雑さなどもノンコンプライアンスを生むとされ，問題となるのである[3,4]。

著者らは統合失調症の当事者に対し，服用している本人が自覚する副作用，またその副作用をどれほど問題視しているかを調査した。図2のように，副作用の中で眠気・倦怠感，体重増加，口渇，便秘などを50％以上の当事者が自覚している。これらはどれも抗精神病薬の副作用として治療者側が十分認識しているものと相違なかった。しかし当事者自身がどの程度深刻な問題と感じているかについて個々の副作用を評価してもらうと，「中等度以上」と認識している副作用は，体重増加，不随意運動，心電図異常，

表3 非定型抗精神病薬の有害事象プロフィール比較[26]

有害事象	重症度				
	ハロペリドール	クロザピン	リスペリドン	オランザピン	クエチアピン
抗コリン作用	+	+++	0	++	0
焦燥	++	0	++	+	0/+
肝機能障害	+	+	+	+	+
錐体外路症状	+++	0/+	+	+	0/+
悪性症候群	++	0/+	+	0/+	?
遅発性ジスキネジア	++	0/+	0/+	0/+	?
てんかん発作	+	+++	+	+	+
眠気	+	+++	+	++	++
起立性低血圧	+	+++	++	++	++
プロラクチン値上昇	+++	0	+	++	0
体重増加	+	+++	++	+++	++

糖尿病の順となり，より当事者の生活の質（quality of life：QOL）に影響を及ぼすもの，また最近話題となっている副作用に対し問題意識が高いということがわかった。処方する医師はごくまれに起こる医学的に深刻な副作用の発現の有無にばかり注意を払うのではなく，個々の当事者が自分自身の問題として深刻に感じている副作用が何であるか，またその当事者のQOLに悪影響を及ぼす副作用が何であるかを十分に把握し，それらの副作用がより少ない薬剤を選択することが求められているのである。

(5) 抗精神病薬間での副作用の比較

再発予防効果があり，副作用が比較的少ないとされた非定型薬といえども問題となる副作用がいくつかある。非定型薬間，そして従来型との間で副作用を比較すると，表3のようになる。このように各薬剤にてプロフィールが異なることがわかり，またどの抗精神病薬も一長一短であることがうかがえる。治療者はこうしたプロフィールを十分に理解する必要があるだろう。

副作用について細かくみていくと，体重への影響においては，アリソン（D. B. Allison）ら[1]の研究で，図3のようにクロザピン，オランザピンで投与後10週間で体重が4kg以上と大きく増加している。しかしハロペリドールではほとんど体重は増加しない。多くの受容体，特にヒスタミン受容体に作用する抗精神病薬において体重が増加する傾向があることがあらためて示されている。注目すべきは多剤併用であるだけで体重が1kg以上増加している点であろう。

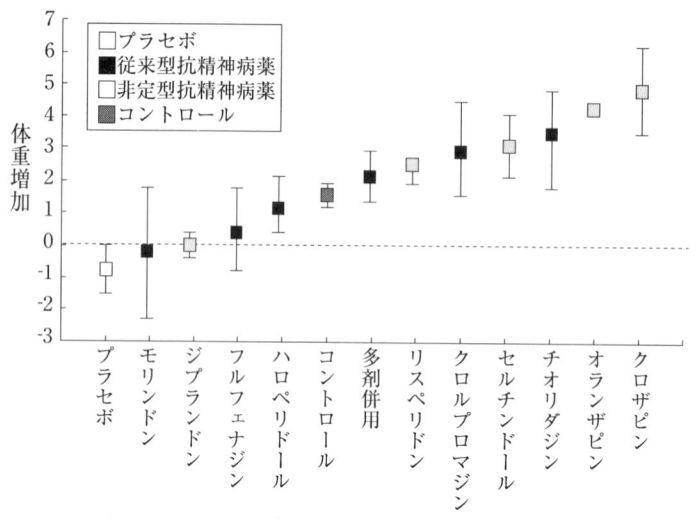

図3　抗精神病薬と体重増加（10週後）のメタ解析[1]
標準服薬量による10週間後の体重変化（95％信頼区間）
――ランダムエフェクトモデルによる推定

糖尿病に関しては，非定型薬はどれも発症させやすいこと，特に若年層においてより高いことが知られている。

最近の精神薬理学的知見によれば，D_2受容体の70％台を薬剤が占拠する程度に結合している状態が，錐体外路症状などの副作用を最小にまた効果を最大にすると言われている。またこの程度の量であれば，乳汁分泌につながるプロラクチンの増加も生じないとされている。D_2受容体占拠率を70〜80％にするハロペリドールの処方用量は1日あたり3〜4 mgとされており，少量での有効な治療が推奨されている[13]。

以上からわかるように，当事者のQOLに悪影響を及ぼす抗ドパミン系副作用が用量依存性であることから，この点からも抗精神病薬の比較的少量投与が望ましいと言える。ところで前述のように，リハビリテーションを行うにあたっては，認知機能障害が存在することが悪影響を及ぼす。抗コリン薬が記憶障害をはじめとする認知機能障害を生ずることはよく知られており，治療において，極力抗コリン薬を少なくすることも重要となろう。そのために錐体外路症状を起こさないよう低用量にすること，あるいはそうした症状が少ないとされる薬剤選択の必要性があらためて理解される。

(6) 抗精神病薬治療ガイドライン

その医療水準の高さに定評のあるイギリスのモーズレイ病院の統合失調症治療における2003年度版ガイドラインの中の抗精神病薬処方のポイントをみると，表4のようになる[22]。

表4 モーズレイガイドラインの抗精神病薬を処方するうえでのポイント[22]

- 最少有効量を用いること。患者の薬物への反応が悪い場合，2週間様子をみて，それでもだめな場合に増量する。
- 抗精神病薬は単剤で用いること（気分安定薬や抗不安薬を使っても構わない）。
- 多剤併用は単剤（クロザピンを含む）治療が明らかに不十分であると判断された場合のみに試される。ただし多剤併用が本当に必要かどうか評価しなければならない。また多剤併用が効果なければ，必ず単剤に戻すこと。
- 抗精神病薬は頓用として使用しない。ベンゾジアゼピンやプロメタジンのような鎮静薬がふさわしい。
- 薬物療法への反応は，常に評価尺度を用いて把握されるべきである。

表5 抗精神病薬を処方するうえでのポイント

- 第1選択薬には副作用が少なく安全かつ信頼できる薬物を。
- 極力単剤かつ少量投与とし，1日1回投与が望ましい。
- 急性期には液剤，ベンゾジアゼピンや気分安定薬の一時的使用が推奨され，できるだけ多剤併用とならないように心がける。
- 仮に多剤となっても効果がない場合には単剤に戻すことに努める。

このように，諸外国の治療ガイドラインでは抗精神病薬を低用量かつ単剤で使用することが強調されている。仮に多剤併用となっても，効果がなければ単剤に戻すことなど，多剤併用はありうるとしながらも，それはあくまで選択肢のひとつにしか過ぎないとしていることも興味深い。

以上をまとめると，抗精神病薬の治療を行ううえでは，個々の当事者の背景や環境に配慮しながらも，大筋では表5のようにすることが望ましいと思われる。

(7) おわりに

以上，治療成績をよくするために考慮しなければならない薬物療法がどのようなものであるか述べた。こうした配慮により，多くの当事者が寛解となる可能性が生まれることだろう。目の前の当事者にとってよりよい薬物療法が何なのか，今後治療者はより細心の注意を払うべきであると思われる。

（渡邊 衡一郎）

2．目標を持つための援助

(1) はじめに

このプログラムは，当事者の生活が主観的にも少しでも充実したものとなることを目

的としている。

　私たちは一般に，何もすることなく毎日を過ごすより，当事者が自ら目標を持ち，その目標を達成することで自らの生活がよりよいものになるならば，充実した生活が送れるであろうと考える。また，目標を明確にしておくことで，その当事者に対する周囲からの支援はより効果的なものとなりうる。何をどのように援助していくのが最も効果的であるのか，当事者と確認しておくことが重要である。この作業は，その後の援助の方向性を決定するものであり，十分に検討しておくことが望ましい。

　当事者が目標を持つためには，当事者が実生活の中で何をしたいのかを知ることが重要である。そのニーズが明確な場合もあるが，当事者によっては何をしたいのかが明確でない場合や，「したいこと」がないという場合もある。このような場合に，当事者が目標を持つための援助が必要となる。この援助の方法を概説する。念のため断っておくが，当事者が望まないことを，一方的な価値の押しつけとして，無理強いしようとするものではないし，積極的に逃れようとしていることを強要しようするものでもない。当事者の希望は，第Ⅲ部第2章の1でも解説されている「積極的傾聴（アクティブリスニング）」の技法を用いて十分に尊重したうえで，問題を分析したり，問題解決のための手段を確認したりする手続きを経て，ようやく具体的な形で見出されるものである。

(2) 実際の援助

　まず当事者に，生活の中で改善したいと思うところを思いつくままに挙げるように伝える。「自分にはできない」「昔，失敗したことがあるから」など考えずに，「思いつくままに」挙げてリストを作るように促す。この段階では，「総理大臣になる」「南極で生活したい」など，実現することが困難であるものが挙がってもよい。実現可能性に制限を受けることなく，自由な発想でリストを作ることが望ましい（表6）。

　次にリストに挙げられた目標をひとつずつ検討し，達成すべき目標を1つか2つ選ぶ。このときの基準として，次のようなことを考慮する。

　①達成可能な目標を設定すること

　　目標達成に非常に時間がかかるものや，内容が極端に高度なものは避ける。当事者の生活環境，能力などから，達成できるか否かを検討する。経済的な負担が大きいもの，取得が困難な資格や特殊な技能が必要とされるようなものなどは避けるべきである。

　②毎日の生活が楽しくなるような目標を選ぶこと

　　目標を達成することで，それまでより充実した生活が送れるようになるほうが，当

事者が目標達成のモチベーションを持つことができる。日常生活にあまり影響しない大きな目標より、小さくても生活の質（quality of life：QOL）を向上させる目標がよい。

③特別な出来事は避けること

　たった1回しか起こらないことは目標として適切ではない。目標が達成できたことで、その後の生活に影響しうる、日常生活で繰り返し起こりうるものを選ぶのがよい。例えば、「年末のクリスマスコンサートに行く」というものより、「週末、友人と買い物に行く」という目標のほうが、日々の生活にとってインパクトを持つ。

④自分で達成できる目標であること

　目標の設定はあくまで個人的な目標であり、他者の行動を変えさせる内容の目標にすべきではない。例えば、「母が自分を怒らないようにする」「弟が自分に対して親切になる」といった目標は避ける。

⑤目標達成が3～6カ月で可能であること

　3～6カ月間で、当事者の能力や自由になる時間の範囲内でできるものを選ぶのがよい。もし、目標達成に時間を要するようであれば、目標をいくつかのステップに分割する。障害を持ちながら生活する当事者の人生を、一度にすっかり変えることは困難である。目標達成に非常に時間がかかるものは、その実現のための道程の中で当事者に無力感を与えてしまうことになりうる。現時点で、最終的な目標を達成できないとしても、その最初のステップは実現可能なものであるかもしれない。援助者は、目標を当事者の持つ大きな目標を、一連の中間的なステップに切り替えるように誘導する。

⑥目標は、正確に設定すること

　目標は、可能な限り具体的に設定することが望ましい。単に「週末、遊びに行く」というものよりは「毎週、土曜日に同年代の同性の親しい友人と一緒に食事をする」というような具体的なものが望ましい。目標を正確に設定し、当事者と支援に関係している人が共有しておくことで、周囲は支援しやすくなり、その後の達成の度合いを知ることができるようになる。

　この「目標を持つための援助」を行うとき、援助者側から「これをすべき」と示唆するのではなく、中立的な立場で当事者が目標を決めるための案内役となることが望ましい。この過程の中で、援助者が支持的に接しながらアイデアを出すことは当事者の助けとなる。このプログラムでは、それまで「あれをやるべき」という周囲の声に従うことが多かった当事者が、自ら目標を定め、これを達成できたという体験を持つことができ

表6 「やってみたいこと」リスト

海外に住んでみたい
英語をしゃべれるようになりたい
仕事をできるようになりたい
結婚をしてみたい
自分がどういう人生を送るか知りたい
生まれ変わりたい
いい彼氏を見つけたい
1人で渋谷の町に遊びに行きたい
美容室に行きたい
子どもを産んでみたい

る。これにより，当事者が自らの生活を変化させることに対して，前向きな姿勢を持つようになることが期待できる。

(3) 事例

【26歳女性　統合失調症】

10代後半に発病し，2回入院歴があり現在は父親と同居している。薬物療法により幻聴や妄想などの症状はコントロールできているが，2週間に1度の外来通院の他はほとんど自宅でテレビを見て過ごし，生活リズムも乱れがちである。以前，担当医や家族から勧められデイケアや作業所に通ったこともあるが，長続きしなかった。現在の生活について聞くと，「何もすることがなくて退屈だけど，何をすればいいのかわからない。何かしようとは思うけど，別にやりたいことがあるわけでもない」と答えた。このため，目標づくりのためのセッションを行うこととなった。

まず，「自分がやってみたいこと，これならやってもいいかなあと思うこと」を，思いつくままに挙げるように伝えた。このとき，「できるか，できないか」とか「簡単，難しい」など考えず，思いついたら何でもいいからメモしてリストを作るように伝えた。

本人が書いてきたリストは表6のようなものだった。

次のセッションでは，当事者が作ってきたリストをもとに，当事者が目標を設定するための援助を行った。リストを見ながら1つずつ話し合ったなかで，本人は「結婚して家庭を持ちたい」という気持ちが強いことが明らかになった。しかし，交際している相手もなく，現在の自分の生活状況ではそれができないと思って悩んでいるようであった。

最終的な目標である「結婚して家庭をつくること」はすぐに達成できないことを本人と共有できたため，数カ月程度で達成できそうな目標を立てるように勧めた。

その後のセッションの中で，「何かの集まりに参加することで，親しい異性の友人をつくる」ことを目標としたい，と本人からの希望があった。そのため，もっと具体的な内容にするよう話し合い，「週2回，自宅近くの英会話教室に通い，そこで同世代の親しい友人をつくること」を当面の目標とすることとなった。

〔小林　靖〕

3. スケジュール管理の援助

(1) はじめに

　私たちは何らかの目的を持って，予定や計画を立て，日常生活を送っている。また目的を持ち，スケジュールを立てて生活することは，同時に生活のはりへとつながる。もし，何の予定も計画もなかったら，無為に時間を過ごしてしまったり，何となくつまらない，少し拍子抜けしたような感覚になってしまわないだろうか？　また何もないことで漠然と不安な気持ちになったりするかもしれない。だからこそ，目的を持ち，それに向かって予定や計画を立て，毎日を過ごすことは私たちの生活にとってとても重要なことなのである。しかし，精神障害を持つ人たちにとって主体的に毎日の活動を律していくことは難しいことが多く，目的がなくてつまらない，暇なことがつらい，という相談も多い。そこからどうしたら，「はり」のある生活が送れるか，一緒に考えていく必要がある。

(2) 援助チームによる関わり

　自分の目標を持つことができたら，目標達成までのおおまかな予定を立て，それを具体的に毎日の計画に組み立てていくことが必要となる。当事者を中心とした援助チームにおいて具体的に話し合っていく。そこまでの流れとしては次のように行った。

　①目標・ゴールの把握
　②アセスメント・ニーズの把握
　③援助チームを編成（ニーズに沿って）
　④援助チームで話し合う
　⑤具体的な計画を立てる

　それぞれの過程やセッションにおいては，積極的傾聴（アクティブリスニング）により当事者の思い・考えを丁寧に聞いていく。ニーズの特定を我々医療従事者・スタッフ側がしてしまうことが往々にしてあるが，あくまでも出発点は当事者独自の考え，発想からであり，当事者本人のゴールは何か，本人にとってのニーズは何か，ささいなことでも本人の望むことを尊重していくことが大切である。自律性（オートノミー）を尊重し，エンパワメントを高め，ゴール達成のためのやり方を一緒に構築していく。そのためにも，すべての目標，問題を面接やセッションを通し，アクティブリスニングで丁寧にアセスメントしていくことが必要である。当事者本人から話を聞かない限りは，目標や問題として浮上してこないからである（図4）。

個人目標設定票

名前＿＿＿＿＿＿＿＿　日付＿＿＿＿＿＿＿

目標（長期）　達成予定日
1.　年　月頃
2.　年　月頃

長期目標の分解

短期目標　達成予定日
1.　年　月頃
2.　年　月頃
3.　年　月頃
4.　年　月頃
5.　年　月頃

図4　個人目標設定票

ケア計画票

名前＿＿＿＿＿＿＿＿　日付＿＿＿＿＿＿＿

あなたの目標達成のために必要なサービスを活用しましょう。同時に下記のサービス提供者はあなたの援助チームの一員です。

ケア目標　サービス提供者
1.
2.
3.
4.
5.

図5　ケア計画票

(3) ケアマネジメント

目標達成のためのアセスメントや具体的な計画を踏まえたうえで，必要なトレーニングや具体的な活動（例えばアパートを探す，仕事を探すなど）をどのように進めていくかケアマネジメントを行い，活動プログラムを立てていく。プランはより詳細に週間予定表等への落とし込みを行う。そのためにも多職種や多機関の当事者本人を中心としたサポートネットワークを形成し，当事者の目標やニーズを共有したうえで関わっていく必要がある。ケアマネジメントすることでバラバラに提供されていたサービスが，本人のニーズ・目標という線で結び付けられる。また，地域社会における新たなリソースづくりにもつながっていく。当事者本人がしたいと思っている本当の生活・人生の支援，その目標達成のためにも，このケアマネジメントは重要でかつ，必要不可欠なものと言える（図5，図6，図7）。

(4) ささがわヴィレッジによる取り組み

第II部第2章の2—2で述べたとおり，病院から生活施設へ転換した当初の移行期は，メンバーよりあらかじめ，1カ月間のそれぞれの都合や予定，希望などを申告してもらい，1カ月のデイナイトケアや訪問看護のスケジュールをスタッフ側が組んでいくという形でスタートした（図8）。一度に生活施設へ転換となり，生活パターンが大き

	8：00	10：00	12：00	14：00	16：00	18：00
月						
火						
水						
木						
金						
土						
日						

図6　週間予定表

目標達成プログラム

長期目標　『　　　　　　　　　　　　　』
短期目標　「　　　　　　　　　　　　　」
を達成するために必要な準備やトレーニングをしましょう。
予定を立てた日　平成　年　月　日
実行する月　平成　年　月

1			12			23		
2			13			24		
3			14			25		
4			15			26		
5			16			27		
6			17			28		
7			18			29		
8			19			30		
9			20			31		
10			21					
11			22					

図7　目標達成プログラム

く変わったなか，当初は生活に慣れるということが第1の目標であったし，退院後のイメージをつかんでいくためにも必要な時期，言わば体験的な時期でもあったため，個別のニーズ・目標を明確にしてスケジュールやケアのマネジメントを行うということは必ずしも十分とは言えなかった。しかし，デイナイトケアや訪問看護の中でのOTPのセッションや体験・学習，そして何より入院患者ではなく，ひとりの生活者としての毎日が，メンバーたちのエンパワメントを徐々に高めていき，そのなかで「～をしたい」「～になりたい」と希望を持つメンバーが現れ始めた。そして次第に当事者本人を中心とする多職種チームによる関わりをシステムとして確立させていくことができた。その流れは，メンバー自身が生活施設となったささがわヴィレッジでの生活において，徐々に生活するスキルや力をつけていくなか，次のステップを目指していくという自然な流れのようにも思われる。そこまでの過程においては，医療・治療場面や生活場面において共通のソフト（OTP）を用いながら，アクティブリスニングを繰り返し，ひとりひとりのメンバーの声に耳を傾け，その声を実現するためにはどうしたらいいか，メンバーも含め，知恵を出し合っていった関わりがあったからこそ，得られたステップである。ささがわヴィレッジにおいては，デイナイトケアや訪問看護，地域生活支援センター，生活施設ささがわヴィレッジのスタッフがOTPを共通言語とし，密に連携を図り，メンバーそれぞれの目標達成へ向けての支援をしている。当初はスタッフにお膳立てされた生活スケジュールに沿

2004年4月　名前_____

日	月	火	水	木	金	土
				1 9：00 訪問看護	2 8：30 仕事	3 8：30 デイナイトケア
4	5 8：30 仕事	6 9：00 訪問看護	7 8：30 仕事	8 8：30 デイナイトケア	9 8：30 デイナイトケア	10 8：30 仕事
11	12 8：30 仕事	13 9：00 訪問看護	14 8：30 仕事	15 8：30 デイナイトケア	16 8：30 仕事	17 8：30 デイナイトケア
18	19 8：30 仕事	20 9：00 訪問看護	21 8：30 仕事	22 8：30 デイナイトケア	23 8：30 仕事	24 8：30 デイナイトケア
25	26 8：30 仕事	27 9：00 訪問看護	28 8：30 仕事	29 8：30 デイナイトケア	30 8：30 仕事	

図8　月間スケジュール

図9　退所準備計画書

っての生活からスタートしたかもしれないが，そういった関わりをする場面の設定がなければ，長期入院による施設症（ホスピタリズム）を強く持ったまま，数カ月数年を経ても自分なりのゴール（目標）を持てないでいるメンバーが多くいたかもしれない。

ささがわヴィレッジでの生活をステップとして，アパートでのひとり暮らしやグループホームでの新たな共同生活を始めようという目標を持つメンバーもいる。そうした場合も先に述べたように，アセスメントをしっかり行い，援助チームにて話し合いや必要なトレーニングを行っていくという流れに沿って，退所までの支援，そして退所後の生活のケアマネジメントを行う。退所後は，入所中より多くの社会資源の活用を必要とするケースも多く，本人のニーズを中心としたマネジメント機能をより充実させていくことが求められる。その関わりも含め，退所準備に向けての計画を立て，それに向けたトレーニングを進めていく。退所準備計画を当事者と立て，シートに記入していく（図9）ことで，退所に向けての準備が当事者・スタッフ間でより明確になり，効果

的に進めていくことができる。

(5) まとめ

スケジュール管理の支援は，いかに自分の生活を自分で律していくか，自律性を持って，毎日の生活を送ることへの支援であると言える。そのためにも，目標を明確にし，それに向けた計画を毎日のスケジュールに反映させていくことが大切である。誰にでも言えることだが，そんな目標に向かったはりのある生活はどこか私たちを生き生きとさせ，そこで得られる充実感や満足感そして達成感は，私たちを強くしていくのかもしれない。

(安西　里実)

4．金銭自己管理の援助

(1) はじめに

私たちが日常生活を送るうえで，必要なスキルのひとつとして金銭管理，いわゆるお金のやりくりを上手にやるということがある。お金のやりくりがうまくいかないと，必要なところにお金を使うことができず，食生活や日常生活に支障をきたし，それにより不安になったり，イライラしたりとストレスの要因になることがしばしばある。また，それは当事者自身のストレス要因となることはもちろん，家族や身近な援助者にとってもお金の要求が再三あったり，約束の期日が守れなかったりすると，約束をしても仕方がないという気持ちになったり，当事者本人と同様にストレスの要因となる。それぞれがそういったストレス要因を抱えたまま日常生活を送るなか，はじめは小さな問題でもそれがダラダラと続くことで，大きなストレスとなり，別の問題へと発展するおそれもある。だからこそ金銭管理を上手に行うスキルを身につけ，日常生活を送ることは，私たちの生活がお金を使うことと密接につながっている以上，必要なことである（図10）。

(2) 金銭自己管理援助の目指すところ

金銭自己管理の援助を考えるうえで，やはり重要視しなければならないのは，当事者の自律性（オートノミー）である。当事者自身が，どのようにお金を使い，生活をしていくか，その本人の主観に焦点を置いていくことが大前提である。その当事者の考えから，どのような手伝いがあれば，うまくいくのかを考えていく，欠くことのできない出

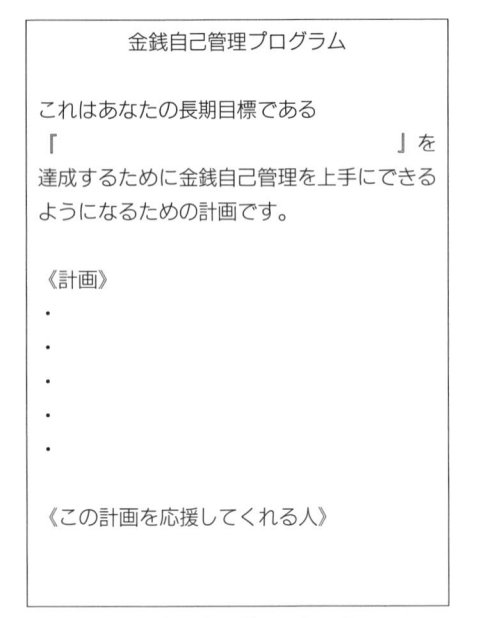

```
┌─────────────────────────┐   ┌──────────────────────────────────┐
│  金銭自己管理プログラム │   │    お金の流れを把握しよう!!    │
│                         │   │  ┌────────────────────────────┐ │
│ これはあなたの長期目標である │   │  │ 収入（A）_____ 円 │ │
│ 『          』を │   │  └────────────────────────────┘ │
│ 達成するために金銭自己管理を上手にできる │   │             │                    │
│ ようになるための計画です。 │   │  ┌──────────┐  ┌──────────┐ │
│                         │   │  │決まった支払い│  │銀行引き落とし〈b〉│ │
│ 《計画》                │   │  │（固定費）〈a〉│  │・国保税   │ │
│   ・                    │   │  │・家賃（入居費）│  │・電気     │ │
│   ・                    │   │  │・医療費    │←→│・ガス     │ │
│   ・                    │   │  │・訪問看護料│  │・水道     │ │
│   ・                    │   │  │・          │  │・          │ │
│   ・                    │   │  │合計 ___円 │  │合計 ___円│ │
│                         │   │  └──────────┘  └──────────┘ │
│ 《この計画を応援してくれる人》 │   │  ┌──────────┐                │
│                         │   │  │貯金〈c〉 │                │
│                         │   │  │合計 ___円│                │
│                         │   │  └──────────┘                │
│                         │   │  ┌────────────────────────────┐ │
│                         │   │  │生活費（やりくり費）A－(a+b+c)│ │
│                         │   │  │                    ___円│ │
│                         │   │  │ ・食費    ・嗜好品費       │ │
│                         │   │  │ ・日用品費 ・その他        │ │
└─────────────────────────┘   │  └────────────────────────────┘ │
    図 10 金銭自己管理プログラム                        図 11 生活費管理図
```

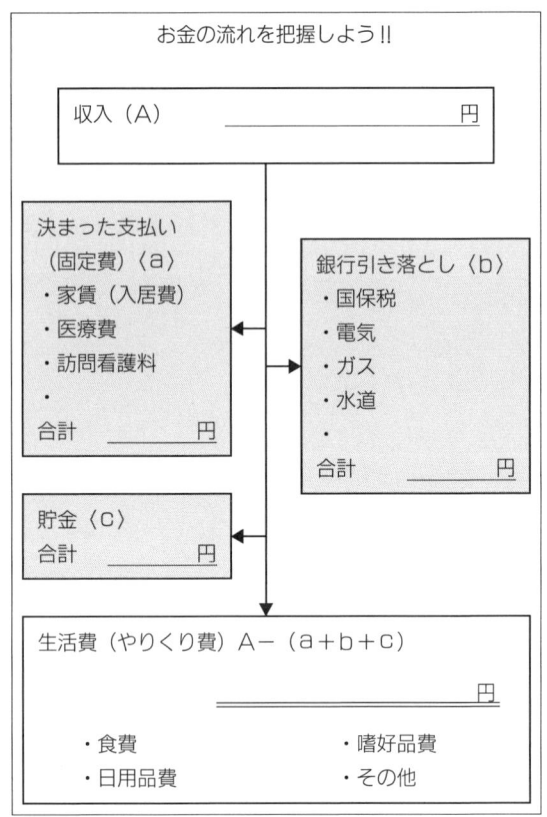

発点である。しかし，当事者の中には自分はこうしたいということ自体，なかなかうまく考えることができない人もいる。金銭管理の援助は当事者が責任を持って自分のお金を管理し，生活費や自由になるお金，貯金額等の決定ができるようになるよう成長していくことを目指していくものと言える。具体的には，自分の意志で毎月の予算を立てたり，家賃や光熱費をきちんと支払ったり，銀行をうまく利用したりといったことがある（図11）。最終的には完全な自己管理による経済行為を行えるようになることが，金銭管理の援助の目指すところではあるのかもしれないが，能力障害の程度はそれぞれ異なっており，同じゴールを目指そうとすると，当事者本人や周囲の援助者にも無理が生じてくるように思う。本人の力だけでは難しいところをさまざまな社会資源（フォーマル・インフォーマル）の活用で補完したりして，ひとりひとりの能力障害の度合いに応じた金銭管理の方法を構築していくことが，本人自身のための金銭管理の援助の目指すところと言える（図12, 図13）。

(3) ささがわヴィレッジ，地域生活支援センター アイ・キャンにおける取り組み

2002年4月に病院から生活施設へ機能の転換をした当時，病院時代に病棟スタッフ

月　日(　)

収　入	円
使ったお金	レシートをはりましょう!!
使ったお金の合計	円
残ったお金	円
今日の出来事・感想	

図 12　家計簿

年　月

月日	月　日　曜	月　日　曜	月　日　曜	月　日　曜
収入				
支出 合計				
残金				
感想				
月日	月　日　曜	月　日　曜	月　日　曜	1週間の感想
収入				
支出 合計				
残金				
感想				

図 13　家計簿

が行っていた金銭管理方法をそのまま引き続き継続する形で始まった。援助の必要度合いに応じて，スタッフの関与なしに全ての金銭管理を行っているメンバーと１カ月の小遣いを自己管理するメンバーと１～２週間単位または１日単位で小遣いを小分けにしてやりくりしていたメンバーや買い物ごとにお金を渡していたメンバーとがおり，それぞれの方法で生活を始めた。全員に銀行通帳を作ってもらい，NPO 法人事務にてメンバー・家族より委任状をいただいたうえで通帳管理を行い，そこから入出金できるような形でスタートした。

図 14 のように金銭管理の方法で分けると①～④の層に分類される。①から④に下がるにつれ，ケアの必要度は高くなり，支援も厚くなる。ささがわヴィレッジのメンバーの中でも，最も多いのが②の層である。②の層にも２パターンあり，１つは通帳の管理を NPO 法人で行い，毎月メンバー自身が銀行の払い戻し用紙に記入・押印し，NPO 法人に実際の払い戻しを依頼，１カ月の生活費（小遣い）を受け取って生活するという

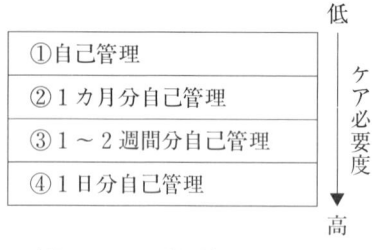

```
┌─────────────────┐  低
│ ①自己管理       │  ↑
├─────────────────┤  ケ
│ ②1カ月分自己管理│  ア
├─────────────────┤  必
│ ③1～2週間分自己 │  要
│   管理          │  度
├─────────────────┤  ↓
│ ④1日分自己管理  │  高
└─────────────────┘
```

図14 ささがわヴィレッジ
　　　金銭自己管理方法の分類

パターンと，利用料等の支払いを家族が行い毎月の生活費をNPO法人を通さず，直接家族からもらって生活しているパターンとがある。前者の場合，ほとんどのメンバーが銀行の払い戻し用紙の記入は初めてで，記入の仕方，印鑑の押し方等の指導をすることから始まった。約3カ月で知的障害のあるメンバーは別として，ほとんどのメンバーが払い戻し用紙の記入を覚えることができた。知的障害のあるメンバーも自分で書けるところは自分で書くようにした。こうしたことを通し，実際に銀行でお金を払い戻すための練習をしながら，1カ月のやりくりをしていくことが②の層の目標である。時に使いすぎてしまったということの相談があり，月の途中で不足額を払い戻しすることもあるが，おおむね僅かな支援で問題なく生活を送っている。

　次に多い層が①の自己管理の層である。障害年金・生活保護費・就労で得た報酬等の収入すべてを自己管理し，必要な支払いを自分でしているメンバーである。時々自己管理がうまくいっているか声をかける程度でほとんど支援を要しない。

　②の層のメンバーが1カ月の金銭管理も問題なくできるようになると本人の希望を確認したうえで①の自己管理となる。自己管理への移行時には，キャッシュカードをつくり，ATMでの入金・払い戻しの練習を何度かしていく。そしてその後のフォローとして記帳された通帳の振り返り等を行っている。ささがわホスピタル時代（脱病院前），支払いも含めすべて自己管理をしていたメンバーは8名であったが，1年半後の現在22名のメンバーが①の層の自己管理となっている。銀行やATMの使い方を覚えてしまえば，ほとんど日常的な支援は必要ない。決められた収入の中で必要な支払いをし，生活をしなければいけないし，通帳の残金が多くなるのも少なくなるのも自分の使い方次第なので生活費のやりくりが実感としてわかる部分が多いこともあってか，ほとんど問題なく経過している。

　ケアの必要度が高く，より厚い支援が必要な層が③と④である。現在のささがわヴィレッジにおいては③の層の1～2週間単位に1カ月の生活費を小分けにしているメンバーは5名おり，④の層の1日分ずつ小分けにしているメンバーは2名いる。③と④の層のメンバーの問題として以下が挙げられる。

・金銭価値の認識が不十分。
・お金の計算ができない。
・計画的にお金を使うことができない（浪費）。

・必要な物にお金を使うことが難しい（何を買ったらいいかわからない）。

　③と④のメンバー7名のうち3名が知的障害のある人で，4名が統合失調症の人である。知的障害のある方は，お金の概念自体の理解が不十分で上記にある「必要な物にお金を使うことが難しい」という項目に当てはまる人が多い。日常生活の中で日用品や衣類等で何が不足しているのか，何が必要なのか，一緒に点検することや買い物への支援といったことも必要な人もいる。その部分への手伝いを同フロアのメンバーが自主的に担っているケースもある。

　統合失調症のメンバーのひとりはお金にまつわる妄想や幻聴が顕著にみられ，お金の使い方等の助言をしても「俺は○○兆円あるんだ」「毎日役場から40万円送られてくる」等，すぐに妄想の世界へ入ってしまいスタッフにとっても関わりの難しいケースであった。本人の主観を手掛かりに上手にお金を使っていくことができるよう関わりを段階的に進めようと「積極的傾聴（アクティブリスニング）」しても，自分にはたくさんお金があるという妄想の世界においての本人の考えは固定しており，日々の生活の中で計画的にお金を使っていくという動機づけが本人の中になされなかった。生活費を1週間ごとに小分けにしたり，2週間ごとにしたり，お金の使い方を振り返ったりといろいろと試していった結果，1日1000円ずつ小分けにし，その中から少しずつお金を蓄えていくという方法をとることになった。次第に少しずつでもお金が貯まっていくということに本人の関心が向けられるようになり，お金に関する妄想への強いこだわりも以前よりはみられなくなった。スタッフ自身のストレスも軽減された。こういった金銭管理するうえでの問題が表面化するとき，病状による問題なのか，能力障害からくる問題なのかを考慮し，本人に合った問題解決を順次していくことが大切である。しかし金銭自己管理をしていく能力もあり，病状もある程度安定しているにもかかわらず，週のはじめにお金を無計画に使ってしまい，残りの日々を少ない残金で過ごし，結果的に必要な物が買えなかったり，必要な支払いができなくなってしまうメンバーもいる。そういったメンバーについてはなぜ計画的にお金を使うことが必要なのか，本人の中にその動機づけがなされることが必要である。そうでなければスタッフや援助者側の考えの押しつけとなってしまい，結果的に効果のないものとなってしまう。また本人のエンパワメントにもつながっていかない。アクティブリスニングにより，本人の考えをじっくり確認しながら，本人の中に問題意識として，また自分の目標に向かって必要なことだと認識できるよう援助することが大切である。当たり前のことではあるが，あくまでも本人の使うお金は本人のものなので，自分がどうしたいのかを中心に自律性を尊重し，問題解決していく。どんなに良い方法であっても援助者側の考えで一方的に進めていくことは

避けなければならない。そういった経過の中で，本人も周りの援助者もエンパワメントしていくことを目指していく。そのうえで普段の生活での振り返りの作業（金銭出納帳の記入等）をしていくことが望ましい。自分のお金の使い方を把握し，気づくということもあるが，どうしてその作業（金銭出納帳の記入等）をする必要があるのかを当事者自身が納得していないと，当事者にとって余計な宿題が増えたという感覚にしかならない。当事者自身のゴール（目標）を設定し，そのうえで金銭管理の必要性を明確にして導入を図ることが重要である。

(安西　里実)

5．食生活の自己管理

(1) はじめに

精神科病院へ病状だけでなくさまざまな社会的要因で長期入院をし，一般的な日常生活を送った経験のない当事者が地域の中へ生活の場を移す場合，さまざまな困難に突き当たることは想像に難くない。いわゆる「生活」を組み立てていくとき，大きな楽しみとなる一方で本人の健康問題にも影響が大きく，大きなストレスとなりうるのが食生活であろう。食べられるものを食べるというのではなく，バランスのとれた食生活を送るためにはいろいろな取り組みが必要だからである。例えば，自炊をするにしても献立を考え，商店まで出向き，食材を選びそして店員とやり取りをして買う。家に帰ればその食材を調理しなければならない。献立をうまく立てられなければ，栄養の偏りが起こり，料理に対する興味が減れば間食をする機会が増えて生活習慣病へつながる。個人の全体像を栄養アセスメントから的確に把握し専門的立場からニーズに合った情報や知識の習得を援助すべきであろう。

(2) 栄養教育

まず，基本的な勉強会を短時間で継続的に行うことがすすめられる。集中力の持続の難しいメンバーの場合には重要なことのみに内容を絞る必要があるだろう。

ここで，退院し社会で生活しているメンバーの食生活を取り上げてみよう。

▶例1…ささがわヴィレッジで生活している53歳，男性（統合失調症）
　○第1日…朝昼夕3食とも給食センターから届けられた弁当を食べる。午後3時頃にアイスクリームを食べ，夜9時にはインスタントラーメンを食べた。
　○第2日…この日はデイナイトケアに参加。3食提供により病院の給食を摂取。加え

てスナック菓子と清涼飲料水を飲む。デイナイトケアからささがわヴィレッジへ戻ってからも入浴後ジュースを飲んだ。

○第3日…この日もデイナイトケアへ参加。3食は前日同様給食を摂取。この日は主治医の診察があり高脂血症を指摘されたが，ささがわヴィレッジに戻ってからアンパンを食べた。

○第4日…朝食は給食センターの弁当を食べる。昼食は外出して寿司を食べた。夕食は給食センターの弁当を食べ，夜7時に清涼飲料水を飲む。

○第5日…この日もデイナイトケアへ参加。3食は給食を摂取。間食は午後3時に煎餅とコーヒー牛乳をとった。夜間11時頃にカップラーメンとスナック菓子を食べた。

○第6日…この日もデイナイトケアへ参加。3食給食摂取。間食はせず。

○第7日…朝食は給食センターの弁当。日曜日のこの日は家族が面会に訪れ，家族と一緒に外出しレストランで昼食をとる。帰りに家族から菓子の差し入れがあり同室者と食べた。夕食は給食センターの弁当を食べた。

このメンバーの食生活における特徴を挙げると，

①給食センターや病院での食事を基本とし，管理栄養士の携わったバランスのとれた食事内容となっている。

②外出に対する意欲はあり，自ら外食するなどバリエーションのある食生活を送れている。

③一方で自ら調理をするなどの行動はなく，受身的な側面も認める。

④間食は連日認められ，その時間に対する配慮も欠けている。

▶例2…単身でアパート生活をしている45歳女性メンバー（統合失調症）

○第1日…朝食はご飯と納豆を食べた。昼食はインスタントラーメンとおにぎりを食べ，夕食はコンビニの弁当を食べた。

○第2日…デイナイトケア参加日。3食を給食で摂取。午後3時頃アイスクリームを食べた。帰宅後に空腹のためにコンビニへ買い物に行き大福2個を食べた。

○第3日…朝食はパンと牛乳をとった。昼食はごはんとお惣菜のから揚げ・ポテトサラダを食べた。夕食は近所に住んでいる親類がおかずをおすそ分けしてくれ，ご飯を炊きみそ汁だけ自分で作った。

○第4日…朝食はご飯・生卵・みそ汁を食べた。昼食は外食でラーメンを食べた。夕食は焼肉とつけもので食べた。

○第5日…朝食はご飯・納豆・牛乳をとった。昼食はおにぎり。夕食はカップラーメンとバナナを食べた。
○第6日…デイケアに参加。朝食・昼食は給食を摂取。夕食はコンビニの弁当を食べた。
○第7日…朝食は抜き。昼食はカップラーメンを食べた。3時頃，菓子パン2個と清涼飲料水をとる。

このメンバーの食生活における特徴を挙げると，

①買い物・調理はすることができる。
②嗜好が偏り，バランスのとれた食事内容となっていない。
③インスタント食品を食事としてとることが多い。
④間食はするが連日ではない。一方で，間食する日は大量に食べてしまう。

これらの2例は長期入院後退院に至った統合失調症例の食生活であるが，一般的に精神疾患により長期入院となった後の社会生活における栄養の問題として以下のものが挙げられる。

①食欲の亢進・低下，食物摂取量の過多・過少低下により栄養素量が不適切になる。
②嚥下能力の低下により，食品が画一化され，栄養素のバランスが悪くなる。
③濃い味つけを好み，砂糖，食塩の摂取量が多くなる。
④間食に菓子類，ジュースをとることで糖質の摂取量が多くなる。
⑤薬の常用により食欲が低下する場合もある。
⑥身体的，心理的理由により買い物，調理が困難となり，バランスのとれた食事ができない。
⑦アルコールを飲むことで食事が進まず，必要な栄養素が不足する。

これらの長期入院後の栄養に関する問題はどうして起きてくるのだろうか。食習慣という言葉があるように長期の入院で習慣化されたはずの食事がなぜ乱れるのか。私たちは以下のことが原因であろうと考えている。それは食生活が厳しく管理される入院生活から，ささがわヴィレッジなどの「管理」のない生活環境に置かれ，行動面での自由を獲得した際，正確で重要な食に関わる知識を教育していなかったということである。知っておくべき事柄は個人によってその内容が違うが，その個人に対して必要な事柄を伝えることができれば生活習慣病の予防や治療がスムーズに進む可能性があると考えたのである。

そこでまず栄養に関する情報を提供し，メンバーに学習してもらうことから始めた。

バランスのとれた食事の基本となるのが「1日30品目を摂る」ことであるが，健康

表7　栄養素のはたらき

栄養素	はたらき
炭水化物	炭水化物でエネルギー源となるのはブドウ糖である。炭水化物の中には食物繊維と呼ばれるものがあって，エネルギー源にはならないが，腸の調子を整え，便通をよくして健康を保つはたらきがある。
脂肪	脂肪は，脂肪酸とグリセリンに分解してエネルギー源となる。また，細胞膜の構成成分としても大切なはたらきをしている。
たんぱく質	主に筋肉や臓器，血液などをつくるもとになる。動物性たんぱく質には，体内でつくることができない必須アミノ酸がバランスよく含まれている。
無機質	・カルシウム・リン…主に骨や歯をつくるもとになる。日本人の食生活ではカルシウムが不足しやすく，不足すると骨格の発達が悪くなる。 ・鉄…主に血液をつくるもとになる。不足すると貧血になりやすい。
ビタミン	・ビタミンA…目のはたらきを助け，皮膚を健康に保つ。 ・ビタミンB_1・B_2…炭水化物や脂肪が体内でエネルギーにかわるときに必要である。そのため，エネルギーを多くとる人では，これらのビタミンの必要量が多くなる。 ・ビタミンC…血管を丈夫にし，傷の回復をよくする。 ・ビタミンD…骨や歯などを丈夫にする。

な市民でもこれを意識していることは少ないだけに精神障害者にとってはもっと難しいと思われる。しかしできるだけこれに近づけた食生活を送ることができるよう以下にそのポイントを示した。

【1日30食品を摂るための6つのポイント】

①欠食をしない（3食しっかり食べること）。

②献立は主食＋主菜＋副菜をそろえて食べる。

③野菜の種類を増やす。

　・みそ汁：野菜をたくさん入れて実だくさんのみそ汁を作る。

　・サラダ：色とりどりの野菜を使う。

　・野菜炒め：色とりどりの野菜を使う。

④牛乳・乳製品・小魚・海藻は必ず取り入れる（毎日1本，牛乳は飲むこと）。

⑤外食は定食風のものを選ぶ。

　加工食品は単品ではなく少し手を加える。

⑥季節の果物を毎日食べる。

あくまでこれは理想であり，これに固執することによりストレスを感じてしまっては意味がない。これらを頭に入れながら，昨日は焼肉を食べたから今日は魚を食べよう，お昼はカップラーメンだったから夜はきちんとご飯を食べよう，などちょっとした心掛

	月	火	水	木	金	土	日
朝							
昼							
夜							

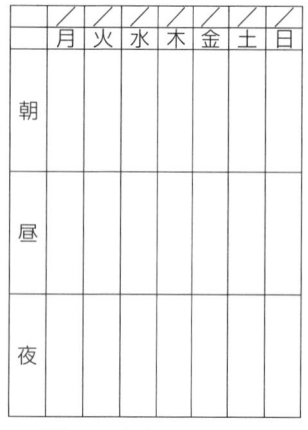

図15　食事チェック表

けが大切である。

また，表7に主な栄養素のはたらきを示したので参考にしていだたきたい。

(3) 栄養アセスメント―食事摂取状況の把握

食生活に何らかの問題がある場合は毎日の食生活を個人の体重の変化を含めた身体状況，食事摂取状況の変化，生活状況（生活習慣ならびに環境），心理状態等を考慮して総合的な健康状態をアセスメントし，何をどのように改善していけばよいのかを当事者を含めて決定していく必要がある。

ある一定の期間にどんな物をどれだけ食べたか食事の摂取状況を当事者，スタッフ共に知る必要がある。表2のツールを使用すると便利だが，なるべく記載漏れがないよう，食べた物を具体的に記載することが大切である。記載後はそれをもとに栄養の摂りすぎや偏り，また不足しているものはあるかなどを調べ，当事者にとっては食に対する自覚をする材料とし，スタッフにとってはそれを材料に今後の計画を立てる目安にする。

(4) 献立から調理まで

a．献立を立てる

献立作りのポイントとしては以下のものが挙げられる。

①好きな物に偏らないようにする。
②同じおかずが続かないように調理に変化をつける。
③安くて栄養価の高い「旬」の野菜を使う。

栄養アセスメントから得られた情報をもとに栄養指導を行ったうえで献立を立てるが，その他にも，経済性も重要な因子となる。冷蔵庫の在庫を確認し，広告で情報を得ながら無駄なく効率的に献立が立てられるよう工夫する。また調理をするための時間の確保なども考慮しなければならない。一般書でも1人分の料理や，低予算，短時間にできる献立など目的別に編集されたものが出回っているので参考にしたい。

以上のことを考慮して献立を考えるのが難しい場合は図15，図16のチェックシートを状況に合わせて用いることにより視覚的にわかりやすく食事状況を把握でき，かつ，バランスのとれた献立ができる。なお，表に記入した際は調理終了後スタッフがフィー

ドバックし偏りがないかチェック，指導する。また，献立自体を考えるのが難しいという人のために，献立の例（図17）を挙げてみたので参考にしていただきたい。

b．買い物

地域のマーケットなど馴染みの店をつくり，品物の配列を覚えておくと便利に利用できる。また，食品の鮮度の見分け方，賞味期限の見方，値段，献立に見合った量など最初はできればスタッフが付いて指導するのが望ましい。店内でのレジでのマナーなども併せてOTPのセッションなどに取り入れて学習する機会をもうけるとよい。

c．調理

調理で大切なことは調理方法はもちろんのこと，調理器具の選び方，使用方法，火の取り扱いなどの指導である。これらは経験の積み重ねであり，スタッフの指導を受けながら徐々に身につけていけばよい。

名前　　月　日～　日

			日(月)			日(火)			日(水)			日(木)			日(金)			日(土)			日(日)		
			朝	昼	夕	朝	昼	夕	朝	昼	夕	朝	昼	夕	朝	昼	夕	朝	昼	夕	朝	昼	夕
主食		ご飯																					
主食		パン																					
主食		めん																					
主食		他																					
おかず	主菜	肉																					
おかず	主菜	魚																					
おかず	主菜	卵																					
おかず	主菜	納豆																					
おかず	主菜	他																					
おかず	副菜	おひたし																					
おかず	副菜	つけもの																					
おかず	副菜	煮物																					
おかず	副菜	サラダ																					
おかず	副菜	あえもの																					
おかず	副菜	果物																					
おかず	副菜	他																					
汁もの		みそ汁																					
汁もの		スープ																					
汁もの		お吸いもの																					
汁もの		牛乳																					
汁もの		お茶																					
汁もの		ジュース																					
汁もの		他																					
その他		お菓子																					
その他		他																					

＊食べた項目に○をつけてください。

＊各項目１つずつ○がつけられるようバランスよく食べよう。

図16　食事チェック表

(5) 個別対応の重要性

食事は大きな楽しみであり，栄養管理の良否が生活の質（quality of life：QOL）に影響することは周知のとおりだが，１日３食繰り返される家事は負担となることが多いのも事実である。心身の状態により，食事の用意や後片づけをすることがつらい場合もあるため，適切な栄養量の確保が困難な場合もある。

食事を確保する方法としては，自炊のほかにも既製の惣菜の上手な利用や，弁当や外食，その他さまざまなサービスを利用することが可能であるため，個別の問題に合わせ

	月曜日	火曜日	水曜日	木曜日	金曜日	土曜日	日曜日
朝	ご飯 納豆 昆布佃煮 つけもの 牛乳	ご飯 たらこ 煮豆 つけもの 牛乳	ご飯 ロースハム 小女子佃煮 牛乳	ご飯 納豆 味のり つけもの 牛乳	ご飯 目玉焼き ふりかけ 牛乳	ご飯 魚の缶詰 つけもの 牛乳	ご飯 生卵 のり佃煮 つけもの 牛乳
昼	焼きそば プリン フルーツ	おにぎり ゆで卵 野菜ジュース フルーツ	ご飯 コロッケ 野菜サラダ プリン	ご飯 厚焼き卵 おひたし フルーツ	カレーライス 野菜サラダ ヨーグルト	チャーハン 野菜スープ フルーツ	ハンバーガー サラダ 紅茶 フルーツ
夕	ご飯 焼魚 肉じゃが みそ汁	ご飯 鶏のから揚げ ポテトサラダ みそ汁	親子丼 つけもの フルーツ	ご飯 肉の生姜焼 野菜炒め みそ汁	煮込みうどん フルーツ	ご飯 ハンバーグ ひじき炒め みそ汁	かつ丼 おひたし すまし汁

図17　1週間の献立表

提供できればよいと思われる。

　個別に指導していくうえで大切なことは，自分では解決できない問題が生じているときにタイミングよく介入し解決策を共に見つけていくこと，そして問題を段階づけて無理のないようなところから始められるよう指導することである。

(6) おわりに

　当事者による食生活の自己管理は栄養士の指導だけでは十分ではなく，「食」以外の生活場面も含めた生活全体を，多職種によるチームアプローチで支援していくという姿勢が求められる。特に何かしらの問題が生じた場合，その支援チームのスタッフが早急に情報交換をして，他の職種とネットワークをつくり，スムーズに連携できる準備をしていくということが必要である。

　私たちが生活で最も気を使うべき「食生活」でのストレスを軽減し，社会復帰を果たした当事者たちが，より充実した人生を送れるようサポートすることが管理栄養士の喜びである。

（伊藤　貞子）

6．生活習慣病予防について

(1) はじめに

生活習慣病は近年「成人病」と言い改められているが，ここでは字義どおりの意味で生活習慣病と記述する。

生活習慣病の増加を背景に，各領域でその対策が講じられている。精神障害者は活動性の低下や長期にわたる抗精神病薬の服用などにより，生活習慣病に罹患するリスクが高い。また慢性統合失調症者において，食事など日常生活の管理が行き届いた入院中の当事者に比べ，生活の自由度が高い在宅の当事者のほうが，肥満症などの生活習慣病に罹患しやすいことが知られている。我々が行っている，統合的支援のもとでの「ささがわプロジェクト」においても，当事者が退院し地域で暮らすなかで次第に生活習慣の偏りが生じ，結果的に生活習慣病を中心とする身体疾患でやむなく再入院に至るケースが少なくない。精神障害者の脱施設化や地域における社会参加を考えていくうえで，生活習慣病の予防は不可避の問題であると言える。

(2) 生活習慣病とは

生活習慣病（life-style related diseases）とは「食習慣，運動習慣，休養，喫煙，飲酒等の生活習慣が，その発症・進行に関与する疾患群」と定義される。かつては加齢に注目し「成人病」と呼ばれ，病気を早期に発見し早期に治療する「2次予防」に重点が置かれていたのに対し，「生活習慣を改善することにより，病気の発症や進行が予防できる」という，健康を増進し発病を予防する「1次予防」対策の推進を目指す捉え方を示していると言える。

その疾患群として，

①食習慣と関連するもの

インスリン非依存性糖尿病，肥満症，高脂血症，高尿酸血症，循環器病，大腸がん，歯周病，など。

②運動習慣と関連するもの

インスリン非依存性糖尿病，肥満症，高脂血症，高血圧症，など。

③喫煙に関連するもの

肺扁平上皮がん，循環器病，慢性気管支炎，肺気腫，歯周病，など。

④飲酒に関連するもの

アルコール性肝疾患，など。

が例示されている。

アメリカのブレスロー（J. Breslow）は1965年から健康習慣の有無と寿命の関連を調査し、1980年に7つの健康習慣（health practices）として、

① 喫煙をしない
② 定期的に運動をする
③ 飲酒は適量を守るか、しない
④ 1日7～8時間の睡眠
⑤ 適正体重を維持する
⑥ 朝食を食べる
⑦ 間食をしない

を提唱した。

このように古くから健康の維持と増進、そして疾患予防に生活習慣が深く関わっていることは知られていた。しかし日々無意識に繰り返される日常的な生活習慣は、単に知識を獲得するだけでは改善されず、知識と実際の生活習慣の乖離は誰もが思い当たるところであるとも言えるであろう。

(3) 精神障害者における生活習慣病予防

a．精神障害者を取り巻く生活習慣病問題

生活習慣病は誰もがそのリスクをいつでも抱えうるものであり、またその予防や改善は誰にとっても容易なことではない。生活習慣は個別的で、各人に合わせた指導や支援が必要だが、私たちが精神障害者の生活習慣病予防に取り組む際に、精神障害者に特徴的な生活習慣病にまつわる問題点を熟知しておくことは大切なことである。以下に重要と思われる問題点を挙げる。

① 精神障害者が陥りやすい生活習慣
② 抗精神病薬の長期服用の影響
③ 身体疾患による再入院
④ 生活の質（quality of life：QOL）に関わる問題

これらについて順次解説していく。

b．精神障害者が陥りやすい生活習慣

【生活習慣の背景】

地域で生活する統合失調症者を主とする精神障害者は、自発性や活動性の低下を主体とする陰性症状、認知機能の障害、日常生活技能（living skills）の低下、対人技能を

主とする社会的技能（social skills）の低下などにより，日常生活が円滑に進みづらく活動範囲も限られやすく，その結果として社会参加が制約され，しばしば特徴的な生活習慣を有している。

長期にわたる入院を経て地域生活に復帰した者も多く，長期間生活全般が病院の管理のもとにあったため自己管理技能が不十分で，加えてすでに高齢となっている者も少なくなく，健康維持や老化に伴う心身機能の低下も大きな問題である。

家族と同居する者は，家族間の対人関係における精神的ストレスを日々抱えながら日常生活を過ごしている者も少なくない。

このような背景のもと，深く生活習慣病に関わる，以下のような生活習慣の特徴がみられる。

【食習慣】

食習慣については，特に若年者や長期入院を経た者において，栄養や食事についての知識や技能に乏しく，また独居者では食生活を外食やインスタント食品に依存する傾向が多くみられ，それらによりカロリーや塩分の摂取過多や偏食となり，肥満症，高脂血症，糖尿病，高血圧症などのリスクが高まっている。

筆者らが生活の満足度について精神科デイケアの利用者を対象に行った調査において，独居者群は同居者群に比べて「食生活」の満足度が，統計学的に有意に低いという結果が得られた。

先にも触れたが，閉鎖病棟，開放病棟，在宅などの，生活の自由度の差異が慢性統合失調症者の肥満に影響を及ぼしていることが知られており，これは自由度が上がるほど食生活が他者から管理されず自己管理に任されるようになり，食習慣が偏りやすくなってしまっていることを表していると考えられる。

【運動習慣】

運動習慣については，先述したような陰性症状や，日常生活技能や対人技能の低下などにより，多くの時間を寝て過ごしたり，ほとんど外出せず家に閉じこもっていたり，興味や関心に乏しくテレビなど受動的な娯楽に終始したり，人付き合いも乏しかったりと，生活全般にわたる運動減退を認めることが少なくない。

私たちは当事者の運動習慣や活動性を知るために，しばしば本人に週間行動記録表を記載してもらうが，それを見て驚くことが多々ある。例えば，週2回ペースのデイケアにはほとんど休みや遅刻なく参加しているので安心していたら，週間行動記録表からデイケア参加以外の平日は夕方まで寝っ放しといったようなことが判明することもあった。

デイケアにおいて肥満者と非肥満者の生活習慣を比較した筆者らの調査でも，生活習慣の偏りの中でも特に運動習慣の乏しさが肥満者を特徴づけているという結果が得られ，あらためて当事者に対する運動習慣の改善への取り組みの必要性が再認識された。

一方で，運動減退については，眠気やだるさなどの向精神薬の影響を考慮する必要がある場合もある。

【喫煙習慣】

喫煙習慣については，精神障害者における高い喫煙率が認められ，特に長期入院を経た者における，入院中に獲得された強固な喫煙習慣の形成がしばしば問題となっている。また，人間関係をはじめとするさまざまなストレスへの自己対処法となっている面も否めない。

【飲酒習慣】

飲酒習慣については，向精神薬服用者は飲酒を控えるように医療者から繰り返し指導を受けている。しかし当事者が少量の飲酒を主治医などに内緒で行っている場合も少なくないようである。ストレスの蓄積などから逸脱した飲酒行動に至ることもあり，統合失調症におけるアルコール依存症の併発（comorbidity）の問題なども検討する必要がある。

c．抗精神病薬の長期服用の影響について

精神障害者は一般に，長期にわたる抗精神病薬の服用を必要とするが，抗精神病薬全般における体重増加作用は古くから知られており，生活習慣病のリスクが高い一群であると言える。従来の定型抗精神病薬ではフェノチアジン系薬物が比較的体重増加作用が高いとされ，近年開発された非定型抗精神病薬においては，オランザピンやクエチアピンの体重増加作用および血糖上昇作用などが報告されている。またスルピリドも体重増加をきたしやすい薬剤と言える。

体重増加を考慮した処方の工夫も必要であるが，服用による肥満のリスクをどれだけ生活習慣指導の点から克服するかが，現実的に求められている点であると言える。近年，精神障害者への心理教育プログラムにおいて，精神科領域の事項のみでなく，生活習慣病を中心とした一般的医療に関する内容を扱う実践報告が多くみられるようになってきたのもその現れと言えよう。

d．身体疾患による再入院について

我々は精神障害者が地域でそれぞれのニーズに沿って円滑に生活できるよう支援することを日々心掛けており，精神疾患の再発とそれに伴う再入院を回避したいと誰もが願っている。しかし精神症状の悪化だけでなく，生活習慣の偏りが生じた結果，生活習慣

病を主とする身体疾患でやむなく精神科病院に再入院するケースも少なくない。再入院は本人の落胆をもたらすのみならず，地域生活の一時的中断により，日常生活技能や自己管理技能の低下，人間関係の問題の発生につながることもあり，本人の不利益は少ないものではない。

　e．QOLとの関連について

　我々地域精神科サービスに携わる者は，地域に暮らす精神障害者の生活の安定と改善，すなわちQOLの高い生活の構築を主目的のひとつとしており，生活習慣病についての対策も，よりQOLの高いライフスタイルを形成するために不可欠の事項であると言える。

　一方で，生活習慣病の予防や改善の取り組みがしばしば当事者に過度の負担を強いて，QOLの観点から問題点がみられるとの指摘が，他の医療領域などで議論されており，我々の支援や介入を考えるうえでも重要な点であると言える。

(4) 精神障害者の生活習慣病予防における実際の取り組み

　a．生活習慣病予防支援プログラム実施にあたっての背景

　それでは，精神障害者の特性を踏まえた生活習慣病の予防や改善のための取り組みとはどのようなものなのであろうか。そこで筆者らが行っている，デイケアを中心とした実際の活動を紹介する。また，エビデンスに基づく効果的かつ効率的な教育や支援を検討するために，研究的取り組みも行ったので後に紹介したい。

　プログラムや研究を実施した大泉病院は，東京都練馬区にある380床の単科の精神科病院である。デイケアは利用者の増加やニーズの多様化に伴い大規模2単位制で実施しており，それぞれ社会復帰支援型，生活支援型として大まかな役割区分を行っている。1日の平均利用者は80人前後である。

　以前から当デイケア内でも，利用者の肥満対策が問題となっていた。肥満は多くの生活習慣病の準備段階とも言え，まさに「万病のもと」である。肥満の判定には現在BMI (Body Mass Index) が用いられるが，BMIは〔体重kg／(身長m)^2〕で求められ，BMI 25以上が肥満と判定される。例えば体重80 kg，身長170 cmであれば，BMIは $80/(1.7)^2=27.7$ となる。ちなみに標準体重は〔(身長m)$^2 \times 22$〕(kg)で，身長170 cmであれば $(1.7)^2 \times 22=63.6$ kgとなる。

　当デイケアの利用者のうち100名（男性68名，女性32名，平均年齢42.5歳，83名が統合失調症）の協力者において，BMIの調査を行ったところ，平均BMIは25.4，男性では25.6，女性では24.9であった。健常者を対象とした報告や精神科病院の入院

食事・歩数記録表

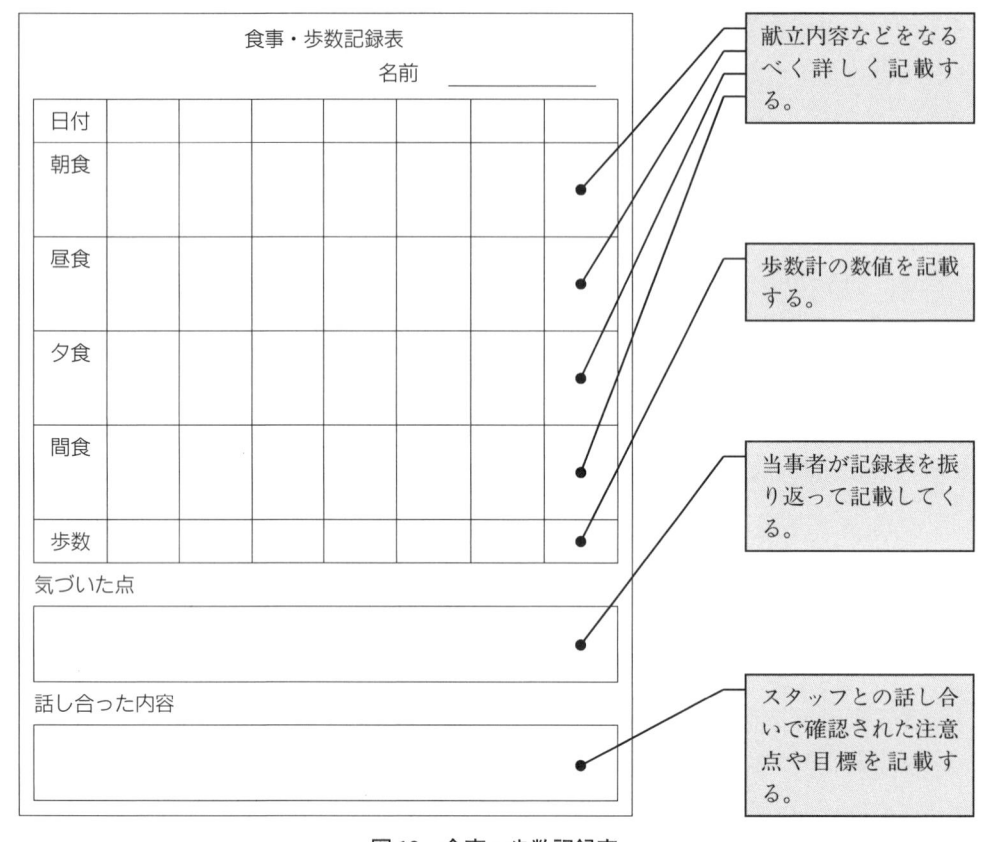

日付							
朝食							
昼食							
夕食							
間食							
歩数							

気づいた点

話し合った内容

- 献立内容などをなるべく詳しく記載する。
- 歩数計の数値を記載する。
- 当事者が記録表を振り返って記載してくる。
- スタッフとの話し合いで確認された注意点や目標を記載する。

図18　食事・歩数記録表

患者を対象とした報告のいずれよりも当調査では高い値となり，地域生活を行う精神障害者は健常者や入院患者よりも肥満度が高いことが示唆された。また，国民栄養調査と比較しても，20代のうちから一般人口に比べて肥満の割合は高く，生活習慣病予防に向けて一般人口以上に若い頃からの積極的な対応を要すると考えられた。

b．プログラムの実際

【統合的なプログラムを目指して】

当院デイケアでは，生活習慣病予防のための教育的指導および支援として以下のことを実施している。

①生活習慣病予防プログラム

　これは3カ月を1クールとしてグループセッション形式で，生活習慣のチェックや教育的講義を行ったり，週間行動記録表や食事・歩数記録表（図18）などの各記録表の記載法などを身につけたりするためのもので，長期にわたる生活習慣病予防や改善への道のりの「導入」の役割を果たしている。週間行動記録表，食事・歩数

記録表ともに，負担にならぬように肯定的評価（ポジティブフィードバック）を行いながら，段階的に詳細な記録を行えるように促していくことが肝要である。また同居者においては，記録表を家族に見てもらうようにすると，記録の継続性に有効である。

②フォローアップ・プログラム

生活習慣病予防プログラムの後にフォローアップするためのもので，希望者に対し個別的に週間行動記録表や食事・歩数記録表のチェックやアドバイス，体重測定などを継続する。スタッフと共に記録表を振り返る際は，積極的傾聴（アクティブリスニング）により達成感や挫折感，意欲や倦怠感などを当事者から引き出し，各々に最適な方策を共同して見出していく。また，デイケアでの治療計画書に適宜運動プログラムの促進などを盛り込む。

③各職種や家族との連携

主治医との情報の交換はもちろんのこと，特に訪問看護スタッフや保健所スタッフとの連携も重要になる。百聞は一見に如かずで，やはり本人の主な生活空間である自宅の様子を見なければ，生活習慣に関する実情はわからないものである。特に独居者の場合，訪問を行うこれらのスタッフとの密な連絡が重要である。家族と同居する者については当然家族との情報のやりとりは重要であるし，食事指導を行う際には食事はたいてい家族が作るからなおさらである。

【生活習慣病に関する教育プログラム】

生活習慣病予防プログラムの開始にあたり，主治医とも相談しながら参加者を募り，以降毎週決められた曜日に，以下の講義形式の教育プログラムを実施する。講義5「食習慣について」は栄養士が講義するが，その他の講義はデイケアスタッフが行い，職種では主に看護師と医師が担当している。

なお，体重と身長，血圧測定は，開始以降1カ月ごとに行う。

○講義1「生活習慣チェックと生活習慣病予防プログラム開始にあたって」

まず開始時点での知識を確認するため，筆者らが作成した生活習慣病知識クイズ「1回目」（表8）を施行する。これは「生活習慣病」，「食事」，「運動」の3領域24問から成る4択形式のクイズになっている。次にヘルスアセスメント委員会作成による生活習慣アセスメント表（図19）[10]を使い生活習慣のチェックを行う。さらに週間行動記録表と食事・歩数記録表についての説明を行い，記録を開始する。記録の継続は自覚を促し自己管理技能の向上にもつながる。記録表継続のためのチェックは，本人の能力などに合わせて間隔を柔軟に決める。

表8　生活習慣病知識クイズ

```
Q. BMIとは何か？
   1. 身長と体重から割り出される体格を表す指数
   2. 血糖値の変動を示す値
   3. 運動量と時間から割り出されたエネルギー量
   4. 分からない

Q. インスリンの体内での働きは？
   1. 病原菌を殺す
   2. 糖を取り込む
   3. 体温を調節する
   4. 分からない

Q. 1日に理想とされる摂取食品目数はいくつ？
   1. 10品目
   2. 20品目
   3. 30品目
   4. 分からない

Q. 病院内喫茶店でのカップ焼きそばのカロリーはどのくらい？
   1. 間食と同じ100kcal
   2. 1食分に相当する500kcal
   3. 1日の摂取カロリーの半分である1000kcal
   4. 分からない

Q. 健康づくりのために生活に運動を取り入れる目安は？
   1. 速いスピードで行う
   2. 息が弾む程度のスピード
   3. のんびりと休憩と同じくらい
   4. 分からない

Q. 1万歩歩くとどれくらいのカロリーが消費されるか？
   1. 100kcal
   2. 200kcal
   3. 300kcal
   4. 分からない
```

内容を一部抜粋。

○講義2「生活習慣チェックをもとにしたアドバイス」

　前回の生活習慣アセスメント表の結果をもとに，アセスメント表の改善目標と解説シート（図20）[10]を参考に，食習慣や運動習慣などに関する改善点についてアドバイスを行う。

○講義3「生活習慣病①」
○講義4「生活習慣病②」

　2週にわたって，肥満症，糖尿病，高脂血症，高血圧症，循環器病などの代表的な生活習慣病について，その病態生理と生活習慣との関わり，予防法や治療法について述べる。

○講義5「食習慣について」

　栄養士が，食事の摂り方，栄養素やその栄養バランス，食品や料理のカロリーや栄養素に関する具体的例示，院内喫茶店のメニューに関すること，低カロリーの間食，外食をする際の注意，自炊での工夫などについて述べる。

○講義6「運動習慣について」

　運動の効用，健康づくりのための年齢・対象別運動指針，さまざまな運動の種類，上手な運動の進め方，長続きするコツ，日常生活活動の運動量などについて述べる。

　第6回目の講義終了2週間後から4週間後の時期に，個別的に面接を行い指導内容の総括を行う。併せて生活習慣病知識クイズ「2回目」（1回目と同様のもの）を行い，知識の獲得および定着度を評価する。3カ月でプログラムは一応終了し，希望者にはフォ

	質問内容	回答欄	回答肢	有所見別生活習慣改善目標と解説の番号				
				高血圧	高コレステロール	高トリグリセライド血症,高血糖(糖尿病も含む),肥満	貧血	高尿酸血症
*18	バターを週1回以上使いますか	はい・いいえ	はい		⑱			
19	マヨネーズを週1回以上使いますか	はい・いいえ	はい		⑲			
*20	洋菓子,菓子パン類(卵,バター,クリームを使ったもの)を週に2回以上食べますか	はい・いいえ	はい		⑳			
*21	牛乳は低脂肪牛乳ですか	はい・いいえ	いいえ		㉑			
*22	間食または夜食は毎日1回はしますか	はい・いいえ	はい	㉒		㉒		㉒
*23	砂糖入りのコーヒー,ジュース,炭酸飲料水を毎日飲みますか	はい・いいえ	はい	㉓		㉓		
*24	魚を週に3回以上食べますか	はい・いいえ	いいえ			㉔		
25	肉か魚を毎日1回以上食べますか	はい・いいえ	いいえ				㉕	
26	肉,魚の量は他の人に比べて少ないほうですか	はい・いいえ	はい				㉖	
27	おかず(肉,魚,大豆製品)の量や品数は人と比べて多いほうですか	はい・いいえ	はい					㉗
28	食事は1日に3回規則正しく摂っていますか	はい・いいえ	いいえ				㉘	
*29	漬けもの以外の野菜を毎食(1日3回)食べますか	はい・いいえ	いいえ	㉙	㉙	㉙	㉙	㉙

図19 生活習慣アセスメント表(一括表)[10]
内容を一部抜粋。

ローアップ・プログラムを行う。

　なお,講義では図表を多く用いて理解しやすいテキストを作成し使用している。その際,ヘルスアセスメントマニュアル[10],生活習慣病予防のための生活習慣改善指導推進事業マニュアル[24],生活習慣病のしおり[21],生活習慣病予防マニュアル[20]などを参考にした。

【生活習慣病予防プログラムに関する調査研究】

　上記の生活習慣病予防プログラムのもとで,精神障害者の生活習慣病予防における効果的で効率的な支援について,以下の4つの観点から調査研究を行った。

①生活習慣病に関する知識の獲得

②生活習慣の変化

③BMIや血液生化学的データなどの客観的所見の変化

	改善目標	解説
⑱	バターは量を減らすか, 少量のマーガリン, ジャム等に代えましょう。また, バターを多く使う料理は避けましょう	バターには飽和脂肪酸という脂が多く含まれています（バター10g中に5g）。食事からの飽和脂肪酸は血中のコレステロールを上げる作用が強いため, とくに注意が必要です
⑲	マヨネーズは量を減らすか, 少量のドレッシング, 酢, レモン等に代えましょう	マヨネーズには卵黄が多く含まれており, その中のコレステロールには血液中のコレステロールを上げる作用があります
⑳	洋菓子, 菓子パン類（卵, バター, クリームを使ったもの）は週に1回以下にしましょう	洋菓子, 菓子パン類（卵, バター, クリームを使ったもの）にはコレステロールや飽和脂肪酸が多く含まれています
㉑	牛乳を低脂肪牛乳にしましょう	普通牛乳には脂肪分が3.5%前後あり, その約7割が飽和脂肪酸です。とくに牛乳を毎日1杯以上飲む人は低脂肪牛乳に代えるようにしましょう。これらには血中のコレステロールを上げる作用があります
㉒	間食や夜食は毎日しないようにしましょう	間食や夜食はエネルギー過剰の大きな原因です。おかし類, カップめん等の買いだめをしないようにして, 毎日間食する習慣を断ち切りましょう
㉓	砂糖入りのコーヒー, ジュース, 炭酸飲料水はやめて, 水やお茶にしましょう	砂糖入りのコーヒー, ジュース, 炭酸飲料水等200ccの中には砂糖が大さじ1杯含まれており, ごはん軽く半杯に相当します。毎日習慣的に飲んでいると知らず知らずのうちにエネルギーのとり過ぎとなることがあります
㉔	魚は2日に1回位食べましょう。1週間のうち, 肉と魚は半々か, 魚のほうを多く摂るようにしましょう	魚は肉に比べてカロリーが低い（同じ量で約半分）だけでなく, 魚に含まれるn3系多価不飽和脂肪酸は血中のトリグリセライドや血糖を下げる作用があります
㉕	肉か魚を毎日1回は食べましょう	肉, 魚は貧血を改善するためのたんぱく質, 鉄分, ビタミンB_{12}を多く含んでいます
㉖	肉, 魚は一人前の量を摂りましょう。一度に食べられないときは2回に分けて食べましょう	肉, 魚は貧血を改善するためのたんぱく質, 鉄分, ビタミンB_{12}を多く含んでいます
㉗	おかず（肉, 魚, 大豆製品）の量や品数を今の7割にしましょう	おかずからのたんぱく質の摂取過剰が血中の尿酸を上げる大きな原因です
㉘	食事は1日3回規則正しく摂り, 欠食はしないようにしましょう	朝食等を抜いたりすると, たんぱく質, 鉄分, ビタミンB_{12}が不足しやすくなります
㉙	漬けもの以外の野菜は毎食摂るようにしましょう。野菜ジュースの形でも結構です	野菜にはカリウムが多く含まれています。カリウムは腎臓からの食塩（ナトリウム）の排出をうながして, 血圧を安定させます。また, 野菜に含まれる食物繊維は消化管からのコレステロールの吸収をおさえて, 血清総コレステロール値を安定させます。野菜は血中のトリグリセライド, 血糖, 尿酸値を上げない食品です。野菜に多く含まれるビタミンCは消化管からの鉄分の吸収を助け, 青菜に多く含まれる葉酸も貧血改善に役立ちます。ただし, 腎臓病の人はカリウムを多く摂ると腎臓に負担をかけるので, 医師の指示に従って下さい

図20 生活習慣アセスメント表改善目標と解説シート（対象者用）[10]
　　内容を一部抜粋。

表9 生活習慣病予防プログラムに関する調査研究の結果

生活習慣病予防プログラム（3カ月間）

項目		開始前	終了後	有意性
知識クイズ		13.3±4.0	16.4±3.4	$p<0.005$
生活習慣アセスメント		4.9±1.7	5.0±2.4	n.s.
BMI		28.4±2.1	28.6±2.5	n.s.
総コレステロール(mg/dl)		204.8±35.6	204.7±27.8	n.s.
中性脂肪 (mg/dl)		237.0±116.2	221.4±152.7	n.s.
血糖 (mg/dl)		106.6±38.1	110.2±37.7	n.s.
WHOQOL-26	身体的領域	3.37±0.81	3.06±0.78	$p=0.059$
	心理的領域	3.20±0.73	3.11±0.87	n.s.
	社会関係	3.28±0.72	3.32±0.89	n.s.
	環境	3.39±0.60	3.41±0.76	n.s.
	全体	2.87±0.97	2.83±1.03	n.s.
	平均	3.12±0.90	3.19±0.70	n.s.

④ QOL の変化

なお、生活習慣病の準備段階と言える肥満の予防と改善に主眼を置いた。

調査は、大泉病院デイケアを利用する統合失調症患者で肥満（BMI 25 以上）と判定された者にプログラム参加を呼びかけ、参加に同意し協力を得られた 23 名を対象として行った。生活習慣の評価には生活習慣アセスメント表[10]を用い、QOL の評価には WHOQOL-26[23]を用いた。また、BMI 算出、および血算、生化学、血糖などの血液検査も実施した。生活習慣アセスメント表、WHOQOL-26、血液検査、生活習慣病知識クイズは、プログラムの前後計 2 回の評価を行った。

3カ月間のプログラムを経ての結果（表9）は、生活習慣病知識クイズの成績は統計学的に有意に向上し、教育プログラムにより生活習慣病に関する知識が獲得されたことがうかがわれた。しかし生活習慣、BMI、血液所見のいずれも、統計学的に有意な改善はみられなかった。QOL については、身体的領域において QOL の低下の傾向がみられた。

歩数計の着用について、「落とすのが不安」「監視されている感じがする」「記録を忘れるのが嫌」などの理由から途中で着用を中断した者が数名みられた。週間行動記録表や食事・歩数記録表は、ほとんど記載しない者から詳細に記載する者までさまざまであった。

【調査研究から得られた留意点と今後の指針】

以上のように，教育的指導と支援による効果を，①知識の獲得→②生活習慣の変化→③BMI・血液生化学的所見の変化，という3段階について，またQOLについても検討したが，知識は獲得されたものの，それが生活習慣の変化や改善にはなかなかつながらなかった。介入期間が3カ月間という短期間であったということも理由のひとつと考えられるが，看護活動の著作や研究で名高いヘンダーソン（V. Henderson）の「時に人々は，最良の健康的生活法がどのようなものか知っていても，それに従って暮らそうとする動機づけを欠いている」[11]という言葉が思い起こされる。ただし，個々の発言からは，食習慣や運動習慣を意識して改善しようとしている様子もみてとれた。

身体的領域のQOLについて低下の傾向を認めたことは，当事者が生活習慣病問題に直面したためでもあろうが，プログラムの運営が彼らの意向を反映しない，一方的なものではなかったかとの反省を私たちにもたらした。例えば歩数計の着用に関しては，新規なものが生活の中に組み込まれることに，当事者たちは人一倍に違和感や抵抗感を覚えるものなのかもしれない。個別的な対応はこのような場面でも重要で，種々の手法を個々に合わせて取捨選択する必要がある。また，不安，強迫観念，被害感などの心理的問題も関与していると考えられ，精神障害者の特性を内在しているとも言える。

また講義に関するアンケートで「ためになった」「理解できた」との回答の一方で，「実生活への具体的な応用がわからない」と答える者も少なくなかった。デイケアでは「料理教室」「スポーツ」「レクリエーション」などのプログラムもあり，それらとの連携も強化し，獲得した知識をいかに各々の実生活で具体的に生かしていくかという問題に十分に対応していくことも非常に重要である。

いま一度振り返って考えると，生活習慣病予防プログラムの実施形態で重要なのは，集団性を兼ね備えた個別的対応と言える。そのためには，プログラム参加者に対するスタッフの受け持ち担当制を取り入れることが望ましいと思われる。集団性を兼ね備えるべき理由は，生活習慣は前述のごとくなかなか変化するものではなく，また一時的に生活習慣や生活様式の軌道修正をすればよいというものでもなく，それを長く継続することが必要だからである。ひとりではくじけてしまうことも，同じように頑張る同志がいれば心強いものであるし，実体験に基づく意見を交換したり，励まし合ったりすることもできる。

精神障害者を対象とした生活習慣病予防プログラムに関する，基本的指針と留意点として，以下のことが挙げられる。

①精神症状，日常生活技能，対人技能，自己管理技能，生活背景，薬物療法，合併症

などの，事前のアセスメントの充実
②プログラムを行う際の，少人数集団制と個別的対応の重視
③本人の意思決定の尊重を通じて，主体性や積極性を促し自己管理技能を高め，かつ生活に負担をかけないような方法の選択と配慮
④日常生活技能を考慮した，実生活への具体的活用を重視した教育と支援
⑤長期にわたる，心理的サポートを包含したフォローアップ体制
⑥他のプログラムや他の職種，および家族との連携の強化

(5) おわりに

　生活習慣病の予防や改善は，「習慣」に基づくがゆえに，短期間で望むような結果を得ることが難しいのは言うまでもない。ヘンダーソンは「最も重要なのは，健康法というものは患者本人が計画に加わっていなければならないということ」[11]と述べているが，当事者と支援者が目標に向けて共に手を取り合って，乗り越えたり作り上げたりしようとする一貫した姿勢とその過程が，長期にわたる予防や改善のための取り組みを支え，目標の達成を可能にすると言えるであろう。

（根本　隆洋）

7．たばこやアルコールに頼らない援助

(1) はじめに

　私たちは生活の中で，コーヒーやたばこ，アルコールなどのいわゆる嗜好品と言われるものを摂取している。これらの嗜好品は市販されており，容易に入手できるが，摂取しすぎによって健康を害するものがあるので注意が必要である。特にたばことアルコールはさまざまな影響が指摘されている。この節では，たばこやアルコールの摂取が問題となった場合の対処の仕方を考えていきたい。

(2) たばこをめぐる問題

a．たばこの依存性

　たばこは，アルコールや覚醒剤など他の薬物に比べて急性の薬理効果や離脱症状（いわゆる禁断症状）が目立たないので，感覚的に薬物依存（いわゆる中毒）と捉えにくいかもしれない。しかし，たばこに含まれるニコチンは，麻薬やアルコールと同様の依存性薬物であり，喫煙習慣の本質はニコチン依存症である。これは，ニコチンの精神依存

性と身体依存性に支えられた状態ということができる。

　精神依存とは、快感を求め、あるいは不快感を和らげるため、薬物を繰り返し求め続ける状態のことを指す。ニコチンは吸収された後、速やかに脳に達して快感をもたらし、不快感を和らげる。喫煙行動はこのニコチンの自覚的精神症状によって維持されている。その他、対人場面で場を持たせるためにたばこに火をつけたり、食後または酒を飲みながら一服したりすることによる心理的効果も精神依存性の要素となっている。これらのことから、喫煙者はたばこを繰り返し喫煙したいと感じ、喫煙がいわゆる「クセ」になってしまうのである。

　身体依存とは、薬物を繰り返し摂取した結果、身体が薬物の作用に適応し、薬物を切らすと離脱症状が出るようになった状態をいう。すなわち、たばこを吸い続けるうちに、初めて吸った頃と同じ効果を得るために使用量が増えたり、吸うことをやめた際にイライラ感、集中力のなさ、手の震え、倦怠感などが生じたりする状態のことである。

　喫煙者がたばこをなかなかやめることができないのは、これらのニコチンの依存性によるのである。

b．ニコチンの薬理作用と健康影響

　ニコチンには、興奮状態やイライラしている状態では、これを鎮めて落ち着かせ、反対に、眠い時やボーッとしているような状態では、眠気を和らげ頭をすっきりさせるという作用がある。また、不安を和らげる作用もある。ニコチンは抗精神病薬の副作用である錐体外路症状を軽くするということも報告されている[5]。喫煙者は、興奮、イライラ感、不安、ひきこもりといった精神症状や、薬剤の副作用に対処するため、ニコチンの薬理作用を利用している可能性がある。

　しかし、たばこを吸うと、肺がんをはじめ、咽頭がん、喉頭がん、食道がん、胃がんなど多くのがんにかかりやすいことが明らかになっている。さらにたばこは、がん以外にも心臓病（狭心症、心筋梗塞）、慢性気管支炎、肺気腫、胃・十二指腸潰瘍などとも深い関係がある。さらにたばこから出る煙で周囲にいる人への害を及ぼす可能性もある。先に述べたニコチンによる症状や副作用に対する効果を差し引いてもその健康影響は甚大であると言え、できればたばこを吸わずに済ませたいものである。

c．統合失調症者における喫煙

　統合失調症者においては、喫煙率が一般人口に比べて高いことが明らかになっている[15]。多くの者が喫煙を行う理由として、前述した精神依存や身体依存のために、あるいはニコチンの薬理作用を利用するためにニコチンを摂取しているということの他に、ある種の常同行為として、煙をふかす行為を反復している可能性を示唆する知見[19]もあ

d. 喫煙欲求，離脱症状への対処法

禁煙する意志がある場合，たばこの離脱症状に打ち勝たなければならない。離脱症状の多くは「ニコチン漬け」になっていた体内からニコチンが抜け出すためにみられ，おおむね1週間，長くても2～3週間で消失する。よくみられる離脱症状とその対処法を図21に挙げる。禁煙スタート時に当事者に渡しておくと，離脱症状への対処が容易になると思われる。

よくみられる離脱症状	対処法としての提案
イライラする	深呼吸をする お茶を飲む
身体がだるい	軽い運動をする 睡眠をとる シャワーを浴びる
眠れない	ぬるめの風呂に入る カフェイン入りの飲料を避ける
頭が痛い	深呼吸をする

図21 よくみられる離脱症状と対処法

自分のニコチン依存の程度がどのぐらいかあらかじめ知っておくことも禁煙に有用である。図22は，FTND（Fagerström Test for Nicotine Dependence）という，ニコチン依存の程度を簡便に判定できる質問表である。質問に対し，該当する回答欄に○印をつけ，印をつけた回答のカッコ内の点数を合計したものが，ニコチン依存度となる。6項目の質問の合計点数の取りうる範囲は0から10点で，合計点数が6点以上は重度のニコチン依存と判定される。

たばこの離脱症状がおさまってからも，たばこを吸いたいという強い欲求はかなり長い期間続く。口さみしかったり，手持ちぶさたであるためついたばこに手を出すこともあるかもしれない。たばこを吸いたい気持ちをコントロールする手段としては次の3つの方法がある。

①喫煙と結びついている行動パターンを変更する。
・洗顔，歯みがき，朝食など朝一番の行動順序を変える。
・食後早めに席を立つ。
・コーヒーやアルコールを控える。
など

②喫煙のきっかけとなる環境を改善する。
・たばこやライターなどの身近な喫煙具をすべて処分する。
・喫茶店，パチンコ，居酒屋などたばこを吸いたくなる場所を避ける。
・喫煙者の周囲に近づかない（たばこをすすめられやすくなるから）。
・たばこを買える場所に近づかない。
など

質　問	回　答	記入欄
1．朝，起床して何分で最初の喫煙をしますか。	5分以内(3)	
	6〜30分(2)	
	31〜60分(1)	
	61分以後(0)	
2．駅・映画館など，喫煙を禁止されている場所で，たばこを吸わないでいることが難しいですか。	はい，難しいです。(1)	
	いいえ，難しくありません。(0)	
3．1日の喫煙の中で，一番おいしく感じるのはどのたばこですか。	朝，最初の1本目(1)	
	それ以外(0)	
4．1日に何本吸いますか。	10本以下(0)	
	11〜20本(1)	
	21〜30本(2)	
	31本以上(3)	
5．午前中と午後ではどちらが喫煙本数が多いですか。	午前中(1)	
	午後(0)	
6．あなたが，仮にほとんど一日中，寝ていなければならないような病気であるとします。そのようなときにもたばこを吸わずにいられなくなりますか。	はい，吸わずにはいられません。(1)	
	いいえ，吸わなくてもいいです。(0)	
合　計　点	点/10点満点	

図22　ニコチン依存度判定法：FTND
(Fagerström Test for Nicotine Dependence)[9]
10点満点で6点以上であれば重度の依存状態にあると判断される。

③喫煙の代わりに他の行動を行う。

　・イライラするときには深呼吸をしたりお茶を飲む。

　・口さみしいときにはガムやキャンディを口にする。

　・手持ちぶさたのときには，部屋の整理や庭仕事で汗を流す。

　など

　図23は，たばこを吸いたくなる状況と，その対処法を記入するものである。当事者に記入してもらい，個々の状況への対処法について話し合うことが有用である。

　近年では，離脱症状を和らげる目的で，「ニコチン置換療法」が行われている。禁煙後にニコチンガムやニコチンパッチを用いてニコチンが急速に体内から失われるのを防ぎ，離脱症状を減少させる方法である。どちらを使用する場合も（ニコチンガムは市販されているが）主治医に相談のうえ使用開始することが必要であり，精神症状の変化や，副作用（のどの痛み，吐き気，動悸など）の出現には十分留意しなければならな

たばこを吸いたくなる状況	対処法としての提案
【例】 食後コーヒーを飲んだとき。	食後は早めに席を立って歯をみがく。コーヒーは禁煙してしばらくの間は控える。

図23 たばこを吸いたくなる状況と対処法検討シート

い。

(3) アルコールをめぐる問題

a．飲酒の問題点

アルコールは人類の歴史とともに，人々のよきパートナーとして存在してきた。人間関係を円滑に維持したり，ストレスを緩和したりする効能が上手に利用されてきたと言える。しかし，適量を超えると，肝障害や，酒なしではいられなくなるアルコール依存症を引き起こすという問題がある。加えてアルコールは向精神薬の効能を不安定にし，副作用の出現や症状の増悪を招く可能性があるため，飲酒が習慣となっている人は無理なくアルコールをやめることが必要になる。

b．アルコールの依存性と健康影響

毎日アルコールを大量に摂取している人に，酒が切れたとき指先が震えている，夜眠れない，などのことが起こることがある。これはアルコールの離脱症状である。アルコールも，ニコチンと同様依存性を持ち，イライラをしずめるために酒を飲むといった精神依存や，ひいては身体依存に陥りやすい物質である。このような飲酒をしていると，仕事や家庭のことに，また自分自身の健康のことにも気を配るゆとりはなくなり，アルコールに溺れる（いわゆる「酒に飲まれる」）状態となってしまう。

アルコールには飲みすぎによる急性影響と，習慣化による慢性影響がある。急性影響には人格変化（自制心を失い暴力的になる），酩酊による転倒，判断力の低下，昏睡など，慢性影響には消化器（食道・胃）の潰瘍や，脂肪肝・肝炎・肝硬変・肝臓がんが起こりやすくなることなどが挙げられる。

アルコールと向精神薬とは相互作用があり，薬剤の持つ作用を増強あるいは減弱させ

アルコールを飲みたくなる状況	対処法としての提案
【例】 居酒屋や酒類の自動販売機の前を通るとき。	いつも使っている通り道を変えてみる。

図24 アルコールを飲みたくなる状況と対処法検討シート

たり，眠気，ふらつき，健忘などの副作用の出現頻度を増加させるおそれがある。したがって，前述のようなプラス面はあるものの，向精神薬を服用する人に対しては，アルコールを飲むことはすすめられない。

　c．アルコールをやめるためには

　飲酒する人々を取り巻く環境は，さまざまな「アルコールを飲みたくなる誘惑」に満ちていると言っても過言ではない。例えば，行きつけの居酒屋や自動販売機の前を通ること，友人からの誘い，酒類が供される会合や冠婚葬祭などである。アルコールをやめるためにはこのような誘惑を避けることが必要である。また，悲しみ，不安，イライラ，怒りから逃れようとして，アルコールに手が伸びてしまうこともあるだろう。

　アルコールをやめるためには，これらのようなアルコールを飲みたくなる原因への対処法を，あらかじめ考えておく必要がある。一般的な対処法としては下記のようなものがある。

　・アルコールを飲みたくなる誘惑（人・場所）を避ける。
　・悲しみ，イライラ，怒りのような感情を話せる家族，友人を持つ。
　・楽しめる趣味を持つ。

　図24は，アルコールを飲みたくなる状況と，その対処法を記入できる表である。このような表を当事者に渡して記入してもらい，個々の状況およびその対処法について話し合いを持つことも有用と思われる。

　d．アルコールの断り方

　当事者がふだんアルコールを飲まないための努力を重ねていても，友人からアルコールをすすめられた際，断ると人間関係を損ねてしまうのではないかと心配して，つい誘いをうけてしまうことはありうる。しかし，その人が真の友人なら，たとえアルコール

を断ったとしても強要せず，事情を理解してくれるものである。よってアルコールをすすめられた際は，できれば理由を述べてはっきりと断ることが大切となる。そのためには，アルコールをすすめられたときの断り方をあらかじめロールプレイを用いて練習しておくことが効果的である。

以下にアルコールの断り方の例を挙げる。
・アルコールをやめているとはっきり話す。
・医師からとめられているとはっきり言う。
・代わりの飲み物（ウーロン茶などのノンアルコール飲料）を注文する。
・相手が納得せずさらにすすめてきた際は，別の人と話したり助けを求める。

実際にアルコールのすすめを断っている例を次のシナリオで示す。

▶例

タロウさんは5年ぶりに中学校のクラス会に出席しました。会場には料理とともに，多くのビール，日本酒，ワインが並んでいました。旧友のトシオさんが「タロウ君，久しぶりだな。どうだい，まず1杯」と，ビールを持って近づいてきました。タロウさんは，「やあ，元気かい。僕はこれをもらうよ」と言って，オレンジジュースの入ったグラスをとりました。

トシオさんは「前のクラス会の時は一緒にビールを飲んだよね。今日はどうして飲まないの？」と尋ねました。タロウさんは，自分が抗精神病薬を服用していることを話し，「アルコールを飲むと薬の効きめが不安定になって，病状がかえって悪くなってしまうかもしれないんだ」と話しました。トシオさんはタロウさんの病状を心配し，「わかった，じゃあジュースで乾杯しよう」と言ってくれました。

e．ロールプレイ

アルコールを飲みたくなったときや，他人からすすめられたときの対処について，ここで練習を行う。

①将来起こりそうな場面を想定する。
・起こりうる場所はどこか。
・相手となる人はどんな人か。
・どのように話して断るか。
・断ったらその人はどんなことを言うだろうか。
・そのとき，あなたはどんな気持ちを持つだろうか。
・他の飲み物を注文するなど代わりの行動をどのようにとるか。
など

②スタッフがアルコールの断り方の例を示す。
③当事者に実際にロールプレイをしてもらう。
④練習の後は当事者を含めたスタッフ全員で意見を出し合い，良い点は褒める。改善できる点があれば提案を行うことが必要である。繰り返し練習を行うことで，実際の場面での対処がより可能なものとなる。

(4) 家族への働きかけ

当事者がたばこやアルコールに頼らない状況をつくるためには，家族など周りの人々が当事者の努力に関心を寄せ，協力することが必要である。

スタッフは家族が問題解決に主体的に関われるよう，家族ミーティングを開き，下記の点について話し合うようアドバイスを行う。

①たばこ，アルコールに関する現在の問題点を挙げる。
　▶例…アルコールをすすめられると断れない。
②問題点に対する解決方法を列挙する。
　▶例…酒の席には行かない。
　　　　乾杯の前にウーロン茶入りのグラスを持ってしまう。
　　　　酒席にはひとりで行かない。断るときに同行者に断ってもらう。
③列挙した方法について，実際に実行可能な方法を考える。
④実行するための計画を立てる。

問題点が複数ある場合には，それぞれの問題に対して解決のための話し合いを行うことが必要となる。

〈小田　健一〉

8．女性性への援助

(1) はじめに

女性への診療や援助を考えるとき，我々はどのくらい女性特有のライフイベントや性ホルモンの動態に関連した配慮を行えているだろうか。月経に伴う周期的な性ホルモンの変化が身体的にも精神的にも影響を及ぼすことが知られており，重症なものではしばしば障害による精神症状との鑑別を要する。特に，周期的にイライラや不安，幻覚や妄想の悪化がみられる者では，月経周期との関連を調査する必要性があるだろう。また，

抗精神病薬の副作用に伴う月経異常についても，女性性に関わる重要な問題として積極的に検討していく必要があると思われる。

　薬物治療や認知行動療法の発展から安定した寛解を維持することができるようになり，就労などの社会参加や，結婚し妊娠・出産を望むケースもまれではない。このような可能性を初期治療の段階から考慮し，十分な説明や情報の開示と薬剤の選択に配慮することなども必要である。

　そして更年期の女性では，急激な性ホルモンの減少がみられる。女性の統合失調症ではこの時期に発病の2つ目のピークがあると言われており，特にエストロゲンの急激な変動との関連が示唆されている。またこの時期には，親との死別や子どもの進学・自立などを経験することが多く，心理面・生活面での十分な援助が必要となる。

　このように女性では，個人のライフイベントや月経周期をも考慮し，時宜を得た援助を行う必要がある。

　この節では，月経に関連した問題，妊娠・出産，更年期に直面した患者の援助に必要な知識と対応について概説する。

(2) 月経前症候群と月経前不快気分障害
a．月経前症候群と月経前不快気分障害

　精神科の診察室ではしばしば，「生理（月経）の前になると……」という訴えをよく耳にする。身体症状では，乳房痛・腹部膨満感・頭痛・むくみなどがあり，精神症状では抑うつ気分・イライラ・不安などが主なものであるがその症状は多種にわたる。ごく軽度で日常生活に支障をきたさない症状であれば約80％の女性が月経前に何らかの症状を自覚した経験があると言われている。このうち周期的に症状が出現するものを月経前症候群（premenstrual syndrome：PMS）といい，その重症型を月経前不快気分障害（premenstrual dysphoric disorder：PMDD）という。それぞれの頻度は，PMSで女性全体の20～30％，PMDDは数％程度と推測されている。特にPMDDでは，その著しい精神症状から欧米では刑事裁判における女性被告の減刑理由になるなど広く一般にも認知されており，わが国でも近年注目されてきている。

b．統合失調症との関連

　月経前にイライラや易怒性などのほかに，幻覚妄想などの精神病症状が悪化するケースが散見されるが，実際に月経前・月経期に症状の重症度が増すことや[8]，入院時に月経前・月経期であった患者が有意に多かったこと[16]などが報告されている。

　このことから，月経前は再発の契機として十分な注意を払わなければならない。

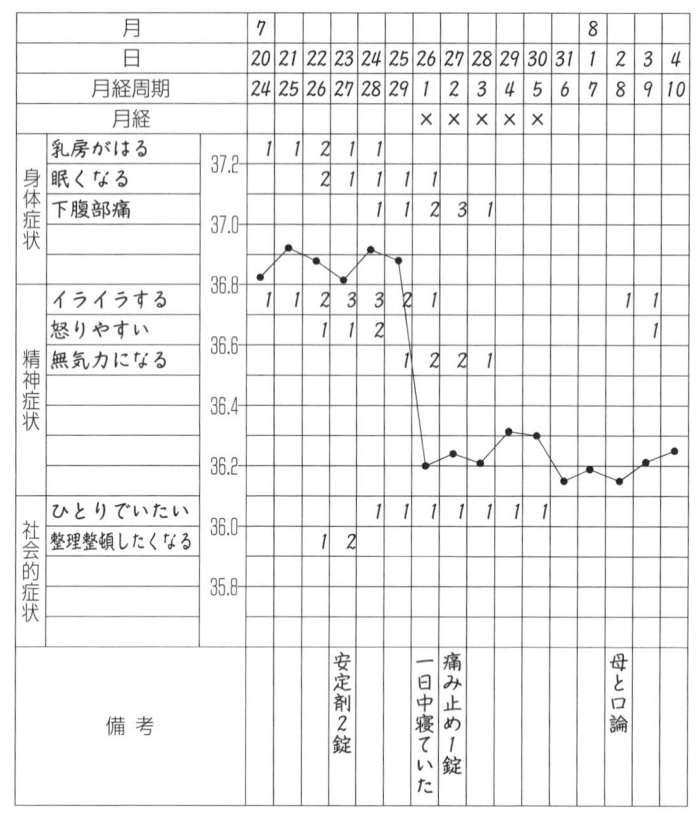

		7月												8月			
日		20	21	22	23	24	25	26	27	28	29	30	31	1	2	3	4
月経周期		24	25	26	27	28	29	1	2	3	4	5	6	7	8	9	10
月経								×	×	×	×	×					
身体症状	乳房がはる	1	1	2	1	1											
	眠くなる			2	1	1	1	1									
	下腹部痛					1	1	2	3	1							
精神症状	イライラする	1	1	2	3	3	2	1							1	1	
	怒りやすい			1	1	2										1	
	無気力になる						1	2	2	1							
社会的症状	ひとりでいたい							1	1	1	1	1	1	1			
	整理整頓したくなる			1	2												
備考							安定剤2錠	一日中寝ていた	痛み止め1錠						母と口論		

図25 月経関連症状調査表
症状を3段階に評価する。

c．治療と援助

　まず，図25のような表（月経関連症状調査表）を用いて月経と症状（可能な限り基礎体温も記入する）を最低でも2周期にわたり経時的に記録してもらい，症状が月経周期に関連していることを確認する。症状の周期性を本人と共に十分把握することが大切である。このような月経周期に関連した精神・身体症状は発生機序が十分解明されていないため根本的な治療法は確立されていない。しかし，軽症例であれば食生活や生活リズムの改善，気分転換，ストレスマネジメントなどが有効であることも多い。薬物治療では，対症療法やホルモン療法，向精神薬による治療がある。向精神薬を投与する場合，経時的な記録によって月経周期と症状の関連を把握すれば，次周期での症状の出現の時期を予測することができるため，その数日前から向精神薬を内服し月経開始後に終了することで内服する量を最低限にすることができる。薬剤の選択は抗不安薬，抗精神病薬など標的とする症状や程度によって異なるが，PMSの単一発症にはSSRI（選択的セロトニン再取り込み阻害薬）の短期投与が有効であることが確認されており，米

国・英国ではフルオキセチン（本邦未発売）がPMDDの治療薬として初めて認可されている。しかし，月経周期に関連した症状を有する統合失調症者に対してのSSRIの有効性については報告がない。

(3) 抗精神病薬と月経異常

a．高プロラクチン血症

抗精神病薬の副作用として，月経異常（無月経を含む）が知られているが，これは抗精神病薬による高プロラクチン血症に起因している。

ドーパミンは下垂体前葉からのプロラクチン（PRL）分泌を抑制している。このため，抗精神病薬のドーパミン受容体遮断作用によってPRLの分泌が抑制されず血中PRL濃度の上昇（高PRL血症）が起こる。

月経異常はPRLの直接的な影響と血中PRL濃度の上昇によって，黄体形成ホルモン（LH）・卵胞刺激ホルモン（FSH）の分泌が抑制された結果，エストロゲンの分泌が低下することが原因と考えられている。

このため抗精神病薬はドーパミン系を介する限りどの薬剤を用いても血中のPRLは上昇する可能性があるが，血中PRL値は，無月経などの月経異常や乳汁分泌などの臨床症状を呈さない限り検査される機会が少ない。このため実際の高PRL血症は我々の印象よりもはるかに高率である可能性があり，定型抗精神病薬を内服中の女性の約半数に中等度以上の血中PRL値の上昇を認めたという報告もある。

b．高プロラクチン血症と有害事象

高PRL血症では無排卵性月経・無月経などの月経異常のほかに，性欲減退や男性では勃起不全などの性機能障害，精神症状の増悪，骨塩の減少，心血管系の障害および乳がん発病率の増加などが有害事象として問題となる。

精神症状・骨塩・心血管系に関するものは血中PRL濃度の上昇のため2次的にエストロゲンの分泌不全が起こることに起因していると考えられている。乳がん発病率の増加については，抗精神病薬を内服中の女性においてその増加が報告されており[18]，動物においては血中PRL値の上昇との関連が示唆されているが，その実態や機序については明らかになっていない。

c．月経と女性性

高PRL血症では急性に重篤な臨床症状を呈することが少ない。また高PRL血症を改善させるために原因薬剤を減量・中止することが精神病症状の悪化につながる可能性もあるため，臨床の場面では積極的に問題視することが少ないように思われる。しか

し，長期にわたるエストロゲンの欠乏に伴う骨塩の減少や心血管系の異常は骨折や合併症を招く危険性があり，将来的に患者の生活の質（quality of life：QOL）に影響を与える可能性がある。また筆者らの調査によると女性統合失調症者は一般女性に比して，規則的な月経を自らの女性性や健康の指標と考える傾向があるため，その異常は想像以上に心理的なストレスになることも危惧される。このため高PRL血症を軽視することなく，無症候性高PRL血症の発見や治療に，より関心を持つべきである。

　高PRL血症の治療は可能であれば原因薬剤の減量・中止・変更が原則である。しかし，精神病症状の再燃に十分注意する必要があり，有害事象についての情報の提示や本人の意向を聞くことも重要である。前述のように現在の抗精神病薬はいずれも血中PRL値を上昇させる可能性があるが，比較的上昇が緩徐であるとされるものは，クロザピン（本邦未発売），オランザピン，クエチアピンであり，これらの薬剤への変更も検討する。そのほかブロモクリプチンの投与やテルグリド，芍薬甘草湯が有効であるとする報告があるがブロモクリプチンは精神病症状を悪化させる危険性もあるため慎重に投与すべきである。

（4）妊娠・出産への援助
a．妊娠・出産に対する支援
　過去には統合失調症者の結婚や出産をタブー視する時代があったことは事実であるが，近年の薬物治療や認知行動療法，地域支援体制などの発展により結婚や出産を経験し，良好な家庭生活を維持することが可能となってきた。しかし無計画な妊娠は本人や生まれてくる子どもにさまざまな影響を及ぼすため，成熟期の女性に対してはできる限り早期に妊娠・出産についての情報を伝達し理解を得るべきであると思われる。また，出産後の育児に関しての協力・支援体制をあらかじめ整えておくことも重要であり，夫や両親にも同様の情報を提供して理解を得ることなども必要である。

b．出産と再発
　薬物療法や定期的な精神科への受診を継続していた場合，妊娠中に精神症状の急激な悪化がみられることは少ないが，出産を機にエストロゲンやプロゲステロンが急激に低下することや，出産直後から始まる育児のストレスから，出産後は再発の危険性が増加することが知られている。このため，産後に再発する危険性があることを事前に説明し，その際は早期に対応できるよう支援体制を整えておくことが必要である。

　また，向精神薬を内服中の場合は母乳を介して新生児へ影響を与える可能性が高いため，授乳は原則として中止し，産婦には搾乳を指導することやブロモクリプチンを投与

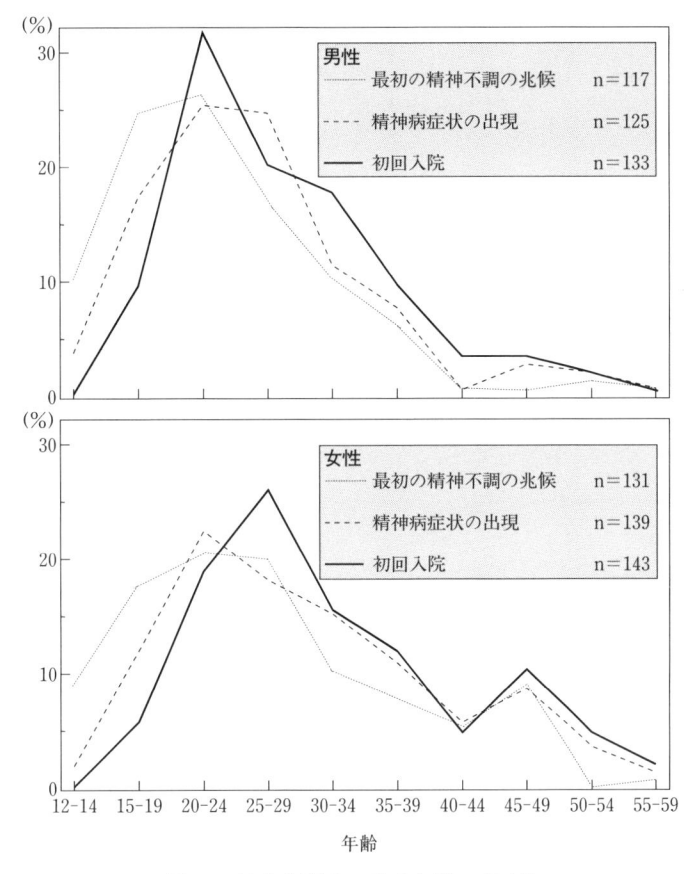

図26 統合失調症の発病年齢の分布[7]

することで乳汁分泌を抑えることも忘れてはならない。

(5) 更年期

a．更年期の諸問題

　更年期とは一般に閉経をはさんだ45～55歳とされ，この時期にはさまざまな問題が生じる。第1にエストロゲンの急激な変動に関連すると思われる精神症状の悪化がある。第2に両親の病気や死，本人や配偶者の身体的な病気，子どもの自立など心理社会的ストレスが明らかになる時期と言える。また第3にエストロゲンの消退によって骨粗鬆症や動脈硬化性疾患の危険性が急激に進展するのもこの時期である。前2者は再燃・再発に関わることは言うまでもないが，第3の問題は高PRL血症の有害事象でも述べたように，長年の抗精神病薬内服による慢性的な低エストロゲン状態に暴露されてきた当事者においてはより深刻な問題となる。

b. 更年期の初発統合失調症

ヘフナー（H. Häfner）らによると男性では15～24歳，女性では20～29歳と45～49歳に発病年齢のピークがあるとされる（図26）[7]。この女性に特徴的な更年期の発病についてはエストロゲンによる防護調節作用が示唆されている。更年期のエストロゲンの急激な変動（減少）によりその防護作用を失い，発病の危険性が高まると考えられている[6]。

c. 更年期女性への援助

喪失感を伴うライフイベントに直面した場合は，精神症状の悪化に十分な注意を払いながら，時には危機時と同様な介入や援助者の病気や死の場合には援助者の変更を調整する必要などがある。また骨粗鬆症や動脈硬化性疾患の合併を最小限にとどめるため，定期的な評価や食餌療法（栄養指導）・薬物治療を行い，必要に応じてホルモン補充療法（hormone replacement therapy：HRT）の適応も検討すべきであると思われる。

〔冨田　敦子〕

◆文献

1) Allison, D. B., Mentore, J. L., Heo, M. et al.：Antipsychotic-induced weight gain：a comprehensive research synthesis. Am. J. Psychiatry, 156；1686-1696, 1999.
2) Csernansky, J. G., Mahmoud, R. and Brenner, R.：A comparison of Risperidone and Haloperidol for the prevention of relapse in patients with schizophrenia. N Engl. J. Med., 346；16-22, 2002.
3) Fenton, W. S., Blyler, C. R., Heinssen, R. K.：Determinants of medication compliance in schizophrenia：empirical and clinical findings. Schizophr. Bull., 23；637-651, 1997.
4) Fleischhacker, W. W., Meise, U., Gunther, V. et al.：Compliance with antipsychotic drug treatment：influence of side effects：Acta PsychiatrScand, 89（suppl. 382）；11-15, 1994.
5) Goff, D. C., Henderson, D. C., Amico, E.：Cigarette smoking in schizophrenia；Relationship to psychopathology and medication side effects. Am. J. Psychiatry, 149；1189-1194, 1992.
6) Häfner, H., Behrens, S., Vry, J. D.：Oestradiol enhances the vulnerability threshold for schizophrenia in women by an early on dopaminergic neurotransmission. Eur. Arch. Psychiatry Clin. Neurosci., 241；65-68, 1991.
7) Häfner, H., Maurer, K., Loffler, B.：The epidemiology of early schizophrenia. British Journal of Psychiatry, 164（suppl.23）；29-38, 1994.
8) Hallonquist, J.D., Seeman, M.V., Lang, M. & Rector, N.A.：Variation in symptom severity over the menstrual cycle of schizophrenia. Bio. Psychiatry, 33；207-209, 1993.
9) Heatherton, T. F., Kozlowski, L. T., Frecker, R. C. et al.：The Fogerstrom Test for Nicotine Dependence：a revision of the Fogerstrom Tolerance Questionnaire. Br. J. Addiction, 86；1119-1127, 1991.
10) ヘルスアセスメント検討委員会：ヘルスアセスメントマュアル．厚生科学研究所，東京，2000．
11) ヴァージニア・ヘンダーソン（湯槇ます，小玉香津子訳）：看護の基本となるもの．日本看護協会出版会，東京，1995．

12) Kane, J. M., Leucht, S., Carpenter, D. et al.：Expert Consensus Guidelines Series. Optimizing Pharmacologic Treatment for Psychotic Disorders. J. Clin. Psychiatry, 64（suppl. 12）；21-51, 2003.
13) Kapur, S., Zipersky, R. B., Remington, G.：Clinical and theoretical implications of 5-HT 2 and D 2 receptor occupancy of clozapine, risperidone, and olanzapine in schizophrenia. Am. J. Psychiatry, 157；514-520, 2000.
14) Kissling, W.：The current unsatisfactory state of relapse prevention in schizophrenic psychoses-suggestions for improvement. Clin. Neuropharmacol., 14（suppl. 2）；s 33-s 44, 1991.
15) de Leon, J., Dadvand, M., Canuso, C. et al.：Schizophrenia and smoking：An epidemiological survey in a state hospital. Am. J. Psychiatry, 152；453-455, 1995.
16) Luggin, R., Bernsted, L., Petersson, B. & Jacobsen, A.T.：Acute psychiatric admission related to the menstrual cycle. Acta. Psychiatr. Scand., 69；461-465, 1984.
17) 宮本聖也，大木美香：抗精神病薬の選択と多剤併用．臨床精神薬理，5；843-854，2002．
18) Mortensen, P.B.：The incidence of cancer in schizophrenic patient. J. Epidemiol. Community Health, 12；185-194, 1989.
19) 小田健一，水野雅文，山下千代ほか：精神分裂病入院者の喫煙に関する定量的検討．日本社会精神医学会雑誌，9；104，2000．
20) 大野良之，柳川洋：生活習慣病予防マニュアル改訂3版．南山堂，東京，2002．
21) 生活習慣病予防研究会：生活習慣病のしおり．社会保険出版社，東京，2002．
22) Taylor, D., Paton, C. and Kerwin, R.：The Maudsley 2003 Prescribing Guidelines 7th Edition. Martin Dunitz, London, 2003.
23) 田崎美弥子，中根允文：WHO/QOL-26 手引．金子書房，東京，1997．
24) 東京都衛生局：生活習慣病予防のための生活習慣改善指導推進事業マニュアル．東京都衛生局健康推進部保険課，2000．
25) 富田真幸，渡邊衡一郎：新規非定型抗精神病薬が我が国の統合失調症治療に与えた影響―処方実態調査の結果を中心に．臨床精神薬理，6；1541-1548，2003．
26) Worrel, J. A., Maken, P. A., Beckman, S. E. et al.：Atypical antipsychotic agents：A critical review. Am. J. Health-Syst Pharm., 57；238-255, 2000.

付　録

みなとネット 21 における援助依頼の受託から契約まで

　高血圧やがんなどいくつかの重篤な身体疾患については，社会において早期介入の必要性についての認識が高まってきているものの，精神疾患においては理解不足のコミュニティが広く存在し，その結果，当事者が援助を得るまでに遅延がみられ，回復がより遅く不完全なものになることが報告されている[1]。

　みなとネット 21 では，主治医がみなとネット 21 のメンバーであるような場合には早い時期から病院等での薬物治療と並行して本書で紹介した統合的サービスが利用されている。しかし主治医がスタッフ以外の場合は，回り回って我々のサービスにたどり着くといったケースもある。最近では口コミや広報活動が浸透し，地域の保健師からの紹介によって比較的早い時期に我々のサービスを利用する経路が増えてきた。このようにみなとネット 21 は，統合失調症の当事者や家族の地域生活支援という受け皿としての機能を持ち得る一方で，「こころの病の早期発見と早期治療　正しい理解の仕方」（2002年，11 月）といったメンタルヘルス市民公開講座の開催等，コミュニティにおける精神疾患に関する理解を広げる活動も行っている。今後とも地域に情報を発信し，精神疾患の早期発見，早期治療に結びつく活動を展開することもみなとネット 21 のミッションのひとつであると考える。

　ここでは，統合失調症を発症し入院そして退院後，保健師の紹介，ホームページ等々でみなとネット 21 にアクセスをしてきたと想定して，その援助依頼の受託から契約に至るまでの経路を提示する。

①みなとネット 21 利用者の多くは，地域の医療機関や保健所からの紹介である。この時点では，その活動内容については保健師からの説明やホームページからの情報しか入っていない。そのため電話で「○○から紹介されたのですが，そちらに行けばまた学校に行けるようになるのですか」「○○区の保健師から紹介され，ホームページを見たのですが，ワークブックを使って生活を支援するとはどういうことですか」等の問い合わせがある。そのとき，活動システムと提供するサービスと方法について説明するが，もっと詳細を知りたいという場合は直接事務所に来ていただき実際にワークブックを使って援助するということがどういうことか，具体的に説明を加える。

②当事者が来所し，相談申込票（図 1）に記載する。相談内容の欄では，当事者が相

談したいことと家族が相談したいことを記入する。この時点で当事者の了解がとれていない場合（まず家族だけが相談に来所した場合）は，相談者のみで相談申込票を作成する。

③チーム会議で相談申込票をもとに，みなとネット21で対応するのが適切なケースか否かを検討する（医療機関や保健所からの紹介の場合，みなとネット21の対象となるケースを熟知されているので，断るケースは少ない）。

④チーム会議で「了解」を得たことを当事者に報告するとともに，利用者，家族に，1）みなとネット21のサービスについて，2）守秘義務について，3）面接費用について，再度納得されるまで説明する。

⑤同意を得て，契約を結び契約書を作成する（図2）。今後の面接の方法（訪問あるいは来所，当事者のみか家族も同席するか）や間隔（週に何回面接をするか）について十分に話し合う。次回の面接日を決める。

⑥みなとネット21を利用する場合は，必ず主治医の了解を必要とするので，主治医がみなとネット21メンバー以外の場合，みなとネット21のサービスを利用することを当事者から主治医に伝える。みなとネット21からは，主治医に活動内容に関するパンフレット，ニュースレター，関連記事等々を送り，ご理解をいただくようお願いしている。当事者あるいは家族が病気や症状のことについて十分に話ができない場合は，主治医に「医師の意見書」（図3）に記載をお願いすることもある。

また参考までに，わが国の現状における地域生活を支援する社会資源の概念図（図4）と，港区で使用している問題解決・目標達成ワークシートを応用したホームヘルプサービスのための自己評価票（図5）を示す。

（高橋　佳代）

◆文献

1) パトリック・D・マクゴーリ，ヘンリー・J・ジャクソン編著（鹿島晴雄監修，水野雅文，村上雅昭，藤井康男監訳）：精神疾患の早期発見・早期治療．金剛出版，東京，p.45-70, 2001.

Ⅰ．初回面接実施日 平成　年　月　日　実施場所　□居宅　□来所　□施設内　□その他 　記入者氏名	初回面接を担当したスタッフ名を記入。
Ⅱ．利用者 氏名　　　　性別□男□女　生年月日　　年　月　日 現住所〒　　　　　　　tel 家族等連絡先〒　　　　tel	当事者が来所している場合は当事者が，家族だけが相談に来所している場合は，家族に記入してもらう。
Ⅲ．受療中の医療機関 医療機関名　　　　　　　主治医	
Ⅳ．家族歴及び経緯 〈家族歴〉　〈経緯〉	発症するまでの経緯について記す。入院していれば期間，退院期日とその後の状況について記載する。
Ⅴ．相談内容	相談内容については，具体的に記載する。【当事者からの例】朝がなかなか起きられず，主治医に相談すると「何か目的を持つように」と言われた。しかし，疲れやすくどうもやる気が出ず，どのように目的を持てばよいのかわからない。また午後からは体が動くが何をしてよいかわからない。どのように過ごせばよいか。【家族からの例】家にひきこもっている。一日中テレビを見ている。夜は遅くまで起き，次の日は，昼間まで寝ている。病気になる前は友だちもたくさんいたが，病気になってからは誰とも付き合わなくなった。どうすればよいか。

図1　みなとネット21相談申込票

```
みなとネット 21 サービス利用契約書

わたくしは以下の点について十分説明を
受け，みなとネット 21 のサービスを利
用することに同意します。

・みなとネット 21 のサービスについて
・守秘義務について
・面接費用について

            平成　年　月　日
  相談申込者
       住所
       電話
       氏名
```

```
みなとネット 21 が提供するサービスについて
・医療・保健・福祉の総合的アセスメント
・訪問，来所面接による相談
・病気や薬に関する教育的介入プログラム
・利用者のニーズに合った社会資源の情報提供
・24 時間の危機介入サービス
```

```
守秘義務について
みなとネット 21 の各スタッフは，医療・保
健・福祉の専門職であり，刑法 134 条 1 項（秘
密漏示）等の医療福祉関連法により守秘義務が
規定されている。
```

```
面接費用について
1 回の面接時間は，ほぼ 60 分程度で 5000 円
ただし，この費用の中には訪問に係る交通費，
24 時間の危機介入に係る費用，ニュースレタ
ー送付代，ボランティア・サポートグループに
係る費用を含む。
```

図 2　契約書

```
みなとネット 21　主治医の意見書

相談申請者 | 住所
          | 氏名　　男女　生年月日

病名

受診状況

最近の状態像

  年　月　日　　医療機関所在地
              名称
              電話
              医師の氏名
```

図 3　医師の意見書

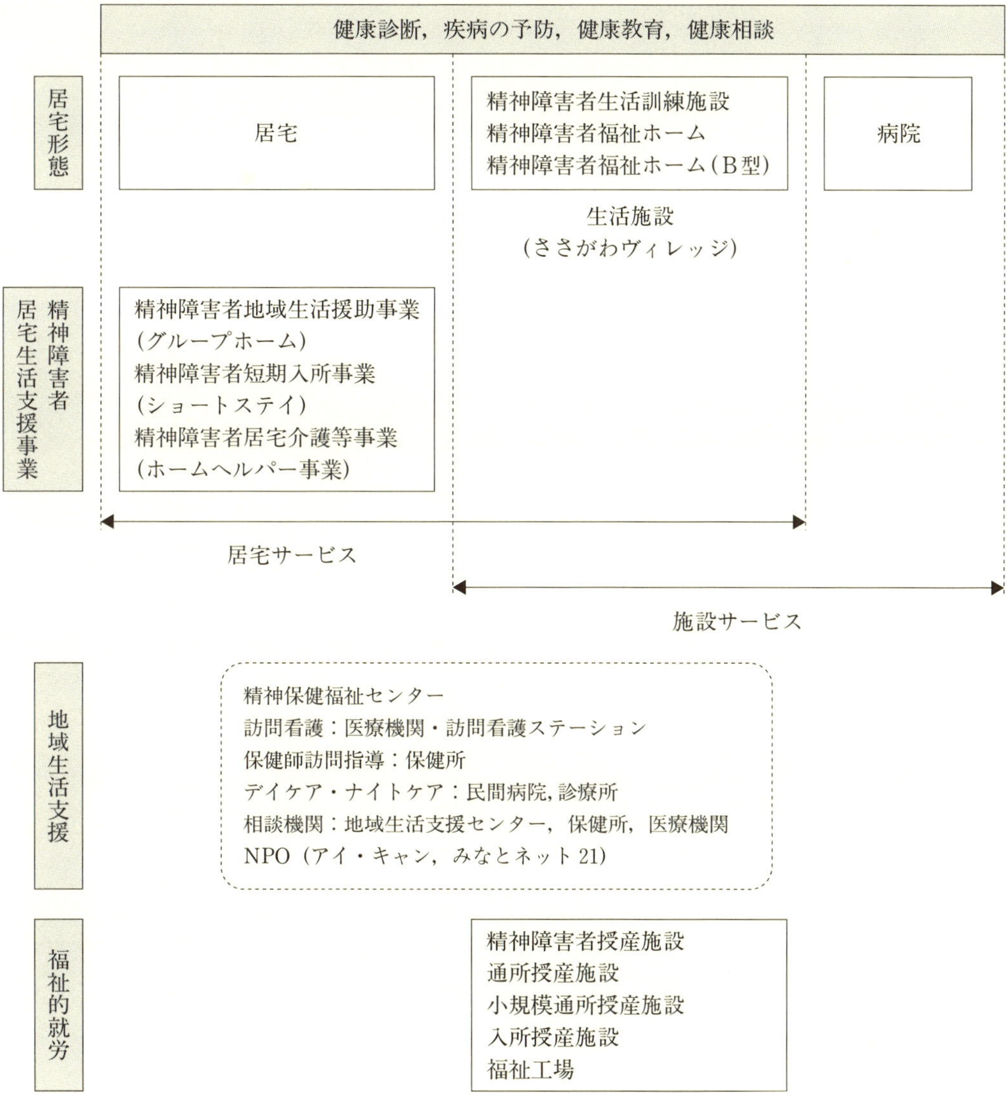

	健康診断，疾病の予防，健康教育，健康相談		
居宅形態	居宅	精神障害者生活訓練施設 精神障害者福祉ホーム 精神障害者福祉ホーム（B型） 生活施設 （ささがわヴィレッジ）	病院
精神障害者居宅生活支援事業	精神障害者地域生活援助事業 （グループホーム） 精神障害者短期入所事業 （ショートステイ） 精神障害者居宅介護等事業 （ホームヘルパー事業）		

　　　　　　　　　　←―――― 居宅サービス ――――→
　　　　　　　　　　　　　　　　　←―――― 施設サービス ――――→

地域生活支援	精神保健福祉センター 訪問看護：医療機関・訪問看護ステーション 保健師訪問指導：保健所 デイケア・ナイトケア：民間病院，診療所 相談機関：地域生活支援センター，保健所，医療機関 NPO（アイ・キャン，みなとネット21）
福祉的就労	精神障害者授産施設 通所授産施設 小規模通所授産施設 入所授産施設 福祉工場

図4　地域生活を支援する社会資源

ホームヘルプサービス利用のための自己評価票

名前＿＿＿＿＿＿　記入日　　年　月　日

1. ホームヘルプサービスで対応できる項目は，清潔，調理，選択，補修，掃除・整理整頓，買物，通院介助です。ホームヘルプサービスを利用するに当たり，自分の問題と目標を考えてみましょう。

    a）ホームヘルプサービスで対応できる範囲で，日常生活で困っていることや問題となることを考えてみましょう。

    b）困っていることをどのように解決したいですか？自分なりの目標を考えましょう。

2. 考えられるだけの解決方法を挙げてみましょう。

3. 考えた解決方法について，主な利点と欠点を簡潔に話し合ってみましょう。

4. 最も実際的な解決方法を選びましょう。

5. 実行に移すための具体的計画を考えてみましょう。

6. 自分なりに評価してみましょう。評価する日を決めましょう。

    【　　年　月　日】

援助者は，各項目について説明を行う。そのなかで現在の問題は何かを考える。問題や目標が明確になるまで，当事者と共に話し合う。よりはっきりさせるために互いに質問する。それでも問題がはっきりしない場合は，「問題解決・目標達成ワークシート」を使う。

困っていることが複数ある場合は，まず一番最初に解決したいことを挙げる。

「自分なりの目標」を設定するが，当事者自身が考えることが難しい場合は，利用したいサービスについて援助者が，「こんな内容のサービスを利用しながらゆくゆくは自分はこうしたい」という，いくつかパターンを提示することもある。

「週間行動記録表」を使い，ホームヘルプサービス利用日を記入し，その前後に用意しなければならないことや必要な資源を記入しておくこと等も具体的な計画づくりに役立つ。

評価する日を決め，この間の過程を評価する。当事者の努力を褒める。また実際にサービスを利用してうまくいかなかった場合は，計画を練り直す。

図5　港区が使用しているホームヘルプサービス利用のための自己評価票

CHR 短縮版
(BRIEF COMMUNITY HEALTH RECORD)

＊初期評価においてはパートⅠ，パートⅡすべて行うこと。
その後の評価は，パートⅡを3カ月毎に実施し，パートⅠ
は1年毎に見直すこと。

CHR 短縮版　パート1

名前 _____　プログラム開始後 □□ カ月

CHR 番号 □□□□□

生年月日（年・月・日）　□□□□ 年　□□ 月　□□ 日

年齢　□□ 歳

性別　□ （男性1，女性2）

アセスメントした日（年・月・日）　□□□□ 年　□□ 月　□□ 日

アセスメント作成のための情報提供者（すべてをチェック）

1. 患者
2. 家族・友人
3. 担当医・保健所
4. 精神科医・精神医療関係者
5. 他の精神医療記録
6. 警察・裁判所
7. 他のカウンセラー
8. 教師・教育関係
9. 社会福祉機関
0. その他

□　□　□

人種　1. ヨーロッパ系　2. マオリ／太平洋沿岸諸島　3. アジア系
　　　4. アフリカ系　0. その他（具体的に　　　　　　）　□

住居など（過去12カ月（52週間）― それぞれの場所にいた週数）

ひとり住まい	□□	司法施設	□□
両親・家族と同居	□□	精神科慢性病棟もしくは社会復帰施設	□□
配偶者と同居	□□	精神科急性病棟	□□
他の家族と同居：例…兄弟姉妹，祖父母，成長した子ども	□□	一般病院（産科も含む）	□□
18歳以下の子どもと同居	□□	休暇	□□
友人や他人と同居	□□	住所不定／ホームレス	□□
生活施設	□□	その他（具体的に）	□□

婚姻　1．未婚　2．既婚　3．安定した相手との同居　4．別居・離婚　5．死別　□

主たる仕事と収入源　A：過去12カ月　□　　B：最も継続した仕事　□

（有給，無給にかかわらず，現在の仕事，過去の仕事を考慮する）

0．この時期，仕事はしていない（年金もなし）
1．学生
2．主婦・育児
3．マニュアルワーク（肉体労働，運転手，ウエイター，店員など）
4．事務職（秘書，職人）
5．専門職
6．その他　具体的に＿＿＿＿＿＿＿＿＿＿＿＿＿＿＿＿＿＿＿＿＿
8．年金　具体的に＿＿＿＿＿＿＿＿＿＿＿＿＿＿＿＿＿＿＿＿＿＿

教育　　1．読み書き不能　　　　6．高校卒業　　　　□
　　　　　2．小学校のみ　　　　　7．専門学校
　　　　　3．（休みがちで）中学校卒業　8．大学卒業
　　　　　4．中学校卒業　　　　　9．その他＿＿＿＿＿＿＿＿＿＿
　　　　　5．高校中退

学校を終えた年齢　□□　歳

過去12カ月における生産的労働および教育的活動

（家事，子育て，スポーツ，ガーデニング，料理，旅行，手芸，工芸，作業所での仕事，ボランティア，教育的活動などを考慮する）

1週間に費やした平均時間（時間）

家事　　　　□□　　　　　有給の仕事　　　□□
子育て　　　□□　　　　　教育・トレーニング　□□
ボランティア　□□　　　　　趣味・スポーツ*　　□□
施設での作業　□□

＊スポーツや趣味に積極的に関わった時間を記録する。例えば，競技，楽器演奏，芸術的作業，手芸，工作，ガーデニング，料理など。このような技術は，就業の機会に結びつく可能性がある。

過去12カ月における生産的労働および教育的活動

（家事，子育て，スポーツ，ガーデニング，料理，旅行，手芸，工芸，作業所での仕事，ボランティア，教育的活動などを考慮する）

過去12カ月において生産的仕事および教育（半分以上）に従事した月　□□　カ月

友人

1. 友人は大勢いる。
2. 何人かの親しい友人がいる。
3. 親しい友人はないが表面的な友人はいる。
4. たまに連絡する表面的な友人がいる。
5. 過去12カ月，外とのコンタクトはなし。

精神障害の特徴的な症状が現れた年齢

統合的ケアを始めた年齢

精神科病院入院回数

入院期間のトータル（週単位）

障害のコース

（この患者の過去12カ月，または発症から12カ月に満たない場合は発症時からの症状のすべてのタイプに最も一般的なコースを指摘する）

A. 陽性症状
B. 陰性症状
C. うつ状態
D. 躁状態
E. 不安もしくは強迫症状（OCD）

0＝特別な症状なし
1＝完全寛解の後の単一エピソード
2＝完全寛解の後の複数エピソード
3＝部分寛解の後の複数エピソード
4＝顕著な寛解も悪化もない持続的症状
5＝継続的悪化にともなう持続的症状

CHR 短縮版 パートⅡ
〈最近の心理社会的状況〉

診断（DSM-Ⅳ）　1A _____ 最近*

　　　　　　　　1B _____ 最近

　　　　　　　　1C _____ 最近

（現れている症状すべてを含む）

　　　　　　　　Ⅰ _____ ライフタイム*

　　　　　　　　Ⅱ _____

　　　　　　　　Ⅲ _____

　　　　　　　　Ⅳ _____

　　　　　　　　Ⅴ _____

＊最近の診断とは，以前のエピソードや経過とは関係なく，近い過去に現れた症状を基本に下される診断である。＊ライフタイム診断とはこの他の情報を考慮したものである。

主症状（CPS 50/BPRS）

（すべての症状のタイプを含む）

1. _____　2. _____
3. _____　4. _____

機能障害尺度（Mental Function Impairment Scale, MFIS (Guy, 1976.より)）

過去2週間の間で，主症状があなたの思考，感情，行動などにどのくらい支障を及ぼしましたか。

```
0＝普通，精神障害ではない
1＝精神障害との境界，支障を感じたのは5％以下（1日に30分以下）
2＝軽度の精神障害，支障を感じたのは10％以下（1日に60分以下）
3＝中等度の精神障害，支障を感じたのは11－24％（1日に1－3時間）
4＝やや重い精神障害，支障を感じたのは25－49％（1日に4－7時間）
5＝かなり重い精神障害，支障を感じたのは50－75％（1日に8－11時間）
6＝極度に重い精神障害，ほとんどの時間支障を感じた（1日12時間以上）
```

能力障害指数（Disability Index (Rosser&Kind, 1980.より)）

毎日の仕事や生活を送る際，過去2週間でどんな困難がありましたか。

```
0＝日々の生活の中での制限はない。
1＝やや制限があるができる。大抵のことは完全にできるが，プレッシャーのもとではやや制限がある。
2＝軽度の制限があるができる。ほとんどの用事，基本的な仕事や表面上の友人関係はこなせる。
3＝かなりの制限があるができる。ごく単純な用事や仕事ができ，簡単な会話，プレッシャーのないレジャーなどには参加できる。
4＝家事，趣味，教育的活動など建設的な活動はできない。言えば，身の回りのこと，挨拶や要求はできる。
5＝かなり個人的にサポートしないと身の回りのことはできない。何度も言った時のみそれに応える。
6＝かなり強い社会的刺激や要求にのみ反応する。基本的な身の回りのことができない。
　　例）食事，着替え，お風呂
7＝社会的刺激への反応はなし。
9＝死亡（死亡日）_____
```

精神症状による苦痛・苦悩の程度

過去2週間であなたの精神状態はどのくらい落ち込みましたか。 ☐

0＝全くなし　1＝少し　2＝普通　3＝かなり深刻に

過去2週間の一般的健康状態 ☐

具体的な問題 _____　0＝特になし
_____　1＝軽い問題が時々ある

日数 _____　2＝中等度の問題がしばしばある
　　　　　　　　　　　　　　　　　　　　　　3＝深刻な問題がよくある

注意：一般的健康状態に対する処方薬は，治療に関する次のセクションの薬のところに記入すること。

精神障害に関連した援助者や家族のストレス（主となる援助とのインタビュー）

過去2週間で患者さんの精神障害に関連したストレスが家庭のなかでどのくらい感じられましたか。例を挙げてください。 ☐

0＝全くなし　1＝少し　2＝中等度　3＝深刻　4＝かなり深刻

ストレスの例を具体的に _____
_____
_____

〈健康状態〉

過去3カ月（182日）において以下の問題が全く感じられなかった日数を計算してください。

1．すべての精神症状からくる機能障害
2．精神病性の症状（幻覚・妄想）のみからくる機能障害
3．陰性・欠陥症状からくる機能障害
4．気分障害　　　　　　　A）うつ
　　　　　　　　　　　　　B）躁
5．不安障害もしくは強迫障害からくる機能障害
6．能力障害
7．援助者のストレス

過去6カ月における攻撃的な行為（患者，援助者，ケースマネジャー，記録からの情報）

　　　　　　　　　　　　頻度　場面

大声をあげる
言語的・非言語的脅し
徒手による暴力行為
凶器の使用
不適切な性行為
強姦
他（例…器物毀損，放火，動物虐待）
具体的に_____

頻度：0＝なし
　　　1＝時々ある（1－10回）
　　　2＝しばしばある（10回－）
　　　3＝よくある（毎週－）

場面：0＝なし
　　　1＝明らかに挑発されたとき
　　　2＝やや挑発されたとき
　　　3＝全く挑発されなかったとき

過去12カ月の刑事犯罪

0＝違法行為なし。
1＝違法行為はあったが警察への通報なし。
2＝警察に通報された違法行為はあったが特に進展なし。
3＝警察に通報された違法行為があり取調べを受けるが裁判沙汰にはならなかった。
4＝警察に通報された違法行為があり裁判では有罪判決を受けなかった。
5＝警察に通報された違法行為があり，有罪判決を受けるが懲役はまぬがれた。
6＝警察に通報された違法行為があり，懲役刑となった。

過去6カ月で司法施設内の病院にいた日数（1枚目の住居のところを参照）

危機管理のためのトリアージ（Crisis Triage Rating Scale (Bengelsdorf et al. 1984.)）

A. 危険度（過去6ヵ月）　　　　　　　　　　　　　自傷 □　　他害 □

0＝自傷，他害企図の危険はなし。攻撃的および衝動的行動歴は過去12ヵ月なし。

1＝自傷，他害企図はあるようだが，行動をコントロールする意思が明らかにある。

2＝自傷，他害企図をほのめかしたり，自傷をほのめかす行為をしたことはある。衝動コントロールには問題がある。

3＝自傷，他害企図を口にしたり，その幻覚がある。しかし暴力的もしくは衝動的な行動はない。

4＝自傷，他害企図を口にしたり，その幻覚がある。過去に自殺未遂歴あり？　不意に衝動的もしくは暴力的になる。

B. サポートシステム　□

0＝関係のよい家族，友人，もしくは協力が得られる人々がいる。

1＝関係のよい家族，友人，しかし必要なサポートを与える力があるか疑問。

2＝サポートシステムは存在し利用できるが，それを動かすことが困難であることが多い。

3＝サポートシステムを動かすことは可能なときもあるが，効果に制限がある。

4＝家族，友人，協力者がいない。機関が必要な親密なサポートを与える必要がある。

C. 過去6ヵ月の治療のすべての側面において協力する能力　□

0＝積極的に治療する意思があり協力もできる。

1＝助けを得たいと思っているが，迷いもあり動機は強くない。

2＝受動的であるが，介入を受け入れている。

3＝本人のまわりでどれだけの努力がされているか，興味も理解もほとんどない。

4＝協力は不可能で，介入を堅く拒否する。

〈過去6カ月の治療〉

ゴール達成度　　　　　　　　　　　　　　　　　　　　　　　　　　□
0＝すべてのゴール達成もしくは75％以上達成
1＝50－74％のゴール達成
2＝25－49％のゴール達成
3＝1－24％のゴール達成
4＝ゴール達成のための努力なし

薬物療法（現在処方されているすべての薬の1日の用量，デポ剤の用量もしくは頻度）
1. _____　　　_____ mg/day
2. _____　　　_____ mg/day
3. _____　　　_____ mg/day
4. _____　　　_____ mg/day
5. _____　　　_____ mg/day

すべての薬の副作用　　　　　　　　　　　　　　　　　　　　　　□
0＝副作用なし　　　　　具体的に _____
1＝軽い副作用あり　　　　　　　 _____
2＝中等度の副作用あり　　　　　 _____
3＝深刻な副作用あり

薬物療法の適正　　　　　　　　　　　　　　　　　　　　　　　　□
（現在過去の症状，用量，効果，副作用を考慮して薬物療法の適正を考える）
0＝薬物療法なし
1＝適切な選択と用量
2＝不適切な選択と用量の可能性あり――必要な薬物が処方されていない可能性
3＝明らかに不適切な選択と用量――明らかに必要な薬物が処方されていない

過去6カ月に服薬した非処方薬　　　　　　　　　　　　　　　　　□
（アルコール，鎮静剤，麻薬，興奮剤，幻覚剤などの精神に影響を及ぼす物質やカフェイン，ニコチンなどの過度な摂取――援助者，ケースマネジャー，患者からの情報）
0＝タバコ，アルコール，マリファナ，興奮剤，鎮静剤，幻覚剤，アヘンなどの物質使用なし
1＝文化的に認められた範囲での物質使用はあり。
2＝健康や社会問題に影響を及ぼす可能性のある範囲での物質使用はあるが，最近の精神機能の障害に影響を及ぼしているとは考えられない。
3＝精神機能の障害に明らかに影響を及ぼしている物質使用がある――ヘビースモーキング，過度なカフェインの摂取（1日にコーヒー5杯以上）などの潜在的に害を与えるものも考慮する。

症状や副作用を軽減するための物質使用

0＝症状や副作用を軽減するための物質使用はなし。

1＝効果はともかく，症状や副作用を軽減する物質使用の可能性あり。

2＝効果はともかく，症状や副作用を軽減する物質使用が明らかにある。

摂取している薬とその用量

1. _____
2. _____
3. _____
4. _____
5. _____

ケアにかかったコストと便益
(すべての治療と経済的効果を明確にする)

患者が受けたすべての治療を記入する	メモ	過去12カ月
地域の危機介入サービス		時間
入院(1ページ目の住居を参照)		日
在宅でのプログラム(同上)		日
		日
地域の臨床的マネジメントプログラム(多職種)		
― アセスメント戦略		時間
― 薬物戦略・診察		時間
― 薬物戦略・他の専門家との時間		時間
― 心理教育的戦略		時間
― 援助者へのストレスマネジメント		時間
― 当事者への認知行動療法		時間
― 特別な戦略		時間
― その他(具体的に)		時間
合計	(移動・準備時間も含める)	時間
患者・援助者へのソーシャルケースワーク(ケースマネジメント)		時間
司法施設		日
リハビリを目的とした心理社会的デイトリートメント(作業療法やデイケアは除外)		日
デイケア(主にレクリエーション)		日
患者・援助者のその他のカウンセリング(他の心理士,牧師や魔術師等すべて明確に)		時間
他の生化学的・心理社会的テスト(例…CTスキャン,神経心理検査など)	具体的に	
他の介入費用	具体的に	
薬の費用	具体的に	
治療に関する援助者・家族のコスト	具体的に	
メンタルヘルスケアと治療のおよその費用		
収入 有給	具体的に	
無給の仕事の市場価値	具体的に	
年金・生活保護などの収入	具体的に	

あとがき

　編者らが，イアン・R・H・ファルーン先生が提唱するOptimal Treatment Project (OTP) に参加してから早10年が経つ．2003年5月には，研究班の仲間が中心となって立ち上げたNPO法人みなとネット21が日本精神神経学会より精神医療奨励賞を受賞した．その受賞理由には，OTPがエビデンスに基づいた科学的介入方法であり，それを地域の中で実践する活動を評価するとされている．一方，ささがわプロジェクトは，精神科病院を閉鎖し，機能を一新した「ささがわヴィレッジ」を生活の場として，長期入院から退院した人々を地域生活の中で支えている，わが国では極めて斬新な脱施設化の試みである．いずれもOTPをスタッフや当事者の共通言語として，地域発もしくは精神科病院発の地域精神科医療福祉を強力に推進しているプログラムであると自負している．

　OTPに出会った経緯については他でも記したので省略するが，1995年に編者のひとり水野雅文がイタリア留学から帰国後，我々は慶應義塾大学医学部精神神経科に数人の研究グループを立ち上げ，仲間が勤務する大泉病院などでまずは実施できることから地域中心型の精神科サービスの展開を試みた．その成果の一部を学会報告した際，フロアからの「このような，患者にとっては『optimal』でも治療者側にはいささか『exhausted』な（疲れ果てるような）治療方法を，いったいどうやって『implement』（実施にうつす）しようというのか」という示唆に富む質問に応える形で，編者らの試みは次第に拡大していった．ちょうど村上雅昭が明治学院大学へ赴任する時期にもあたり，みなとネット21の原型にあたるボランティアグループによる地域活動を始めた．その意味でみなとネット21は，地域の中で，精神障害に罹患した人を支えるシステムのあり方を工夫し提案しようといういわばアドボカシーを基調にした実証研究である．一方病院経営者である佐久間啓は変化を迫られつつある精神科病院の院長として，病院から地域への流れの中でも最も先進的な脱施設化を目指した．OTPとの出会いについてはあさかホスピタル40周年記念誌に詳しいが，運命と必然が結びついた縁であろう．ささがわプロジェクトは精神科病院をある日を境に閉鎖するという大胆な発想であったが，周到な準備を重ねたうえでOTPを共通言語として当事者・職員一体となってやり遂げた．現在では多数の見学者を迎え，郡山市から全国の精神科病院へ新たな刺激を発信している．

　OTPは，診察室で来院者を待ち，「薬は飲んでいますか」，「眠れていますか」，「便

秘はしませんか」,「仕事は休まず行っていますか」と5分ばかり話して同じ処方を出し続けているよりは,確かに「exhaust」しかねない治療戦略であるかもしれない。かつて精神科病院の中では,医師は精神症状・身体症状を管理し,看護師は服薬管理と3食の支度が重要な役割であった。OTPをやりはじめると,それに比べれば確かにはるかに忙しい毎日になる。しかしそこでひるまず手間隙を惜しまぬ地道な関わりを重ねるなかで,しばしば味わう不思議な感覚がある。病状や社会適応が変わったのは「患者さん」や「メンバーさん」だけではなく,実は変わってきた自分にも気づくのである。「元気をもらう」という言い方があるが,もらうだけではなく,医療職を志した頃の純な心が蘇り,自分自身をエンパワーしていることに気づくのである。

　考えてみると,精神科病院を中心とする病院中心型精神科医療の中にあっては,精神科医療に携わる多くの専門職は,社会への窓口の役割を担ってきたソーシャルワーカーは別としても,当事者が地域で体験する日常生活の困難さや不自由さは実感として感じていなかったのが現実であろう。多くの精神科医はその初期教育において,クレペリン(E. Kraepelin)以来の,「人格荒廃状態」に代表される悲観的予後観を叩き込まれているがゆえに,入院生活するうえでの小遣いの管理にはじまり,生活の隅々まで管理し自律性を剥奪した生活を何十年と強いられる当事者が眼前にいても,一切の疑問を抱かなくなってしまっていた。日常生活とかけ離れた病棟の非日常的光景も,予後の悪さを念頭に入れれば致し方ないことと無気力感に襲われ,日々年月を積み上げると精神科医の心身に馴染んできてしまうものなのだろう。

　多くの精神科医療従事者にとって,抗精神病薬がはじめて出現したときのような薬物に対しての魔術的期待感はとっくに失せ,たとえ新薬が市場に出回っても薬物「不応」の患者が存在し,病棟に「沈澱」する患者がいるのは避けられないことだとどこかで諦観していたように思う。長期に薬物を服薬し淡々と過ぎる日常の,一見刺激のない慢性病棟という保護された空間の中でまれに「院内再燃」を経験すると,これもまたSchizophreniaの特徴と捉えさらに服薬管理は強化され,再発の危険を孕んだ状態としての「欠陥状態」・「残遺状態」という医学的「状態像」に目を奪われてしまっていた。外来診療しかり,多くの困難を抱えながらも,長期に通院している一見安定した当事者が些細なことで再燃し元の安定した状態に戻らないことを経験すると,「人格荒廃」,「再発準備性がSchizophreniaの特徴」という語句が頭をかすめ,障害に対する積極的な働きかけという発想は精神科医療の領域において容易には定着しなかった。精神科病院での長期入院という事態の一因を成したのである。

　「社会的入院」という言葉からは,住居をはじめとする「適切な援助」さえあれば当

事者が退院した日からすぐにも自立した生活を送れる姿を連想させられがちだが，ささがわプロジェクトでも示されているように現実は決して簡単ではない。就労を得て自らの生活を自己決定により営むことは，個人にとって基本的な欲求であり喜びでもある。ヒトの脳機能の驚くべき可塑性は，長期入院により低下した社会的機能を，適切な生物心理社会的治療により必ずや機能回復させることだろう。だからこそ，生活支援はまことに結構であるが，適切な刺激まで排除してかえって障害を固定化してしまうようなやり方は無反省に繰り返すべきではない。「地域」の時代を迎えるにあたって，統合失調症をはじめとする精神障害は脳機能の障害であるという科学的な立脚点をいま一度確認し，合理的な支援や治療を探索することが急務である。統合型地域精神科治療プログラム（OTP）は，その一助となることを確信するものである。

本書は慶應義塾大学の社会精神医学研究室とNPO法人みなとネット21，医療法人安積保養園あさかホスピタルの統合的企画によった。臨床と研究に明け暮れるうちに，いつしか本書を分担執筆してくれた多くの仲間を得ることができたことは，編者らにとって望外の喜びである。

長年にわたり常にご指導を賜わり，本書に推薦のお言葉をいただいた慶應義塾大学教授鹿島晴雄先生，OTPを通じていつも新たな視点と強い励ましを与えてくださるイアン・R・H・ファルーン先生，編集をご担当くださった星和書店近藤達哉氏に心より感謝申し上げます。

2004年4月吉日

編者ら

執筆者一覧 (五十音順)

安西 里実	地域生活支援センター アイ・キャン（精神保健福祉士）
伊藤 貞子	あさかホスピタル（管理栄養士）
稲井 友理子	みなとネット21（精神保健福祉士）
大谷 典子	ウェル訪問看護ステーション（看護師）
小田 健一	東京歯科大学市川総合病院精神科（医師）
金田 知子	関西福祉大学社会福祉学部社会福祉学科（精神保健福祉士）
小林 啓之	東京武蔵野病院（医師）
小林 靖	慈雲堂内科病院（医師）
佐久間 啓	あさかホスピタル（医師）
髙橋 佳代	みなとネット21（薬剤師）
茅野 分	慶應義塾大学医学部精神神経科（医師）
冨田 敦子	桜ヶ丘記念病院（医師）
成田 恵津子	あさかホスピタル（作業療法士）
根本 隆洋	慶應義塾大学医学部精神神経科（医師）
橋本 家康	地域生活支援センター アイ・キャン（職員）
広瀬 会里	愛知県立看護大学看護学部（看護師）
藤田 信明	慈雲堂内科病院（医師）
松本 弘子	東京慈恵会医科大学医学部看護学科（保健師・看護師）
三浦 勇太	新宿東メンタルクリニック，慶應義塾大学医学部精神神経科（医師）
水野 雅文	慶應義塾大学医学部精神神経科（医師）
村上 雅昭	明治学院大学社会学部社会福祉学科（医師）
矢嶋 敬史郎	山口大学医学部（学生）
山澤 涼子	大泉病院（医師）
山下 千代	自衛隊中央病院精神科（医師）
龍 庸之助	あさかホスピタル（医師）
渡邊 衡一郎	慶應義塾大学医学部精神神経科（医師）
渡邉 ムツ子	あさかホスピタル（看護師）
渡邉 義信	慈雲堂内科病院（医師）

編者略歴

水野 雅文（みずの まさふみ）

1986 年 慶應義塾大学医学部卒業。同大学院修了。医学博士。

イタリア政府給費留学生，パドヴァ大学心理学部心理学科客員教授を経て，現在慶應義塾大学医学部精神神経科専任講師。

東京都地方精神保健福祉審議会委員，日本社会精神医学会監事，日本高次脳機能学会評議員，日本病院・地域精神医学会評議員など。

主著 『インテグレイテッドメンタルヘルスケア』（共監訳）中央法規出版，『精神科リハビリテーション・ワークブック』（共編著）中央法規出版，『精神疾患の早期発見・早期治療』（共監訳）金剛出版，『Comprehensive Treatment of Schizophrenia』（共編著）Springer など。

村上 雅昭（むらかみ まさあき）

1977 年 慶應義塾大学医学部卒業。医学博士。

慶應義塾大学医学部精神神経科助手，大泉病院診療部長を経て，1996 年より明治学院大学社会学部社会福祉学科助教授，現在同教授。

NPO 法人みなとネット 21 理事長，日本社会精神医学会理事，日本病院・地域精神医学会評議員。

主著 『インテグレイテッドメンタルヘルスケア』（共監訳）中央法規出版，『精神科リハビリテーション・ワークブック』（共編著）中央法規出版，『精神疾患早期介入の実際―早期精神病治療サービスガイド―』（共監訳）金剛出版，『Family Interventions in Mental Illness』（分担執筆）Praeger など。

佐久間 啓（さくま けい）

1982 年 慶應義塾大学医学部卒業。同大学院修了。コロンビア大学公衆衛生学大学院病院管理学科修了。医学博士。公衆衛生学修士。現在，医療法人安積保養園あさかホスピタル理事長，院長。慶應義塾大学医学部精神神経科非常勤講師。

福島県精神科病院協会理事，郡山医師会理事，日本精神科病院協会病院管理委員会委員。

主著 『これからの精神科病院について』，『精神科病棟に求められるハードとソフト』，『新しい成年後見制度について―精神科病棟の立場から―』，『IT 導入による医療環境の変化』（いずれも日本精神科病院協会雑誌掲載）など。

精神科地域ケアの新展開—OTPの理論と実際—

2004年5月20日　初版第1刷発行

編　　者　水野雅文　村上雅昭　佐久間啓

発行者　石　澤　雄　司

発行所　㈱星　和　書　店
　　　　東京都杉並区上高井戸1-2-5　〒168-0074
　　　　電話　03(3329)0031（営業）／03(3329)0033（編集）
　　　　FAX　03(5374)7186

ⓒ2004　星和書店　　Printed in Japan　　ISBN4-7911-0539-7

脱入院化時代の地域リハビリテーション
江畑敬介 著
A5判 上製 128p 2,500円
脱入院化時代に向けての新しい指針

みんなで進める精神障害リハビリテーション
東雄司、江畑敬介 監修
伊勢田堯、小川一夫、百溪陽三 編
B5判 196p 2,800円
日本の5つのベストプラクティス

誰にでもできる精神科リハビリテーション
野田文隆、蜂矢英彦 責任編集
A5判 272p 3,650円
東京武蔵野病院精神科リハビリテーション・マニュアル

精神科リハビリテーション実践ガイド
M.Y.エクダヴィ、A.M.コニング 著
東雄司、岩橋正人、岩橋多加寿 訳
A5判 192p 2,600円
病院から地域へ―社会復帰を援助するために

精神障害の予防をめぐる最近の進歩
小椋力 編
B5判 336p 6,800円
国内海外の多くの研究・報告を収載

発行：星和書店　　価格は本体（税別）です

統合失調症の
家族教育方法論

家族の理解と当事者のQOL向上のために

エイメンソン 著
松島義博、
荒井良直 訳

A5判
328p
3,300円

再発予防のための
サイコエデュケーション

統合失調症を患う人とその家族のために

エイメンソン 著
松島義博、
荒井良直 訳

B5判
288p
3,800円

分裂病のファミリーワーク

家族を治療パートナーにする
実践ガイド

L. カイパース 他著
三野善央、井上新平
訳

四六判
上製
288p
2,700円

わかりやすいSST
ステップガイド　上巻

基礎・技法編

ベラック 他著
熊谷直樹、
天笠崇 監訳

A5判
264p
2,800円

わかりやすいSST
ステップガイド　下巻

実用付録編

ベラック 他著
熊谷直樹、
天笠崇 監訳

A5判
96p
1,800円

発行：星和書店　　　　　　　　　　価格は本体（税別）です

精神保健福祉法
（2002年施行）

その理念と実務

金子晃一、伊藤哲寛、平田豊明、川副泰成 編

A5判
288p
2,980円

こころの治療薬ハンドブック 2003年

向精神薬の錠剤のカラー写真が満載

青葉安里、諸川由実代 編

四六判
248p
2,600円

新しいコミュニティづくりと精神障害者施設

「施設摩擦」への挑戦

大島巌 編著

B5判
344p
2,816円

心病む人への理解

家族のための分裂病講座

遠藤雅之、田辺等 著

A5判
148p
1,845円

早期症状マネージメント

精神分裂病再発予防のために
[治療者用ハンドブック]

トレンクマン、ブリーゼ 編著
市川、安藤 監訳

A5判
88p
2,400円

発行：星和書店　　　　　　　　価格は本体（税別）です